# GENIUS FOODS

# 脳が強くなる食事

MAX LUGAVERE

WITH PAUL GREWAL, M.D.

BECOME SMARTER, HAPPIER,
AND MORE PRODUCTIVE
WHILE PROTECTING YOUR
BRAIN FOR LIFE

マックス・ルガヴェア

医師ポール・グレワル アドバイザー

御船由美子 訳

かんき出版

この本を、私が初めて出会った天才――母に捧ぐ

# はじめに

2つめの音を鳴らす前に、1つめの音をどう鳴らすか考えよう――そして、なぜその音を鳴らすのかわかるまで演奏してはいけない

――マーク・ホリス

きみは、いつか脳を最適化するための本を書く――もし、あなたが数年前にこんなことを言ったなら、私を別の誰かと間違えていると思っただろう。

大学の専攻を医学から映画制作と心理学に変えてから、もう医療の仕事に携わることはないと思っていた。その思いは大学を卒業したのち、これぞ自分の夢だと思える仕事に深く関わるようになって――ケーブルテレビの番組に、ジャーナリストや司会者として出演するようになって、さらに強くなった。私がニュースに取りあげたのは、世間から見過ごされた話題や、世界にポジティブな影響を与えられる話題だった。当時、私はロサンゼルス――故郷のニューヨークでMTV［ケーブルテレビの音楽専門チャンネル］を観ていたティーンエイジャーの頃

からのあこがれの街に住んでいた。カレントTVという、社会問題を扱うニュース専門チャンネルの司会と制作に携わって、すでに5年が過ぎていた。人生はすばらしかった。だが、その人生が、足元から崩れようとしていた。

ハリウッドでの生活を満喫しながらも、私は母と2人の弟に会うため、ちょくちょくニューヨークに帰っていた。だが2010年に帰省したとき、**私と弟たちは母——キャシーの歩き方がどこか変だと感じた。**当時、母は58歳だった。それまでは、いつだって溌剌と輝いている人だった。ところが、別人のようになっていた。足取りも身ぶりも大げさで、まるで宇宙服を着て水中を歩いているみたいに、一歩ずつ意識しながら踏みだしているように見えた。今ではよくわかるが、そのときは母の動作と脳の異変が結びつかなかった。

また、母は何かにつけて、頭が「ぼんやりする」と訴えた。これにも私は当惑した。私たちの家系には、記憶の問題を抱えた人は誰もいなかった。**母方の祖母は96歳まで生きたが、記憶は最後まではっきりしていた。**母の場合は、まるでタブを開きすぎたウェブブラウザみたいに、あらゆる処理スピードが遅くなっていた。それに気づいたのは、みんなで夕食を食べていたときだ。塩を取ってくれと頼んだとき、母はその言葉を理解するのに何テンポか遅れた。

**私は、よくある「普通の老化現象」だと自分に言いきかせたが、心の底では何かがおかしいという冷めた疑惑も芽生えていた。**

その疑惑が確信に変わったのは、2011年の夏、家族でマイアミに行ったときだった。父と母は、私が18歳のときに離婚したため、その旅は、私と弟たちが両親と同じ屋根の下で過ごす数少ない機会だった。私たちは、夏の暑さから逃れて父のアパートメントに滞在していた。ある朝、母はキッチンのカウンターの前に立ち尽くしていた。そして家族を前にしてためらったのち、ようやく打ち明けた。このところ、ずっと記憶がぼんやりしていてね。だから近いうちに神経科医に診てもらおうと思うの。

父は、すぐには本気にせず、冗談めかした口調で訊いた。「そうなのかい？　じゃあ、今年は何年かな？」

母は、ぽかんとした顔で私たちを見つめたきり、何も答えなかった。

私と弟たちはくすくす笑い、不安をかき立てる沈黙を破って言った。「いやだなあ、そんなこと、わからないはずないよねえ？」

**母は答えた。「わからないの」そして泣きだしたのだ。**

そのときの記憶は、脳裏に強烈に焼きついている。母は、精神的に弱りきっていた。身体の異変を自覚し、苛立ち、怖れながら、勇気を振りしぼって、自分が苦しんでいることを私たちに伝えようとしていた。それなのに、私たちは何もわかっていなかった。あれは、私にとって、この上なく厳しい人生の教訓を学んだ瞬間だった。

**愛する人が病んでしまったとき、それ以外のものには何も意味がない。**

その後、何人もの医者の診察を受け、たくさんの専門家に相談したが、はっきりした診断は下らなかった。最後にクリーブランド・クリニックの、名医とうたわれる神経科医を訪ねたが、やはり同じだった。診察室から母を連れて出たあと、病院の駐車場に駐めた車のなかで、私は握りしめていた薬の容器のラベルを読もうとした。ラベルの文字が、象形文字に見えた。

私は声に出さずに薬の名前をつぶやいた。**ア、リ、セプト。シ、ネ、メット。**

いったい何の薬だ？　片手に薬の容器を握りしめ、もう一方の手に無制限のデータプランを握りしめた私は、幼児の毛布に匹敵するデジタル世代の精神安定剤――グーグルに頼った。そしてサーチエンジンが０・42秒ではじきだした結果が、私の人生を後戻りできないほどに変えた。

## 「アルツハイマー病の治療薬アリセプトについて」

アルツハイマー病？　どの医者もアルツハイマー病だなんて言わなかったぞ。私は不安になった。なぜ、あの神経科医はアルツハイマーのことを言わなかったんだろう？　その瞬間、頭のなかで響く自分の声がなければ、まわりの世界は消滅していただろう。

母さんがアルツハイマー病だって？　**それって高齢者の病気じゃないのか？**

何で母さんがそんなものに？　それに母さんはまだ、そんな年じゃない。

お祖母ちゃんは94歳なのに、まだ矍鑠《かくしゃく》としてるじゃないか。

何で母さんは、こんなに落ち着いてるんだ？　これがどういうことか、わかってるのか？　かくいう自分はわかってるのか？

どのくらいこの状態が続くのか……。

**この先、どうなるんだ？**

さっきの神経科医は「パーキンソン・プラス症候群」と言っていた。**プラスだって？**「プラス」という言葉が、まるでボーナスみたいに聞こえた。エコノミー・プラスの座席は、足下がもっと広い。普通なら、いいことだ。「パートプラス」には、シャンプーとコンディショナーが両方入っていて、これもいいことだ。いや、そうじゃない。母さんは、パーキンソン病の薬「プラス」アルツハイマー病の薬を処方されたんだ。母さんの「ボーナス」は、病気のボーナスなんだ。

握りしめた薬の情報を探し続けるうちに、さまざまなフレーズが目に飛び込んできた。

「病気の進行を抑止する効力はない」

「限定的な効能」

「絆創膏のようなもの」

あの医者も、はじめから治す気などないように見えた（あとで、神経学の医学生のあいだに広まっている残酷なジョークを知った、「神経科医は病気を治療せず、崇拝する」）。

その晩、病院から2ブロックほど離れたホリデー・インのスイートルームに、私は1人座っていた。母は別の部屋にいた。私はパソコンを前に、憑かれたようにパーキンソン病とアルツハイマー病に関する情報を片っ端から読んだ。だが、どちらの症状も、母の症状とはぴったり合わなかった。頭は混乱し、満足な情報も得られず、無力感にさいなまれた。そのとき、それまで一度も経験したことのない感覚が襲ってきた。視界が狭くなり、それから暗くなって、恐怖が意識をすっぽり飲み込んだ。そんな状態でも、何が起きているのかはわかった。酸素を求めて心臓が激しく鼓動している。破滅が近づいてくるような感覚。パニック発作だった。それが何分だったのか何時間だったのかはっきりしないが、肉体の現象は収まっても、感情の混乱が収まることはなかった。

その後、何日も続けてその発作に襲われた。LAに戻って最初の嵐が遠のいてからも、粉々に砕けた世界に取り残されたまま、地図も方位磁石も持たずに進むべき道を探しているような気がした。母は医師から処方された薬——例の、単なる絆創膏でしかない薬を飲みはじめたが、私は終わらない不安のなかにいた。自分たちの家系に認知症の人がいないということは、何か環境的な要因があるに違いない。祖母と母の時代では、食生活や生活様式にどんな違いがあっただろうか?

**母は、環境から有害なものを取り込んだのだろうか?**

こういった疑問が、頭のなかでぐるぐると回っていた。仕事も含めて、それ以外のことを考える余裕はまったくなかった。まるで『マトリックス』のネオになったような気分だった。気が進まないまま白いウサギを追って、母を救おうとしている。でも、どうやって？　導いてくれるモーフィアスもいないのに。

私は最初のステップとして西海岸の生活を切りあげ、母の近くにいようと決心した。そしてニューヨークに戻り、翌年はアルツハイマー病とパーキンソン病に関する資料を読めるだけ読んで過ごした。その頃のことは、今でもはっきり思い出せる。夕食を済ませると、私は母のカウチを陣取り、パソコンでリサーチを始めた。母はダイニングテーブルから皿を下げ、汚れた皿を手に、キッチンではなく寝室のほうに歩いていく。私は黙ってそれを見つめ、母がよろけて体勢を立て直す一瞬一瞬を見守っている。胃のなかにできた結び目が、さらにきつく結ばれる感覚を覚えながら。答えを求めて検索を続けるなかで、私の精神力は鍛えられていった。

1年が2年になり、2年が3年になった。母の身に起きていることを理解する作業にのめり込むあまり、私は消耗していった。そんなある日、私は気づいた。一般人が持っていないものを持っていることに。自分が記者証を持つジャーナリストだということに。それからはジャーナリストとして、過去にもらった名刺を頼りに、世界中の一流科学者や臨床医と連絡を取りはじめた。この真実を求めるスカベンジャー・ハントでは、探しだした人はみな別の手がかりを持っていた。そして今にいたるまで、何百という（何千とは言わないまでも）この分野の科学論文を読みあさり、たくさんの一流研究者や著名な臨床医に話を聞いた。またハーバード大学、ブラウン大学、スウェーデンのカロリンスカ研究所などの権威ある研究室も訪ねた。

**脳を含めて人間の身体は、どんな環境なら機能が損なわれず、正常に働くのか？** それが私の調査の基本になった。その結果、私が見つけたものは、人体のなかで最も精密な臓器に対する認識を変えた。それは、この分野のほとんどの神経科医や科学者の宿命論的な見解に公然とはむかうものだ。あなたは驚くだろう。いや、ショックさえ受けるかもしれない。もし、あなたがアルツハイマー病を発症する遺伝的要因を持った何百万人のうちの1人だとすれば（統計学的には、この病気になる確率は4人に1人だ）、本書で提案するさまざまな対策が救いの手になるかもしれない。

**こうした対策を実行することによって、またたく間に活力を取り戻し、よく眠り、頭のなかの霧が晴れて、気持ちも晴れやかになることが期待できる。**

私はこの探求を通して、医療とはたくさんのサイロが点在する広大な牧場だと気づいた。人体という複雑なシステムを正常に保つ方法を知るには、このサイロを粉々に破壊しなくてはならない。あらゆるものが想像だにしない形で結びついており、すべての点と点をつないで結論を引きだすには、ある種の創造的思考がいる。本書を読んで、あなたはこうしたたくさんの結びつきを知るだろう。たとえば、一部の研究者が「生化学的脂肪吸引」と呼ぶ、強力な脂肪燃焼メソッド。また、それが脳の衰えに対抗する最高の武器になるかもしれないこと。さらには、特定の食べ物や身体活動が脳細胞を効率的に働かせること。

混みいった栄養学を一般読者に伝えるという手ごわい仕事に励む一方で、私は自分が学んだ知識を医師たちに伝えるために奔走した。**というのも驚いたことに、こうしたテーマについて十分に教育を受けた人がほとんどいないからだ。**たとえばワイルコーネル医療センターなど、権威ある学術機関に招かれて、医学生や神経科の研修生を指導した（彼らからも学んだ！）。ニューヨーク科学アカデミーでは、本書で紹介しているたくさんの研究者たちと一緒に講義を行った。また、世界中の医師や医療従事者にアルツハイマー病予防の臨床実践を指導するツールづくりにも協力した。神経心理学のテキストの、同じテーマを扱う章の共同執筆もした。ニューヨーク長老派病院・ワイルコーネル医療センターのアルツハイマー病予防クリニックでは、研究活動にも参加した。

この本は、母の病気を理解するだけでなく、私を含めたあらゆる人が、どうすればこの病気を防げるかというテーマを追求した結果にほかならない。

**あなたが本書を読んで、脳の機能を今すぐ改善できる方法を知り、その機能の衰えを防ぎ、正常に働く期間を少しでも長く伸ばせるよう願っている。**

# この本の使い方

**本書は、脳の機能を最適化するためのガイドであり、認知症のリスクを最小限に抑えるという嬉しい副作用もついている。** そして、すべての内容は最新の科学にもとづいている。

もしかすると、あなたは脳の処理能力のリセットボタンを押し、いわゆる「キャッシュ」を消去しようと考えているのかもしれない。そうではなく、もっと生産性を上げて、ライバルを追い抜きたいと思っているのかもしれない。あるいは、頭のなかに立ちこめる霧——ブレインフォグと闘う世界の何百万もの人たちの1人かもしれない。あるいは、うつ病かもしれない。そこまではいかなくとも、ストレスに対処しきれずにいるのかもしれない。ひょっとして、大切な人が認知症だったり認知機能が衰えたりして心配しているか、自分がその人と同じ運命にあることに絶望しているのかもしれない。どんな理由でこの本を手に取ったにせよ、あなたは正しい場所にいる。

本書では事実を明らかにしながら、私たちに共通する現代特有の不調に立ち向かうための新たな統一見解を提案している。**本書を読んで、あなたは最高の脳を手に入れるには何を食べるべきかを知るだろう。** それは現代社会では脇に追いやられ、安価な加工食品に取って代わられている。**それぞれの章では、脳の正常な働きにつながる精密器官——細胞膜、血管系、消化管について深く掘り下げる。各章の終わりでは、必ず1つ「ジーニアス・フード」を紹介している。**これは、その章で説明した有益な栄養素を含んでいる食品だ。こうした食品は、認知機能を高めたり衰えを防いだりするための武器になる。これを積極的に、頻繁に摂ることをお勧めする。終盤では「ジーニアス・プラン」として、理想的なライフスタイルのガイドラインを紹介する。

本書は三部からなり、最初から最後まで有益な情報をたっぷり盛り込んでいる。参考書として使うなり、**飛ばして読むなり、好きに使ってほしい。また、臆せずどんどん余白にメモし、重要なところにはマーカーを引いてほしい**（私は本を読むときによくやっている！）

それから、**ところどころに「Doctor's Notes」というコラムが見つかるだろう。ここでは、友人で共著者のポール・グレワル先生が臨床医として、本書で取りあげる多くの話題にまつわる体験や見識を語ってくれている。**ポール先生はメディカルスクール時代に、ある問題を抱えていた。今や多くの西洋人に馴染みのあるもの、つまり肥満だ。先生はその問題を解決すべく、栄養学と運動についてありとあらゆることを学んだ。あいにく、このテーマはメディカルスクールのカリキュラムではあまり重要視されていないのだ。**彼が発見した事実は、1年もしないうちに体重が45キロも落ち、その状態がいつまでも続くという結果につながった。**

本書では、先生が実践したエクササイズと栄養学の情報も紹介している。

科学は、けっして完結することがない。科学とはあくまでも物事を明らかにするメソッドであり、明らかになったものを絶対的な真実だと断定するものではない。本書では、それを考慮しながら、現存する最高のエビデンスにもとづいた情報を紹介している。時として観察と臨床実践が、私たちの持てる最高のエビデンスになる。そして**健康は、あなたが生活に変化を与えて得られる究極の反応だ。**私と先生は、本書で進化的なアプローチをとっている。つまり、世に出まわっている期間が短い食品や薬、サプリメントほど、安全性を立証する必要性が高くなると考えている。要するに「無実が証明されるまでは有罪」としている（一例として第2章の多価不飽和脂肪酸の種子油のところを参照）。

私は、この探求の旅を白紙の状態から始め、エビデンスによってどこにつれていかれようと、それにしたがった。先入観がないことを活かして常に客観的な目でとらえ、〝木を見て森を見ず〟にならないように心がけた。そのため、同じジャンルの本では関連づけられていない分野を、本書では関連づけて解説している。たとえば代謝と心臓の健康、心臓の健康と脳の健康、脳の健康と精神状態などだ。こうした異なる分野のあいだに橋を架けることが、脳の機能を正常に保つためには重要だと考えている。

加えて、炭水化物への耐性や運動による反応などは、個々の遺伝子や健康状態、体力の違いによって決まることも考慮した。私とポール先生は、あらゆる人に恩恵をもたらす標準値を探し、それぞれのコンディションに合わせてカスタマイズできるように補足情報も添えた。

この本を読めば、脳は自転車のように調整して乗りこなせるものだとわかるだろう。

たぶん、**口に入れるものに対する見方もすっかり変わっているはずだ。**食べ物は、あなたの脳をオンラインの状態に戻し、いつまでも高性能な力を発揮させてくれる、いわばソフトウェアだ。記憶力を強化し、活力を高めてくれる栄養素を何から摂取すればいいかもお教えしよう。老化のプロセスを（認知機能の老化も含めて）遅らせるには、**いつ・どのようにして食べればいいのか、また、何を食べてはいけないかについても説明しよう。**

**それから、脳の生物学的な年齢を10歳以上も若返らせる食べ物もお教えする。**

正直に言おう。あなたと一緒にこの旅を始めることに私はわくわくしている。あなたは2週間以内にベストな状態を実感し、さらに私の本当の目的も遂げられるはずだ。それは私の心からの願い——つまり、今得られる最新の、そして最高のエビデンスにもとづいて、私と母が体験したものを避けることだ。

**脳は、一生健やかに保つことができる。**

そして、**その秘密は食べ物にある。**

**ジーニアス・フードに。**

脳が強くなる食事——GENIUS FOODS　もくじ



# PART 1
# あなたは食べたものでできている

## 第1章 目に見えない問題

# 第2章 すばらしい脂肪と不吉な油

## 第3章 食べすぎでも飢えている



## 第4章 ウィンター・イズ・カミング あなたの脳に冬来たる

# PART 2 すべては互いにつながっている

## 身体と脳の反応

### 第5章 心臓の健康は脳の健康

## 第6章

# 脳に燃料を補給する



## 第7章

# 腸とともに生きていく

## 第8章

# 脳のなかのスイッチボード

# PART 3

## ハンドルを握るのはあなただ

## 第9章 睡眠侵すべからず＋助っ人ホルモンについて

第10章

## ストレスの美徳 もっと丈夫な生き物になるために



第11章

## ジーニアス・プラン

## 第12章 サプリメントとレシピ




カバーデザイン　井上新八
イラスト　須山奈津希
本文デザイン　荒井雅美（トモエキコウ）
DTP・図版作成　野中賢（システムタンク）
翻訳協力　リベル


（免責・注意事項）
・本書に記載されている内容は、ヘルスケアに関する助言や情報です。これらの内容は主治医や専門医の助言に代わるものではなく、あくまでも補足として活用すべきものです。健康上の問題がある場合、またはその疑いがある場合は、まず医師の診断にしたがって医療プログラムや治療を受けることをお勧めします。本書に記載された情報は、発行日時点において正確を期するよう十分に検討されています。本書で提案しているメソッドを適用して生じたいかなる医学上の結果に対し、著者、出版社は一切の責任を負いかねます。
・本文にある原注の数字は翻訳・編集の都合上、一部前後する部分があります。

## PART 1

# YOU ARE WHAT YOU EAT

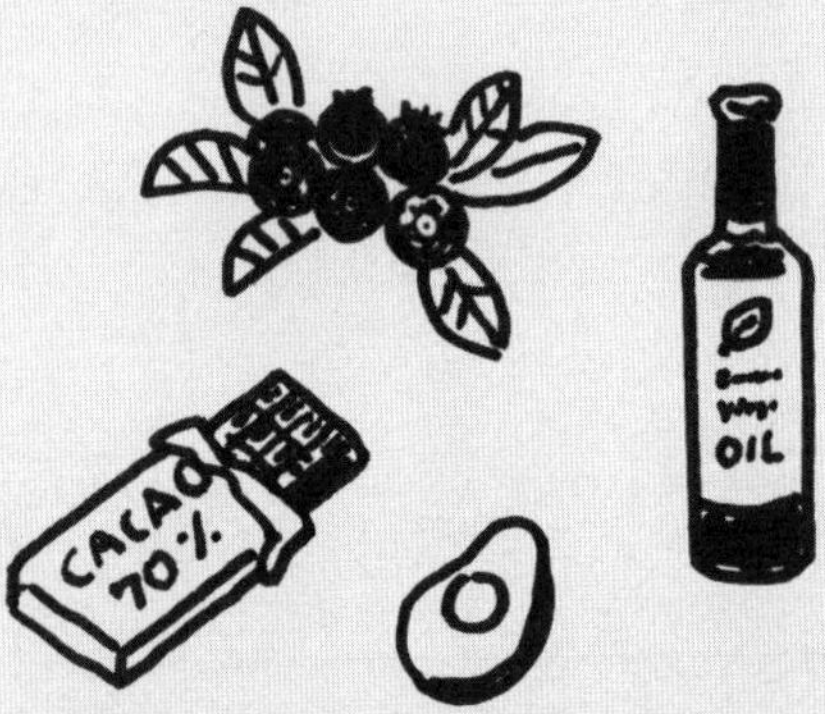

# PART 1

# あなたは食べたものでできている

# 第1章 目に見えない問題

人は愉しみや歓び、笑い、戯れ、さらには悲しみや痛み、嘆き、涙までもが脳から、そして脳からのみ、わき起こると知るべきである。我々1人ひとりが、その脳を通じて考え、見聞きし、美醜や善悪、快不快を識別する。また、我々が常軌を逸し、錯乱し、怖れを抱き、眠れなくなり、わけもなく不安に陥るのも、やはり脳によるものである（中略）このような理由から、私は脳が人体において最も影響力のある器官だと考える。

——ヒポクラテス

## いいニュースを聞く用意はいいだろうか？

頭蓋のなかの、あなたの目のすぐ近くにある、宇宙一高性能の860億個のトランジスタ。

生命というＯＳ《オペレーティングシステム》を動かしている、この神経系ネットワークが、**あなただ**。その性能は舌を巻くほど優れていて、ほかのどんなコンピューターもおよばない。地球上に出現して以来、気の遠くなるような歳月を経て進化してきた脳は、ｉＰｈｏｎｅおよそ８００台に匹敵する情報量を蓄えることができる。あなたという人間、あなたの行動、愛、感情、不安、あこがれ、熱望のすべては、想像を絶するほど複雑で、目に見えない神経細胞の営みが調和することで可能になる。このＯＳの動作は優雅で滑らか、しかも猛烈に速い。かりに科学者が人間の脳のほんの1秒の活動をスーパーコンピューターでシミュレートするとしたら、その処理に40分もかかるという。

　では、今度は悪いニュースだ。現代は、まさに『ハンガーゲーム』の映画さながらの世界で、あなたの脳は容赦なく執拗に四方八方から追い立てられ、はからずも戦闘状態にある。現代のライススタイルによって、私たちは生まれながら手にしている権利を徐々に蝕まれ、最適な認知機能を得ようと奮闘し、深刻な疾患のリスクにさらされている。

　食生活は産業社会のなかで荒廃し、安価で高カロリーな食品が、不十分な栄養や有害な添加物とともに供給されている。私たちが日々、同じ作業を延々と繰り返す一方、脳は変化と刺激を受けながら活発に働いている。私たちはストレスを抱え、自然とのつながりを失い、睡眠は不規則になり、常に悪いニュースや悲劇的な事件にさらされている。そして人と人とのつながりは、ＳＮＳ《ソーシャルネットワーキングサービス》に取って代わられた。こうしたものすべてが、**早過ぎる老化や衰弱に**

**つながっている。脳は、自らが進化を遂げた世界とはあまりにかけ離れた現代社会で、今、生き延びようと必死にもがいている。**

こうした現代社会の構造が、日常的な営みによるダメージをさらに悪化させている。私たちはベッドに6時間いれば、夜間の睡眠を十分に取ったことになると思い込んでいる。そして目を覚ましているためにジャンクフードを食べ、栄養ドリンクを飲んで、どうにか眠りに落ちるのを防いでいる。週末が来ると日々の苦闘を離れ、束の間の救いを求めて、現実逃避にのめり込む。これは抑制的な制御システム――脳の内なる理性の声――をショートさせ、さらなるドーパミンを得ようと躍起になる実験用のラットへと私たちを変えてしまう。そのサイクルは果てしなく続き、やがては常習化するが、その変化は自己嫌悪だけでなく認知機能の衰えまで招いてしまう。

自覚があるかどうかは別として、私たちは相対する組織の一斉攻撃のはざまにいる。1つは、市場の「見えざる手」のもとに営業している食品会社で、これは無意味な危険を冒さず利益を増やそうとする株主に動かされている。人々がやみつきになるようにつくられた食品が売られているのは、明らかにそれが理由だ。そして、もう1つは財政難を抱えるアメリカの医療制度と研究機関だ。両者とも行き詰まり、私たちに与えられる助言や政策は、たとえ善意から出たものでも無数の偏向で歪められている。

栄養学に関しては、高等教育を受けた人でも混乱してしまうが無理もない。私たちは、ある日バターを避けるように言われ、別の日にはそれを飲んだほうが身体にいいと言われる。月曜日に運動が減量のための最善策だと聞いたのに、金曜日になると運動よりも食餌療法のほうがはるかにウエストのサイズを減らせると教えられる。心臓にいいのは全粒穀物だという話を、私たちは耳にたこができるほど聞かされているが、心臓病は本当に朝食のオートミール不足で起きるのだろうか？　ブログも従来のニュースメディアも、こぞって新しい科学を取りあげようとするが、彼らがカバーする内容（しかも扇情的な見出し付）は、見たところ一般大衆に情報を伝えるというより、閲覧数を増やすために流していることが少なくない。

医師や栄養士、そして政府までもがそれぞれ異なる見解を口にし、しかも彼らは知ってか知らずか、目に見えない力の影響を受けている。これほど多く問題が存在するなかで、誰を、そして何を信じればいいのかどうしてわかるだろう？

## 私のリサーチについて

母の診断が下ってからの数カ月間、私は母親思いの息子がやるであろうことは何でもやった。診察の日が来ると、疑問を山ほど書き込んだ日記を手にし、とにかく不安を鎮めたくて、ほんのわずかな手がかりでも得たいと思いながら母に付き添った。ある都市で答えが見つからなければ、次の都市に飛んだ。ニューヨークからクリーブランドへ、そしてボルティモアへ。幸運にも、アメリカの神経学の分野では指折りといわれる施設もいくつか訪れたが、どこでも決まって「診断を下して、はい、さようなら」だった。

つまり身体と認知機能を調べる一連の検査が済むと、あとは新しい生化学的絆創膏の処方箋を持たされるぐらいで、大した成果もなく追い払われたのだ。そのたびに私は、もっといい治療法を探すことに、それまで以上に没頭した。深夜まで眠らずに何時間もリサーチを続け、母の頭をぼんやりとさせている病気のメカニズムの情報を片っ端から探した。

最初に症状が現れたとき、母はどう考えても高齢ではなかったので、年齢が病気の原因だとは考えにくかった。当時、母はまだ50代で、若々しくて、お洒落で、人目を引く魅力の持ち主で、これっぽっちも――そして、いまだに、高齢者の病気に侵されるような人間には見えなかった。親戚には神経変性の病気を患った人は1人もいなかったので、母の遺伝子が原因だとは考えにくかった。そのため原因は外部にあるに違いなく、**私の直感では食生活が関係しているように思えた。**

その直感にしたがった私は、それから10年のほとんどを食べ物（それと運動や睡眠、ストレスなどライフスタイルの要因）が脳に与える影響を調べることに費やした。その過程で、最先端の研究にたずさわる数少ない臨床医が、代謝――身体が食品や酸素など必須の成分からエネルギーをつくる働き――と脳の関係に注目していることを知った。母には糖尿病の兆候は全然なかったものの、私はさっそく二型糖尿病について、またインスリンやレプチンのようなホルモン、それに代謝を制御している、あまり知られていないシグナルについて調べはじめた。そして食餌療法と心血管に関する最新知見に興味を持った。酸素や栄養素を脳に運んでいる毛細血管のメンテナンスについても知りたくなった。さらに、腸に住みついている古代の細菌がどのように脳の沈黙の守護者として働いているかや、その細菌を現代の食生活が文字どおり餓死させてしまうことも知った。

食べ物がアルツハイマー病などの病気とどのように関わっているかを知るにつれ、私はその新たな知識をさっそく実生活に活かしはじめた。そして、いくらも経たないうちに、自分のエネルギーのレベルが上がっていることや、その感覚が1日中続いていることに気づきはじめた。思考はよどみなく流れ、気分も晴れやかになっていた。ものごとに簡単に集中できるようになり、あまり気が散らなくなった。その上、当初の目的ではなかったが、それまでどう頑張っても落ちなかった脂肪が落ち、人生で最高の体型も得られた。こんなボーナスなら大歓迎だ！母のために始めたリサーチだったはずが、脳を健康にする最新の食餌療法に、私が夢中になってしまったのだ。

思いがけず、私は埋もれていた知識を掘り当てたのだ。

**つまり、脳を認知症と老化から守るための食べ物が、今すぐに脳の働きを改善してくれることだ。**[1] 未来の自分に投資することによって、今日、自分の生活を向上させることができるのだ。

## 生まれ持った認知機能を取り戻す

近代医学にたずさわる医師たちのあいだでは長らく、脳は解剖学的に完成されたものと考えられていた。つまり脳の構造が変化することは、たとえ生まれつき学習障害があろうと、脳に損傷があろうと、認知症を発症していようと、あるいは単に脳の機能を改善する方法を探していようと、ありえないと考えられていたのだ。科学によれば、あなたの認知機能は次のように展開する。意識をつかさどる器官である脳は、すさまじい成長と編成のときを経て25歳頃に完成し——いわば精神的ハードウェアの絶頂期を迎え——あとはただ、命が尽きるその日まで長い時間をかけて、ゆっくりと衰えていく。もちろん、あなたが、そのプロセスを途中で（たとえば大学時代に）加速させるようなことを何もしなければ、の話だが。

その後、90年代半ばに、ある発見がなされ、それが脳に関する科学者や医者の常識をくつ返した。その発見とは、人間が生きているかぎり、新しい脳細胞が永続的に生成される、というものだ。ダーウィンが提唱した進化の偉大なる産物、つまり脳を受け継ぐ人類にとって、それは確かに歓迎すべきニュースだった。その前までは脳細胞の新生、いわゆる「神経発生」は、成長過程でのみ起きると考えられていたからだ。[2] この発見によって「神経学的ニヒリズム」——神経科学者のノーマン・ドイジによる造語——の日々は、たちまち幕を閉じた。そして神経可塑性は一生涯続く、つまり脳が変化する力は死ぬまで続くという概念が生まれ、同時にこの画期的な発見を利用して、さらなる健康と機能を手に入れる機会も生まれた。

それから20年以上が過ぎた今、徐々に解明される新たな知見のおかげで、あなたは今の生活をすっかり方向転換できる――**つまり脳を守り、強化することができるのだ。**

アルツハイマー病の研究を例に取ろう。アルツハイマー病は、神経細胞がどんどん死んでいく神経変性疾患で、アメリカでは５００万人以上がこの病気を発症している（その数は、今後数年のうちに3倍になると予想されている）。そして食事が、この病気に何かしら影響を与えていると考えられるようになったのは、ごく最近のことだ。事実、この病気は１９０６年にドイツ人医師、アロイス・アルツハイマーが初めて記録したのだが、今、症状として知られているものの9割は、ここ15年ほどでわかってきたものだ。

脳の常識がくつがえされた結果、イリノイ大学アーバナ・シャンペーン校のセンター・フォー・ニュートリション・ラーニング・アンド・メモリーのような研究機関が現れ、神経学の知識の地域的な格差の解消に貢献した。ほかにもさまざまな専門家が現れ、同じように環境（食生活を含む）と脳のさまざまな機能とのつながりを解明しようと奮闘した。たとえば、ディーキン大学のフード・アンド・ムード・センターは、食事と気分障害との関係に特化した研究機関として知られている。このセンターは２０１７年に、「大うつ病」でさえ食べ物で治療できる可能性があることを明らかにした。あとの章では、このような発見についても詳しく述べ、あなたの気分を改善できる食べ物を教えよう。

たくさんの研究が行われながらも、その成果について知らない人は数多くいる。AARPが行った研究によれば、アメリカ人の90パーセントが脳の健康を非常に重要だと考えながらも、その健康を維持したり、機能を向上させたりする方法を知っている人はほとんどいないという。私たちが怖れや混乱の状態にあるときに頼る医師でさえ、悪気はないにせよ時代から取り残されているらしい。米国医師会が発行する『ジャーナル・オブ・ジ・アメリカン・メディカル・アソシエイション（JAMA）』までが、新たな知見が一般診療に反映されるまで平均17年かかると伝えている。[3] そのため私たちは、いまだに古い知識を信じ続けている。だが、それはあるべき姿ではない。

## Column　認知症に中指を立てろ

私は、ストックホルムにあるカロリンスカ研究所の神経生物学者、ミーア・キヴィペルトを訪ねる特権に恵まれた。キヴィペルトは、食事とライフスタイルが脳におよぼす影響について探る研究分野の第一人者だ。彼女はFINGER研究――「フィンランド認知障害・認知能力低下予防のための老年期介入試験」を行った。この世界初の大規模な、そして長期にわたるランダム化比較試験によって、彼女は食事とライフスタイルの選択が認知機能に与える影響を調べた。

被験者は、認知機能の低下のリスクのある1200人以上の高齢者で、そのうち半数のグループが、栄養カウンセリングや運動プログラムと、孤独やうつ、ストレスといった認知機能の低下を招く心理社会的な要因を減らすための指導を受けた。残りの半数のグループ、つまり対照群は、一般的な健康指導を受けた。

**最初の2年が過ぎて発表された論文は、目を見張るような結果を明らかにした。さまざまな指導やプログラムの介入を受けたグループは、全般的な認知機能が対照群と比べて25パーセント向上し、「実行機能」は83パーセントも向上していたのだ。**

実行機能は、健康的な生活を送る上で非常に重要で、計画や意思決定、他者との交流において重要な役目を果たしている（実行機能が正常に働かないと思考力が低下し、作業をきちんとやり遂げることができなくなる）。また驚いたことに、認知的な処理速度は150パーセントも向上していた。処理速度とは、新しい情報を理解し、反応するまでの速さを表し、通常は加齢とともに低下する。

この研究結果は、ライフスタイル全体を「改変する」と、たとえ高齢者でも脳の働きが向上することを実証しており、加齢による認知機能の低下は避けられないものではないことを示す最高のエビデンスを与えてくれている。

# 遺伝子のマスターコントローラーは、あなただ！

不完全でなければ、あなたも私も存在していないだろう。

――スティーヴン・ホーキング

きみは、きまり悪くて「間違い」という言葉を口にしたくないようだな。だが、きまり悪さなど感じなくていい。きみも厖大な間違いの産物だ。進化は、この星の生きとし生けるものすべてを、ただ1つの手段によって創りあげた。つまり、間違いだ。

――ロバート・フォード（アンソニー・ホプキンスが演じる科学者）
HBO製作『ウエストワールド』より

かつて人間の遺伝子は、生物学的なプレイブック、つまり脳の機能も含めて、私たちの命を動かすプログラムだと考えられていた。このプログラムの解読を目的として始まったヒトゲノム計画は、２００２年に完了したが、人間の病気（ガンや遺伝疾患を含む）を治すための秘密が明らかになるという夢は叶わなかった。このプロジェクトは注目すべき偉業ではあったものの、結果はまさに夢から覚めるようなものだった。

ヒトゲノムを解読してわかったことは、人間1人ひとりの違いを生みだしているものは、遺伝学の見地ではごく微小で、遺伝子情報全体の1パーセント未満の遺伝的多様性によるということだった。では、なぜ強健な脳と身体を保ちながら90年以上も長生きする人と、そうではない人がいるのだろうか？　プロジェクトに続いて、科学者たちはこの疑問に頭を悩ませつづけた。そして、全世界において健康や加齢に大きな差異があることを説明する別の要因、あるいは複数の要因があるに違いないという考えに行きついた。

そして、プロジェクトの灰からよみがえった不死鳥よろしく、「エピジェネティクス」が登場する。かりに遺伝子が2万3000鍵の鍵盤のあるグランドピアノだとしたら、私たちの選択がそのピアノの奏でる音楽に影響を与えることができるという。どういうことかというと、私たちの選択は、最初から変更できないようにプログラムされた遺伝子を変えることはできないが、あるスイッチがDNAの配列を変えることなく、使う遺伝子と使わない遺伝子を決めることができるという。このスイッチは「エピゲノム」と呼ばれ、ギリシャ語で「上」という意味の「エピ」に由来する。私たちのエピゲノムは、人体に重大なリスクが及ぶ疾患にかかる可能性だけでなく、その時々の遺伝子の発現にも影響をおよぼす。この遺伝子は、私たちが入力する無数のデータに反応して現れる（だが神秘のベールに包まれているのは楽譜や、1人の人間の発達における各遺伝子の活性化の秩序と順番、頻度かもしれない――だが、これについては別の本で語るとしよう！）。

エピジェネティクスの論文は大量に存在するが、本書では遺伝子ピアノを演奏する、ある一流音楽家に焦点を絞ろうと思う。つまり食べ物だ。あなたの遺伝子の指揮者はレナード・バーンスタインだろうか？　それとも初めてピアノの鍵盤に触れる5年生の子どもだろうか？　どちらになるかは、食べ物の選択で大きく変わってくるかもしれない。あなたの食べるものが炎症を調節し、免疫システムを見事に「鍛え」、脳の機能を高める強力な化合物を生成する。そうした効果は正当に評価されていない数少ない栄養素（とライフスタイル）によるものだが、それらは見たところ現代社会では失われている。

ここで心に留めてほしいことがある。完璧な人間は誰もいない。私は明らかに違うし、共著者のポール先生も違う（彼が異議を唱えなければの話だが）。誰の遺伝子にも、現代社会の荒波に揉まれれば、循環器疾患やガン、認知症のリスクが増える性質が備わっている。神秘に包まれた祖先の世界では、こうした違いが有利に働き、人類の進化を促したのかもしれない。だが現代では、40代の人間がこうした病気のどれかを発症して命を落とす可能性が80パーセントになる理由になる。とはいえ救いはある。ここ数年のあいだにわかってきた事実によれば、遺伝子は宿命ではないという。つまり「典型的なアメリカの食事」がどういった結果を招くかという、単なる予想にすぎないのだ。あなたが本書を読んで、脳と血管系を健康に保つための取り組みを始めれば（ガンの予防と減量も加えれば）、残りの20パーセントに入れるだろう。

このあとのいくつかの章では、貪欲な脳を栄養漬けにして萎縮をもたらす典型的なアメリカの食事とライフスタイルの対抗手段として、エビデンスにもとづいた解毒剤と、本来の強靭な脳を取り戻すさまざまなテクニックについて説明しよう。あなたの生来の認知機能を取り戻す闘いの敵は、炎症、過食、栄養素の欠乏、有害物質への暴露、慢性的なストレス、不定愁訴、睡眠不足だ（たくさんあると思うだろうが、心配は無用だ――これらはみな関連しており、1つが改善されれば、別のものも簡単に改善できる）。

では、この「悪いやつら」を、それぞれ手短に見ていこう。

## 炎症

理想的な状況なら、炎症は切り傷やケガ、打撲傷を「部分洗い」し、細菌を攻撃して本格的な感染症になるのを阻止してくれる免疫システムだ。だが現代では、この免疫システムが、食生活とライフスタイルに反応し、絶えず活性化している。ここ数年、現代社会を悩ませる多くの慢性疾患や変性疾患は、この免疫システムが慢性的に活性化することで引き起こされると考えられている。**炎症が拡がるとやがてはＤＮＡが傷つき、インスリンに対する耐性、いわゆるインスリン抵抗性（二型糖尿病を引き起こすメカニズム）が高まり、体重が増える。**全身性炎症がウエストが太くなることと深く関わっているのも、このためかもしれない[4]。あとの章では、こうした要因を、脳の疾患やブレインフォグ、うつ状態と結びつけて語ろう。

## 過食

今でこそ、スマートフォンの画面を数回スワイプすれば食べ物を取り寄せることができるが、昔は違った。そして、農業革命の時代に食糧難の問題を解決した私たちは、新しい問題を生みだしてしまった。つまり、過食だ。地球上を歩く人間たちのあいだで「低体重」より「過体重」が増えたのは、人類史上初めてだ。[5]人間の身体は常に栄養を取り込む状態にあり、古来のバランスは失われ、**結果的に脳のエネルギー不足を招き、老化が加速して衰弱にいたる。**このメカニズムの一部は、現代の食品の多くが、脳を自己制御が不可能な人工的「至高点」に達するようにつくられていることと関係がある（これについては第3章で述べる）。

## 栄養素の欠乏

『バニラ・スカイ』（私のお気に入りの映画の1つ）の脚本と監督を担当したキャメロン・クロウは、こんな台詞を書いている。「流れゆく時間の一刻一刻が人生を好転させるチャンスだ」これは、まさに老化によるダメージを修復する人体の機能を言い表している。ただし、それは、適切な栄養素を摂る場合に限られる。現代人の9割は、何かしらのビタミンやミネラルの量が不足しており、それが老化と機能低下を加速させるお膳立てをしているのだ。[6]

## 有害物質への暴露

今や食品供給は、「食品のような」生産物であふれ返っている。こうした生産物は、まさに先ほど挙げた3つの要因を助長している。つまり生産過程で栄養素を取り除かれ、食べ過ぎを助長し、炎症を誘発する。だが最も油断ならないのは、有害な添加物の「ボーナス」かもしれない。たとえば合成甘味料、加工油脂、乳化剤は、直接的にも間接的にも免疫システムを活性化させ、不安やうつ、認知機能の低下、長期的な疾患のリスクを招いてしまう。

## 慢性的なストレス

長期にわたる心理的なストレスは、社会で大きな問題になっている。炎症と同じく、ストレス反応は進化の過程で、人体の安全を確保するために備わったものだ。ところが現状は、現代社会にハイジャックされている。**慢性的なストレスは、脳の機能にじかに害を与える**（第9章で述べる）。また身体によくない食べ物が欲しくなるため、結果的にダメージを増やしてしまう。

## 不定愁訴

人体は動くためにできており、その事実をないがしろにすると、脳の機能が低下する。運動《エクササイズ》のエビデンスは目を見張るほどたくさんあり、長期的に脳の健康を維持する（かつては防げないと考えられていた疾患を予防できる）方法としてだけでなく、思考力や学習能力を高める方法としても実証されている。

同様に、私たちはもう1つの「エクササイズ」とともに進化した。**温度変化への適応力だ。**現代人は、自分が快適に過ごせるように環境を変えるのは得意だが、気温の変動が少なくなると、知力や病気への抵抗力が知らず知らず衰えていく可能性がある。

## 睡眠不足

最後に重要な点として、最適な脳の機能と健康のためには、質の良い睡眠が何より欠かせない。**睡眠は、ホルモンを人体のためになるように働かせて、食事やライフスタイルを変える力を与えてくれる。**また、睡眠は脳の老廃物を洗い流し、記憶のバックアップも取る。たとえ現代人が100円ショップの努力でコストコサイズの利益を得ていても、睡眠負債は増えつづけているのだ。

あとで述べるが、こうした悪いやつらのどれもが、認知機能の低下をもたらす力を持っている。そして、その力をふるうために徒党を組んでいる。だが、もし本書をあなたの弓と矢、剣と槍にすれば、勝ちめは十分にある。

あとの章では、進化の原則と臨床研究を融合させながら、ストレスの高いライフスタイルの悪路を迂回するためのロードマップを提示しよう。そして食べ物によって脳を「工場出荷時の設定」にリセットし、精神と機能の最適化を促そう。またマイクロバイオームを取り巻く、わくわくするような最新科学の世界にも足を踏み入れよう。マイクロバイオームというのは、人体に住みついている細菌の集まりで、仰天するようなやり方でノブやらレバーやらを動かし、私たちの健康や気分、機能を操作している。マイクロバイオームは、私たちのあらゆる選択を評価するレンズを提供してくれる。

次の章では、祖先から受け継いだ認知機能の改善に着手し、脳がほっしてやまない栄養素について学んでいこう。では、幸運を祈る。

## ジーニアス・フード #1　エクストラバージンオリーブオイル

エクストラバージンオリーブオイル（EVOO）をスプーンに注いで、ゆっくりすすってみてほしい。ちょうどスープを飲むときみたいに。行儀が悪いなんてことは気にしなくていいから（そう、油を飲めと言っているのだ。でも、その理由はすぐにわかる）。飲んだとたん、咽喉の奥に、ぴりっとした刺激を感じるはずだ。これは「オレオカンタール」という化合物によるものだ。オレオカンタールはフェノールの一種で、体内に炎症が生じたとき、自力で修復する働きを強力に促してくれる植物性化合物だ（通常、フェノールは複数つながった形でポリフェノールのなかにある）。オレオカンタールには抗炎症効果があり、その作用は非常に強力で、非ステロイド性抗炎症薬のイブプロフェンを少量服用するのと同じ効果があるが、こちらは副作用の心配はまったくない。[1] 前に述べたように、炎症は神経可塑性（脳を変える機能で、一生涯続く）を無効にする力が強い。また研究では、気分の落ち込みを生じさせることがわかってきている。

**エクストラバージンオリーブオイルは、地中海沿岸の食生活の主要な食品であり、このオイルをよく使う料理を食べている民族は、アルツハイマー病の発生率が低いことがわかっている。** そして、オレオカンタールがその理由ではないかと考えられている。アルツハイマー病の患者の脳には、「アミロイド」斑と呼ばれる、粘り気のあるタンパク質が極度に沈着している。そして、脳がアミロイド斑を自力で除去する力を、オレオカンタールが促進しているかもしれないという。[2] この力は、アミロイド斑を除去する酵素が活発化することで生まれる。脳の衰えを防ぐ（そして認知機能を改善する）ための長期にわたる大規模な研究では、1週間で最大1リットル摂取した場合、このような効果があったという。[3] また脳の保護作用だけでなく、炭水化物を過剰に摂ると脂肪をつくる「脂肪酸合成酵素」を、EVOOが阻害することもわかってきている。[4]

オレオカンタールのほか、EVOOには一価不飽和脂肪酸も豊富に含まれている。一価不飽和脂肪酸は、血管と肝臓の健康を維持してくれる健康的な脂質だ。また、減量を促す作用もあるという。EVOOにはビタミンEも含まれ、大さじ1杯で1日に必要なビタミンEの10パーセントが摂れるという。ビタミンEは抗酸化物質で、脳も含めて体内の脂肪性の組織を老化による消耗から守ってくれる作用がある。

ニコラス・コールマンは、ウルトラ・プレミアム・エクストラバージンオリーブオイルの収穫を専門とする、世界で数少ない「オレオロジスト」のひとりだ。コールマンは、適切なオリーブオイルを探すための助言を、いくつか与えてくれた。まず、オイルの色は品質とは無関係だという。オイルを見極める一番いい方法は、それを味わうことだそうだ。植物の香りがして、油っぽさをまったく感じないものが、良いエクストラバージンオイルだという。バージンオイルのピリっとした辛みは、オレオカンタールの成分に由来するため、それがオイルに含まれるオレオカンタールの量を知る目安になる。濃厚なオイルは非常に辛味が強いので、あまりの辛さにむせてしまうかもしれない。とはいえ、それが良質なオイルであることの証明なのだ！　今度、あなたが「3回咳き込む」オイルを口にしたら、脳はきっと自分の守護者を見つけてくれたことに感謝するだろう。

**●使い方のヒント●**　エクストラバージンオリーブオイルは、あなたの食生活においてメインの油にすべきだ。サラダや卵に、ソースとして気前よくたっぷりと使おう。

**オイルは必ず光を通さないボトルで（黒っぽいガラスや缶が適している）、涼しく乾燥した場所に保管しよう。**

# 第２章 すばらしい脂肪と不吉な油

80年代の終わりから90年代にかけて、私の子ども時代の思い出には、とりわけ重大な出来事がいくつかある。『ティーンエイジ・ミュータント・ニンジャ・タートルズ』のテーマソングを繰り返し歌ったこと（タートルパワー！）。『ゴーストバスターズ』のハロウィーン用コスチュームを初めて着たとき。そして、土曜日の朝のとんでもない時間に起きて、テレビのルネサンス期に始まった偉大なシリーズ番組――『Ｘ－Ｍｅｎ』のアニメシリーズを観たこと。

私が家族と食事をともにした記憶は、やや漠然としている。食事は、たいてい母がつくっていた。母は、３人の男の子（父も勘定に入れるとしたら４人）を育てている多忙な女性ができる精一杯の健康的な食事を心がけていた。テレビで『ナイトリー・ニュース』をながめ、『ニューヨークタイムズ』紙や多様な雑誌に目を通し、当時の主流の健康情報にはたいてい通じていた。まだソーシャルメディアはないものの、最新知見や行政勧告はテレビと雑誌が逐一知らせてくれていた。母を含めてたくさんの人が、こういった形で栄養に関する情報を得ていた。

私の家でメインに使われていた料理油は、キャノーラ油とコーン油だった。というのも、この2つはノンコレステロールで、飽和脂肪酸が含まれていないからだ。夕食は、小麦粉が主原料のヌードルやスパゲティが多く、そういった料理にはマーガリンが「動脈を詰まらせる」バターよりも健康的だという意味で使われていた。それは、90年代初期の栄養士なら誰でも太鼓判を押すような料理だった。

残念ながら、当時の母の——そして、おそらくあなたの家庭の「食」に対する考え方はすべて、的はずれな栄養学が招いたものだ。そして、その栄養学は政府の政策と、経費削減やロビー活動やらマーケティングやらに精を出していた食品業界のビジネスの上に成り立っていた。そして何もかもが、まったくのたわ言だった。

そのたわ言が始まったのは50年代、ある公衆衛生上の問題が急増し、その解決法を人々が喉から手が出るほど欲しがっていた頃だった。つまり心臓病だ。母は1952年に生まれ、この病気が国じゅうに広がる流行病《エピデミック》のように怖れられていた時代の最中に育った。心臓病は「加齢につきものの、避けられない」病気で、医者にもなす術はないと考えられていた。[1] 当時の混乱ぶりを、フードジャーナリストのニーナ・タイショーツが、著書『The Big Fat Surprise』（未邦訳）のなかで詳細に語っている。

「ゴルフの最中、あるいはオフィスで、男性が突然、胸を締めつけるような痛みに襲われる。ところが医師には、その原因がわからなかった。降ってわいたように現れたこの病気は、たちまち国民の死因の上位におどりでた」やがて、ある遠慮のない物言いをする科学者が、学界の仄暗《ほのぐら》い講堂から蝋燭《ろうそく》を掲げて現れると、その混乱は終わりを告げた。

その男はアンセル・キーズという、ミネソタ大学の病理学者だった。キーズは医者ではなかったが、第二次世界大戦中に兵士の携行食、つまりＫレーションを開発したことで、栄養学に関しては多少の「市民の信用」を得ていた。終戦後、キーズはミネソタ大学公衆衛生学部の後援のもと、アメリカが突如として陥った苦境の謎を解くべく調査に専心した。キーズの仮説は、食事で摂る脂肪がこのエピデミックの主犯だというものだった。これを説明するため、彼は国ごとのデータを集めてグラフを作成した。そのグラフを見ると、脂肪の摂取量と心臓病による死亡率には、明らかに相関関係があった。このときのデータは、６カ国が対象だった。

アンセル・キーズは、その後60年の栄養政策を決定するドミノ効果を引き起こしたことで評価されているが、彼の論拠には偏向があり、結局のところ誤った解釈がもとになっていた。グラフでは、２つの変数の相関関係がはっきり示されてはいたが、食生活のようなテーマで研究を行う場合、対象となる集団のデータは厖大な数になる。だが、彼が示した数字は、いわば果てしなく広がるデータの海のなかで、都合のいい数字だけ拾いあげたようなものだったのだ。

それに相関関係は、因果関係の証明にはならない。相関関係というのは、あくまでも、さらなる研究を促す案内役でしかない。ところが、キーズのケースでは因果関係があると断定されてしまった。かくして彼は国家の英雄となり、１９６１年の『タイム』誌の表紙を飾るほどにもてはやされた。

キーズの研究は国内で論争を巻き起こし、科学者のコミュニティのなかで次々に疑問の声が上がった。多くの研究者は、キーズの示した相関関係そのものが疑わしいと考えた。というのも、キーズはほかの16カ国から得たデータを省いていたからだ。それも含めていれば、このような相関関係は見られなかっただろう。たとえば、フランスはチーズやバターが大好きという国民性に関わらず、心臓病のエピデミックはまったくなかった。いわゆるフレンチ・パラドックスだ。また、脂肪の摂取量と心臓病が関係しているという説そのものに懐疑的な研究者もいた。

ロンドンのクイーン・エリザベス・カレッジ栄養学部の創設者、ジョン・ユドキン教授も、キーズの説に異論を唱えた1人だった。1964年の初期、ユドキンは、心臓病を引き起こす犯人は、脂肪ではなく砂糖だと考えた。彼はこう記している。「豊かな国々において、砂糖やそれを含む食品が、肥満や虫歯（歯髄腔）、（二型）糖尿病、心筋梗塞（心臓発作）などの疾患の要因となることを示すエビデンスがある」何年も経ってから、キーズのデータは再分析され、その結果、砂糖の摂取量が、ほかのどの栄養素よりも心臓病との相関関係が強いことが確認された。要するに1850年代まで精製糖は贈答品として扱われるような贅沢品で、たいていの人はめったに口にできなかった。一方、バターは数千年にわたって摂取されつづけている。

ペーター・アーレンスという研究者も、やはりキーズの説に戸惑いを覚えた1人だった。アーレンスは、シリアルや穀類、小麦粉、砂糖に含まれる炭水化物が、肥満や心臓病の直接の原因ではないかと考えた（この数十年後、まさにこうした食品が脳の疾患と結びつけられる）。だが結局のところ、ユドキンとアーレンスをはじめとする研究チームは、「カリスマ性のある闘争的な」キーズを凌駕できなかった。というのも折よく、キーズの強力な影の支持者が表れたからだ。[2]

1967年、一流医学誌『ニューイングランド・ジャーナル・オブ・メディシン（NEJM）』に、心臓病の要因となる食生活に関する総説論文《レビュー》が掲載された。この論文は、食事で摂取する脂肪（とコレステロール）だけを徹底的に、心臓病を引き起こす主犯としてやり玉に挙げていた。多くの研究者の目に触れたその論文では、砂糖との関係は最小限度に抑えられ、キーズに異論を唱える研究者たちの鼻をまんまと明かした。とはいえ、このような論文（そして一般的な科学の研究）は、あくまで客観性が求められ、金銭の力で真実が揺らぐことなどあってはならない。研究者は外部の資金に頼ることが多いが、その場合は資金の調達先を開示しなくてはならない。なぜなら調達先の意向によって研究結果が歪められる可能性があるからだ。だが、あいにく当時のNEJMの論文に、その原則は適用されなかった。この論文の背後にいた科学者たちは、それぞれ見返りとして、現代の金額に換算して5万ドル相当の資金を、砂糖研究財団（現在の名称は砂糖協会）から受け取っていた。この事実は、論文では開示されていなかった。さらに悪いことに、この財団は、科学者たちがレビューを執筆するために使う論文の選択にも影響を及ぼしていた。カリフォルニア大学サンフランシスコ校の医学博士、スタントン・グランツ教授は、『ニューヨークタイムズ』紙のインタビューで、こう語っている。「彼らは、砂糖の議論をその先数十年にわたって妨害することに成功したのです」。２０１６年に、グランツ博士はこの事実を医学誌『ＪＡＭＡ』で公表した[3]（あなたが、このような不正なやり口を過去のことだと思うなら考え直してほしい。砂糖業界は、砂糖の売上に響かないよう、自分たちに都合のいい結果を導きだす研究に資金を提供して、科学を混乱させつづけている[4]）。

キーズは、最終的に『７カ国研究』という論文を発表した。確かに重要な研究ではあったものの、前の論文と同じく、やはり欠陥があった。キーズはこの論文で、焦点を脂肪の摂取量から飽和脂肪酸へと変えていた。飽和脂肪酸は牛肉や豚肉、乳製品などに含まれ、常温でも固体のままだ。油脂を排水口に流したことのある人なら誰でも知っているように、この種の脂《あぶら》は排水管を詰まらせる。

この「動脈を詰まらせる」脂に新たに注目したキーズは、（当時は）あまり知られていなかった組織「アメリカ心臓協会」に影響をおよぼす力を手に入れた。この組織は、プロクター《P》・アンド《&》・ギャンブル《G》という巨大企業から出資を受け、やがてはアメリカ国内に強力な影響力をおよぼす組織に成長する。そしてＰ＆Ｇは、「多価不飽和脂肪」の植物油を生産した（加工の度合が高く、飽和脂肪酸とは違って、常温でも液状だ）。アメリカ心臓協会はテレビや雑誌に広告を出し、バターのなかには恐ろしいものが潜んでいると国民に警告した。１９７７年にアメリカ政府がこの説を採用すると、「低脂肪」神話は国の指針となった。

そして食品会社は、低脂肪で高糖質の「健康的な」食品と、多価不飽和脂肪酸を原料とした（ノンコレステロール！）スプレッドを量産する機会をつかみ、国民はたちどころに、その標的となった。化学的な処理によって高温で抽出したキャノーラ油やコーン油などのオイルは、健康食品という地位に昇格した。一方、天然由来の脂肪は、アボカドでさえ避けられた。そして「トランス脂肪酸」という合成油脂の宝庫、マーガリンは一夜にして、「心臓にやさしいバター風味のスプレッド」になった。

産業的簡便さ、科学の傲慢さ、そして行政の愚かさのなかで、私たちは本物の自然食品を化学的な「栄養」の地雷原へと歪めてしまった。**この大失敗のいちばんの被害者は誰か？　人間の脳は、ほとんど脂肪でできている。この繊細でダメージを受けやすい臓器の60パーセントは脂肪酸でできている（これについては後述しよう）。そして、あなたが摂る脂質の種類が、その時々の脳の機能と、どんな病気が起きやすくなるかを決めるのだ。**

脂質は、生活のあらゆる側面で主役級の役割を演じている。意思決定のプロセスや減量、ガンなどの疾患のリスク、老化の速度までも左右する。あなたがこの章を読み終える頃には、認知機能や実行機能、心の状態を改善し、脳の健康を長期的に保ち、身体全体の健康を促してくれる脂質を含む食品を選ぶことができるだろう。

そして、**この章であなたに伝えたいことは、脂肪の摂取量に関することではない。脂肪の種類だ。**

## 多価不飽和脂肪酸は両刃の剣

食事から摂取する多価不飽和脂肪酸は、脳をはじめ体内のいたるところに存在している。最もよく知られる多価不飽和脂肪酸は、オメガ３系脂肪酸とオメガ６系脂肪酸だ。この２つは身体にとって必須の成分だが、体内で合成できない。そのため食品から摂らなければならない。

特に重要なオメガ３系脂肪酸は、２つある。**エイコサペンタエン酸（EPA）と、ドコサヘキサエン酸（DHA）だ。これらは「よい」脂肪で、天然のサケやサバ、イワシなどの魚、オキアミ、ある種の藻に含まれている。**また牧草飼育牛《グラスフェッドビーフ》や、放し飼い《フリーレンジ》の鶏の卵にも少量含まれている。ＥＰＡは全身に対して抗炎症作用がある。**DHAは、脳を組成する重要な成分で、健康な脳細胞に豊富に含まれている。**もう１つのタイプのオメガ３系脂肪酸は、植物に含まれるα-リノレン酸（ＡＬＡ）だ。ＡＬＡを脳細胞が利用するには、ＥＰＡとＤＨＡに転換される必要があるが、この働きは非常に限定的で個人差もある（これについてはあとで述べよう）。

多価不飽和脂肪酸のもう１つの顔は、オメガ６系脂肪酸だ。オメガ６系脂肪酸も脳を正常に働かせるための必須の成分だが、現代のアメリカ人は、これをリノール酸という形で過剰に摂取している。このオメガ６系脂肪酸は、もともと自然食品を通して、わずかな量しか摂られていなかったが、ほんの数十年のあいだに、アメリカ人のカロリー摂取量への多大な貢献者となってしまった。オメガ６系脂肪酸は、主に穀物油や種子油に含まれている脂肪酸で、今や摂りすぎの傾向にある。具体的にいうとベニバナ油、ヒマワリ油、キャノーラ油、コーン油、大豆油だ。

## Column　フランケンフード登場

食品は、どこまで操作されると食品ではなくなるのだろうか？　何年ものあいだ、厳格に決められた基本的な食品の定義からはずれる生産物には、「模造品《イミテーション》」という表示が義務づけられていた。だが、この表示は生産物のマーケティングの大きな足かせとなるため、食品業界は、この規制を解いてもらうためのロビー活動を行った。そして１９７３年、彼らは望むものを手に入れた。ジャーナリストのマイケル・ポーランは、著書『ヘルシーな加工食品はかなりヤバい――本当に安全なのは「自然のままの食品」だ』（高井由紀子訳／青志社）で、次のように述べている。

こうして規制は解除され、人工の低脂肪食品のすべてが流通可能になりました。サワークリームやヨーグルトなどに含まれる脂肪分は水素添加油やグアーガム、カラギーナンに、刻んだベーコンは大豆たんぱく質で作ったベーコンビッツに、ホイップクリームやコーヒークリームに含まれているクリーム成分はコーンスターチに、卵の黄身は……といった具合に、天然の素材は、食品工学の科学者たちが思い描いた、あらゆるものに置き換えられるようになったのです。規制が撤廃されたので、模造食品の開発にも際限がなくなったのです。新しい人工食品が、天然の食品と栄養的に同等に作られるのであれば、人工食品も、もう「模造品」とはみなされません。

突如としてフランケンフードの水門が開き、巷の食料品売り場はコピー商品であふれかえってしまった。それは１９８７年の映画『ザ・ゲート』の魔界につながる門が破られたようなものだったが、この場合、世に放たれたのは悪魔ではなく、本物の食べ物のドッペルゲンガー、つまり加工食品だった。そして今や、そうした食品には、低脂肪や無脂肪など、輝かしい謳い文句まで添えられている。

そのなかでも群を抜いて嘆かわしい生産物が、90年代後半に現れた。オレストラという人工油脂を使って作られたポテトチップスだ。このオレストラは、まさしく夢の発明だった。脂肪の代替品として、体内で消化、吸収されない奇跡の油が、研究室で誕生したのだ。数少ない欠点は？　突如襲われる腹痛、膨満感、そして、そこらじゅうの無防備なパンツのなかにエクソン・バルディーズ号原油流出事故級の「便失禁」を発生させることだった。

では、スーパーマーケットで、どうすればフランケンフードを避けられるのか？　あなたの行きつけのスーパーマーケットでは、腐りやすい生鮮食料品はたいていは壁際に置かれているはずだ。そしてフランケンフードが待ちかまえているのは、通路で仕切られている中央のエリアだ。そのほかの対策として、ジーニアス・フードや第11章のジーニアス・プランで紹介している、買いそろえるべき食品リストにこだわることをお勧めする（私のウェブサイトでは、現代のスーパーマーケットを無事に通り抜けるための包括的なガイドを紹介している）。

## ゾンビのように増えていく

多価不飽和脂肪酸は、脳に欠かせない重要な成分だが、化学的に不安定なため非常に「酸化」しやすい。酸化とは、酸素が特定の分子と化学的に反応して、ダメージを受けた「ゾンビ」分子を新たにつくる現象だ。このゾンビ分子は「フリーラジカル」といわれ、きわめて反応性の高い電子を持っている。「きわめて反応性の高い」というのは、どんな反応なのか？　このラジカルは、たとえるなら『ゲーム・オブ・スローンズ』のホワイトウォーカーの軍団を、反戦主義を掲げて行進するヒッピーのように見せかけるのだ。

フリーラジカルの電子は1つしかないため、すぐ近くにある分子から電子を奪ってペアを組む。本来、分子のなかの電子は2つあってペアを組んでいるため、そこからいつまでも終わらない連鎖反応が始まり、通った道筋に破壊的な大混乱を残していく。まさにゾンビが行進する終末世界のようなありさまで、1つの分子が隣の分子に噛みついて感染させるごとに、ゾンビ分子がどんどん増えていくのだ。有機生物化学分野の先駆者、オーストリアのゲルハルト・シュピッテラーは、酸化した多価不飽和脂肪酸の危険性について、目の覚めるような研究をたくさん行った。

シュピッテラーは次のように述べている。

一般的にラジカルは、非ラジカル分子より4桁（1万倍）大きく反応する。その活動は遺伝子に制御されず、ほぼすべての生体分子を攻撃し、スカベンジャー分子によって抑制されるまで、脂質やタンパク質、核酸（DNA）、ホルモン、酵素を破壊する。

**鉄が錆びたり、リンゴの切り口が茶色くなったりする現象がまさにこれであり、あらゆる有機物質がこの化学的ダメージにさらされる**（鉄は体内でも同じ作用をもたらす。これは心臓病が女性より男性に多く、また時期的にも男性のほうが女性より早い理由をいくらか説明するかもしれない。つまり男性は女性より赤血球が多く、鉄分も多いのだ）。リンゴをスライスしてカウンターの上に数分ほど放置すれば、見る間にこの化学的な反応が起きるのがわかるだろう。人間の場合、過度の酸化は炎症を引き起こしたり、細胞組織やDNAを損傷したりする。

**また、酸化は、老化のメカニズムの1つと考えられてもいる。**

酸化との闘いは、あらゆる生物にとって終わらない綱引きだ。私たちの身体は、健康であれば、もとより備わっている抗酸化作用が酸化から守ってくれる。理想的には前述したスカベンジャー分子、つまり抗酸化物質が、フリーラジカルが生まれるのと同じ速さか、もっと迅速に量産される（ジーニアス・フードの多くは、体内のスカベンジャー分子の生成を増やすため、いくらか有益だ）。慢性的な炎症や二型糖尿病などの疾患は、酸化ストレスの蓄積と闘う力を弱めてしまう。そして食品に含まれる酸化促進物質を過剰に摂取すると、その力はさらに弱くなる。

わずかな酸化ストレスでもバランスが崩れて、まるで核分裂のような破壊的な連鎖反応が始まってしまう。

この作用により、脳は独特の不安定な立場に置かれる。脳は、体内の酸素代謝の20〜25パーセントを占めているが、組織のほとんどは酸化しやすい多価不飽和脂肪酸であり、それがグレープフルーツ大の容器に押し込まれている。ところが、けっして酸化を引きつける巨大な磁石にはならない。**だが酸化ストレスによって生来の抗酸化システムが征圧されてしまうと、ブレインフォグや記憶障害、DNAの損傷、アルツハイマー病やパーキンソン病、多発性硬化症（MS）、レビー小体型認知症、自閉症の発症や悪化が誘発される。**

傷んでいない（これを「新鮮な」と呼ぼう）多価不飽和脂肪酸は酸化に弱いが、自然食品の場合は内部で、ビタミンEのような脂肪を守る抗酸化物質とひとまとめにされている。だが、加熱され化学的に処理された油に含まれる多価不飽和脂肪酸に、このような抗酸化作用はない。こうした油が抽出されて加工食品に使われると、食品供給においては主要な有害物の1つとなる。[5]

こうした油は、市販のドレッシングやマーガリンなどに使われている場合がある。また、それよりも目立たない場所に隠れていることもある。クッキーやケーキ、グラノーラバー、ポテトチップス、ピッツァ、パスタ料理、パン、アイスクリームなど、**穀物を原料とする菓子やスナック類には、酸化した油が特に多く含まれているという。**[6] 朝食のシリアルをコーティングして、「ニス」の役目を果たしているものもある。「ローストされた」ナッツ類も、この油にまみれている（から煎り《ドライロースト》されていると明示されていないかぎり）。またレストランでは、このような油が加工されて不適切な形で保管され（たとえば、何カ月も気温の高い厨房に放置される）、それが料理のたびに出されて何度も加熱されるため、こうした傷みやすい油脂は酸化してしまう。今、ほとんどのレストランが、そんな油で食材を揚げたり炒めたりしており、同じ油を繰り返し使って、さらに劣化させている。それが胃袋に入って消化されると、あなたの身体にダメージが及ぶ。では、フライドポテトはどうなのか？　天ぷらは？　ビール入りの衣で揚げたチキンフィンガーは？　どれもみな、この変質した油や「アルデヒド」という危険な化合物を山ほど口に運ぶものだ。

| | |
|---|---|
| キャノーラ油 | ベニバナ油 |
| コーン油 | ヒマワリ油 |
| 大豆油 | 菜種油 |
| 植物油 | グレープシード油 |
| 落花生油 | 米ぬか油 |

アルデヒドは酸化した油脂の副産物で、アルツハイマー病に侵された脳にたくさん見つかっている。このアルデヒドは脳内のタンパク質と反応しやすく、アルツハイマー病の特徴である粘着質のプラークの形成に関わっているという説がある。アルデヒドは、脳と脊髄のエネルギーを生みだすミトコンドリアにとっても、強力な有害物質となる。[8]アルデヒドの曝露《ばくろ》（変質した油を摂取することで起きる）は、エネルギーをつくる細胞の力に直接ダメージを与える。これは、体内でエネルギーを大量に消費している脳にとっては、非常に悪いニュースだ。

多価不飽和脂肪酸の油がたっぷり使われた料理を一度食べただけでも、脂質酸化マーカーが、若い人でおよそ50パーセント跳ねあがるが、劣化した油を摂取した高齢の被験者の場合、マーカーが15倍も上がることが観察されている。[9]別の研究では、同じような食事をとったのちに動脈がたちまち硬化し、運動ができなくなるという記録もある。このような本来の姿とはかけ離れた油は、慢性疾患のメカニズムに拍車をかけ、DNAを傷つけ、血管の炎症を起こし、いくつかのガンのリスクを高める。

上に挙げているのは、注意すべき不吉な油だ。

食品業界が探し求めた安価な油が国民に販売されたが、それは多くの人に悲惨な結果をもたらすものだった。確かに、今では私たちはトランス脂肪酸が本物のバターより身体に悪いと知っている。それでも、未だに無知というベールによって、「硬化油不使用」や「遺伝子組み換えではない」、そしてもちろん「オーガニック」などと表示されたバターイエローの容器に騙されつづけている。こういった健康的であることをアピールする謳い文句も、実のところは変質し、劣化し、熱で傷んだ安価なフランケンフードであることを覆い隠すためのものでしかない。そんなものが容器に詰められて、スーパーマーケットの高級な健康食品の売り場に並べられ、500～600円で売られているのだ。

綿実油、キャノーラ油、ベニバナ油、ヒマワリ油、大豆油——製造業者がこうした油を詰め込んだあらゆるところに、この悪いニュースが隠れている。1965年から2011年までにアメリカ国内の成人が摂取した脂肪の総量は11パーセント減少しているのに、こうした油の使用量は、ここ100年で200～1000倍に跳ねあがっている（後者の数字は大豆油の使用量）[10]。この種の油は、今やアメリカ人の総カロリー摂取量の8～10パーセント——世紀の変わり目には、ほぼゼロだった——を占めている。ひと握りのヒマワリの種やピーナッツ、トウモロコシの粒なら、まったく無害で健康的な食品かもしれないが、そこから工業的に絞り取られて高温で加熱された油に、安全な摂取量というものはない。

# 脳が燃えている

脳は、体内のほかの部分で起きていることの影響を受けないと思われがちだが、炎症の問題は、首から下にだけあるのではない。私たちが脳の炎症についてあまり考えないのは、それが目に見えないからだ。たとえば膝の関節炎や、胃の調子が悪いときに感じる痛みのように、はっきりとした感覚がないからだろう。**だが、ここで冷酷な真実を伝えよう。脳は、活性化した免疫システムの下にいる。アルツハイマー病、パーキンソン病、脳血管性認知症、多発性硬化症《MS》、慢性疲労症候群――このような疾患はみな、ある意味では脳内の山火事とつながりがある。**そして、その火事は、体内のほかの部位で生じた火花によって頻繁に起きる。だが炎症は、何かしらの疾患を発症する前にも、認知機能を低下させることがある。たとえば明晰な思考力が、ガラガラの多車線の高速道路をスイスイ走り抜けるようなものだとすれば、炎症はその車線を閉鎖し、渋滞が起きるようなものだ。

何千年もの歳月を経て進化した、性能も適応能力も高い免疫システムは、私たちが生きていくために欠かせない機能だ。この機能がないと、ほんのわずかな感染でも、命を落とすかもしれない。免疫システムは、こうした感染を撃退してくれる。また足首の捻挫など、負傷した部位に血液を送り込んで治癒を促してもくれる。このようなときに発熱したり、その部位が赤くなる（文字どおり「炎症」の「炎」だ）は健康の証であり、望ましくさえある反応だ。だが、あいにく現代人の免疫システムは、常に活性化している。だが、それは感染を撃退するためではなく、食べているものに対して起きている反応なのだ。

DHAやEPAといったオメガ3系脂肪酸には抗炎症作用がある。一方、オメガ6系脂肪酸は、人体の炎症の経路で使われる原料だ。この経路は、人体が感染症に侵されたときに活性化する経路と同じものだ。私たちの祖先は、オメガ6系脂肪酸とオメガ3系脂肪酸を、だいたい1対1の割合で摂取していたといわれている。**だが、現代人は25対1の割合で摂取しているという。**[12] **つまり、オメガ3系を1グラム摂取するごとに、25グラム（もしくは、それ以上の）のオメガ6系を摂取していることになる。これは、老化の進行をトップギアに入れて、変性のプロセスを加速させてしまう。**そして現代社会を苦しめる多くの慢性疾患を引き起こす。そうなれば人々はずっと、どん底にいるような精神状態に陥ってしまうことだろう。

では身体のために、どんな脂肪の摂り方をすればいいのだろうか？

食事のときに多価不飽和脂肪酸を摂らないようにするのはもちろんだが（たとえば、サラダのドレッシングにちょくちょく隠れているグレープシード油は、オメガ6系とオメガ3系の割合が700対1だ！）、**オメガ3系を多く含む自然食品をたくさん食べるようにしよう。具体的にいうと、天然の魚や、放し飼いの鶏の卵、グラスフェッドや放牧飼育《パスチャーレイズド》の食肉にこだわることだ。**このような食品にはオメガ3系がたくさん含まれているが、オメガ6系は少ない。もし魚が嫌いなら、あるいは週に2、3回食べることが難しいなら、高品質の魚油のサプリメントを摂ることも検討しよう（サプリメントの選び方は第12章でお伝えするつもりだが、ヒントだけ出しておこう。魚油を選ぶなら節約しないほうがいい）。オハイオ州立大学の研究によると、抗炎症作用のあるEPAの魚油を1日あたり2085ミリグラム摂った学生は、特定の炎症マーカーが14パーセント減少したという（これは彼らが抱えていた不安の度合いが、同時に20パーセント軽減したことを意味する）[13]。

## Column　アリガトウ……アルツハイマー病にとっては？

日本の人たちは野菜をたっぷり摂り、さまざまな魚を食べることで知られている。そして魚には、オメガ3系脂肪酸のDHAやEPAがたっぷり含まれている。また、日本はアルツハイマー病の発症率が低い国でもある。ところが日本も米国式の食生活に移行し、炎症を誘発する西洋の食事、つまり多価不飽和脂肪酸や、工場化した畜産農場の食肉、精製された炭水化物を摂るようになったため、以前の恩恵は失われているようだ。またアメリカで暮らす日本人のアルツハイマー病の発症率は、彼らの故郷の親戚たちより、アメリカ人に近いといわれている[14]。

## 健全な細胞膜

あなたがプレゼンをするときも、納税の手続きをするときも、ネットフリックスで何を観るかを決めるときも、その思考は脳の神経細胞同士の数百兆ものつながりから発生する無数の化学的な（そして電気的な）反応によって生じている。このプロセスは生命維持にとって不可欠な、認知機能を支える無名のヒーローのおかげで成り立っている。つまり細胞膜だ。

細胞膜は防護バリアを形成するほか、脳のさまざまな神経伝達物質の受容体を抱えることで神経細胞の「耳」となっている。神経伝達物質は化学的メッセンジャーで、脳内に何十種類も存在している（あなたは、あの超有名なセロトニンやドーパミンについて聞いたことがあるかもしれない。ポジティブな気分や報酬に関わっている神経伝達物質だ）。このメッセンジャーの受容体は、普段は細胞膜の表面下で待機しており、正しい信号を受け取ると波間に浮かぶ浮《ブ》標《イ》のように、ひょっこり顔を出す。

適切に機能する神経細胞は、外部の信号への感度を調節する力があり、浮上するブイの数を増やしたり減らしたりして、それを行っている。そのため細胞膜には「流動性」がなくてはならない。人体のほとんどの細胞には流動性があるが、神経細胞にとって、流動性は特に重要だ。なぜなら神経細胞の膜が硬すぎると、受容体が適切に働かず、信号を正常に送れなくなるためだ。そうなると、私たちの心の状態やふるまい、記憶力に影響が及ぶ。

だが、いいニュースもある。炎症と同じく、食事によってこの流動性にじかに影響を与えられるのだ。細胞膜は、「リン脂質」という物質で形成されている。このリン脂質は化学的な構造物で、DNAのような重要な分子を細胞膜の定位置に保持している。この構造物は、DHA（たとえば脂質の多い魚）をたくさん摂ると、細胞膜がより流動的にふるまい、その結果、たくさんの受容体が細胞膜の表面に浮かんで、神経伝達物質からさまざまなメッセージを「聞く」ことができる。だが残念なことに、オメガ6系脂肪酸とオメガ3系脂肪酸は、たとえるなら互いにライバル意識を燃やすサッカー選手みたいなもので、双方とも同じトロフィーを——この場合は、細胞膜の限られた領地を狙っている。

**食事から同じ量のオメガ3系とオメガ6系を摂取すれば、脳の構造的なバランスは理想的なものになる。**だが現代人のほとんどはオメガ6系を桁違いに多く摂っているため、オメガ3系は押しのけられ、リン脂質の領地がオメガ6系に占領されてしまう。そうなると細胞膜が硬くなり、重要な信号を送るための受容体が表面に出にくくなる。[15] その結果メンタルヘルスや、知力のさまざまな側面が損なわれてしまう。

## Column BDNFは脳の最高のビルダーだ

オメガ3系脂肪酸、とりわけDHAは「脳由来神経栄養因子（BDNF）」というタンパク質を増やすことによって、脳をじかに支えている。**脳の奇跡の肥料といわれるBDNFは、記憶の中枢の神経細胞の新生を促すだけでなく、今ある神経細胞が生き延びられるように助けるボディガードでもある。**シャーレ（ペトリ皿）の神経細胞にBDNFを振りかけると、その驚くべきパワーを見ることができる。何かを学んだり覚えたりしたときに神経細胞から伸びるトゲ状の物質――樹状突起が、伸びるのだ。

BDNFの量が増えると、短期間で記憶力や気分、実行機能が改善され、脳の長期的な可塑性も強化される。[16]**「可塑性」という言葉は、脳の変化する働きを表す神経科学の用語だ。**アルツハイマー病やパーキンソン病などの疾患ではこの可塑性の働きが衰えるが、BDNFも減少する。実際に、アルツハイマー病を発症した脳には、健康な脳の半分のBDNFしかないこともあり、その量も簡単には増えないという。[17]うつ病は、BDNFが減るために生じるともいわれており、BDNFを増やすと症状も改善する。[18]

神経細胞を保護して成長させる、この強力なホルモンを増やす最善策の1つが運動だ。一方、食生活では、オメガ3系脂肪酸のDHAを摂取することが最善策だと言われている。DHAは健康な脳を構築するための重要な成分で、研究者は人類の脳が初期のヒト科から現在の大きさになったのは、この特別な脂肪のおかげだと考えている。魚を食べることによってＤＨＡを含むオメガ３系の血中濃度が高くなると、徐々に脳の体積が増加するのはこれが理由かもしれない。[19] だがＤＨＡの親友、ＥＰＡも忘れてはいけない。炎症は脳のＢＤＮＦを枯渇させることがわかっているが、ＥＰＡがその炎症を強力に抑制してくれるのだ。

## 脂肪が脳の交通渋滞を解消する

私は子どもの頃、今の時代によく見られる症状とよく似た問題を抱えていた。注意力が散漫で、教室でじっと座りながら授業に集中することが苦手だったのだ。結果的に、いい成績を取るために努力した。学校の指導カウンセラーが、私を心理学者のところにつれていくように両親に勧めたこともあった。

私が抱えていた問題は実行機能、つまり計画や意思決定、注意力、自己制御など、さまざまな認知機能に関わるものだった。**実行機能は、日常生活の広範囲に及ぶ営みに関わりがある。そのため専門家のなかには、人生で成功するには知能指数や生まれつきの学力よりも、実行機能が重要だと考える者もいる。[20] そしてありがたいことに、研究によれば、食事で摂取する脂肪が、実行機能を最適化できるという。**

あらゆる認知機能と同じく、実行機能もやはり神経伝達物質が正常に働くことで成り立つ。そうなるとオメガ6系とオメガ3系のバランスが悪い場合、困ったことになるかもしれない。**ある研究では、オメガ6系の摂取量が少ない子どもは、実行機能が優れていたという観察結果が出ている。**[21] 注意欠如・多動症（ADHD）と診断された子どもたちの場合、その症状は実行機能に関わっていることが多く、[*] ある研究ではADHDと診断されていない子どもたちも含めて、**オメガ3系のサプリメントを摂取することで注意力が改善したという**[22]（私は子どもの頃にマーガリンと穀物油を摂っていたが、私の問題はそれが要因だったのだろうか？　はっきりとは断言できない。だが、あながち外れているとも言いきれない）。

体調を改善するために摂取する脂肪を変えたいなら、思い立ったが吉日だ。ベルリンのシャリテ医科大学病院の臨床試験によると、ただ魚油のサプリメントを摂取するだけでも効果があるという。[23] この研究では、成人の被験者が1日あたり1320ミリグラムのEPAと、880ミリグラムのDHAを含むオメガ3系脂肪酸のサプリメントを与えられた。**26週間後、オメガ3系のサプリメントを摂取した被験者の実行機能が、プラセボ群より26パーセント向上していた。** しかもプラセボ群の認知機能は、わずかに低下していた。またオメガ3系を摂取した被験者は、脳の灰白質の容積が増え、「白質が構造的に完全な状態になっていた」という。たとえば、こう考えてみよう。白質は脳の高速道路網で、その追い越し車線を通って、データがさまざまな地域のあいだを行き来している。先ほどの研究の場合、オメガ3系のサプリメントの摂取に

【＊】現代のＡＤＨＤの「問題」は、もとより新しいものを探し求めるためにできている脳が、同じ作業を繰り返す仕事や、全員に同じ教育をほどこす制度によってクラッシュした結果、起きている可能性がある。この説については、第８章で述べる。

よって、道路の整備チームが出動したかのように、高速道路の凸凹が埋められて滑らかになり、その上、車線まで増えたのと同じ効果があったのだ。

もしあなたが世界中で何らかの精神疾患を患う4億5000万人のひとりだったら、食事にオメガ3系脂肪酸をもっと加えれば同じ恩恵が得られるのだろうか？　この問いに答えるべく、メルボルン大学の研究チームが、精神病性障害の病歴のある10代と20代前半の被験者に魚油を与えた（魚油なら精神病治療薬を使う場合と違って偏見を持たれないため、患者にも受け入れやすい）。

この臨床試験の被験者は、それぞれ700ミリグラムのEPAと、480ミリグラムのDHAを毎日与えられた。3カ月後、魚油を摂取したグループは、プラセボ群に比べて精神疾患の症状が出ることが大幅に減っていた。[24] だが、もっと驚くべき発見があった。この7年後に医師が被験者を診察すると、プラセボ群の40パーセントは完全な精神疾患に移行していたが、魚油を摂取した被験者のうち精神疾患に移行していたのは10パーセントだけだった（つまりリスクが4分の1減った）。その上、脳機能がかなり改善し、疾患の症状を抑えるための薬の量も減っていた。*

では、魚油はメンタルヘルスの万能薬なのだろうか？　残念ながら、答えはノーだ。それでもこの研究は、はっきりとしたエビデンスを提供してくれている。

**つまり現代人の食生活は、脳が必要とする栄養とかみ合っておらず、そのアンバランスを正**

【*】それ以前は、精神疾患を抱える成人がオメガ3系脂肪酸を摂取した場合、結果はまちまちだった。だが、この研究は治療が早いほど効果も高くなる可能性を示している。

せば、かなりの恩恵が得られると思われる。

## Column　フランは脳の沈黙の守護者

加工された多価不飽和脂肪酸のオイルの危険性について、最初に警鐘を鳴らしたのはオーストリアの化学者、故ゲルハルト・シュピッテラーだった。シュピッテラーは、魚油の研究を行っていたときに、おもしろい事象を観察した。オメガ3系脂肪酸が豊富な食品には、必ず「フラン脂肪酸」という脂質も一緒に含まれていることに気づいたのだ。このフラン脂肪酸は藻類や植物に由来し、魚が藻類を食べると魚油に取り込まれる（有機栽培の牧草で育てた乳牛のバターにも、このフラン脂肪酸が含まれている）[25]。フラン脂肪酸を摂取すると、オメガ3系脂肪酸やオメガ6系脂肪酸、そしてほかの脂肪とともに細胞膜に取りこまれ、多価不飽和脂肪酸やほかの酸化ストレスによって生じたフリーラジカルを取り除いて中和する。

このミステリアスな脂肪の作用に気づいたのは、ニュージーランドのミドリイガイが持つ強い抗炎症作用について調べていた日本の研究チームだった。イガイをよく食べる海岸のマオリ族は、内陸部の住民より関節炎の発症率がかなり低いことに興味を引かれた研究チームは、イガイから取りだしたフラン脂肪酸をEPAが豊富な魚油と比べ、炎症を軽減する効果がEPAの100倍近くもあることを発見したのだ。

なぜフラン脂肪酸に、このような効果があるのだろうか？　実はフラン脂肪酸には「共鳴構造」というものがある。共鳴構造などというと、まるでライトセーバーやアイアンマンのスーツにパワーを与えるクリスタルみたいなものが思い浮かんでしまうが、実はそれよりもすごいパワーがある。消防士のようにフリーラジカルを鎮火し、自らを安定させて破壊的な連鎖反応を終わらせるのだ。その働きは舌を巻くほどで、オメガ3系脂肪酸が手柄を独り占めする一方で、フリーラジカルを悠然と打ち負かすフラン脂肪酸は、まさに脳の沈黙の守護者だ。

だが、フラン脂肪酸を新たなサプリメントとして大歓迎する前に、ちょっと立ち止まろう。フリーラジカルと闘ってくれる心優しいファイターの発見は、自然食品を微量な栄養素に分解しようとすることへの反抗ともいえる。人類は、食べ物とともに進化してきた。だが、特定の栄養素だけを選んで体内に取り込むことで複雑きわまる人体を最適化しようとするのは、結局のところ傲慢な試みなのかもしれない。フラン脂肪酸は、それを私たちに伝えている。つまり製薬会社は魚からきわめて純度の高いオメガ3系脂肪酸のEPAを抽出し、すばらしい効果をもたらす魚油をつくろうとしているが、その反面、そういった魚油に必ずしも期待どおりの抗炎症効果があるわけではない。それは、きわめて繊細で強力なフラン脂肪酸が、製造過程で破壊されるからではないだろうか？　**だからこそ私たちはいつでもサプリメントより自然食品のほうを好むのかもしれない**――たとえサプリメントを勧められても！

## 植物由来のオメガ3系「ALA」

もう1つの、よく知られるオメガ3について簡単に触れておこう。植物由来のα－リノレン酸（ALA）は、亜麻仁、チアシード、クルミなどの種子やナッツ類に含まれている。ALAが体内で利用されるにはDHAやEPAに変換される必要があるが、このプロセスはとても効率が悪く、しかも加齢によって衰えていく。[26]

健康な若い男性の場合、摂取したALAがEPAに変換される率は8パーセントと推定され、DHAに変換される率は0～4パーセントだという。男性の場合、ALAからDHAへの変換は非常に限定的なため、ALA（たとえば亜麻仁油）をたくさん摂取しても、脳のDHAはまったく増えないかもしれない。ALAの変換率は女性のほうが高く、男性のおよそ2・5倍だ。これは、エストロゲンが将来の出産に備えて促進するためだと考えられている。**とはいえ残念ながら、ALAからDHAをつくる力は、閉経とともにいくらか衰える可能性がある。そして、それが女性のアルツハイマー病やうつ病の発症リスクを増やす一因となっているとも考えられている。**[27]

植物由来のALAをDHAやEPAに変換する働きに影響をおよぼす要素は、男女差以外にもある。「新しい」遺伝子（昔とは異なる）を持つヨーロッパ系の民族は、アフリカ系の民族に比べて、この変換の能力が低下しているかもしれない。植物性のALAを変換する機能は、オメガ3系を摂りやすい肉や魚、卵の市場に出まわる数が増えたために衰えた可能性がある。[28] 皮肉なことに、ALAをEPAとDHAに変換する酵素は、食事で多く摂取されているオメガ6系、つまりリノール酸を、炎症を誘発する脂肪酸（アラキドン酸）にも変換する。この博愛主義の化学物質は、私たちの要求には関心がない。要するに、私たちが摂取するものをただ変換しているだけなのだ。そして現代人は、オメガ6系ばかりを彼らに与えている。そのため、オメガ6系をたくさん摂取し、あまりEPAとDHAを摂らない人（たとえば加工食品をたくさん食べるビーガン）は、脳が必要とするオメガ3系が不足するかもしれない。

脳にEPAとDHAを供給するにあたり、当てずっぽうなやり方を避けるため、私は「一度設定したら放っておく」方法を提案する。どういうことかというと、**多価不飽和脂肪酸の油——コーン油、大豆油、キャノーラ油、そのほかの穀物油や種子油——を常に避け、魚（天然のサケやイワシが最適。**ただし水銀の含有量の低いものを選ぶこと）や放し飼いの鶏の卵、オメガ3が豊富に含まれる卵、グラスフェッドビーフなどの自然食品から、EPAやDHAを摂取するように心がけるのだ。それができない日には、魚油やオキアミ油のサプリメントや、植物性の藻類の油を摂るという手もある。

その上で、クルミや亜麻仁、チアシードなどの自然食品からALAを摂り入れれば、さらに良い結果が得られるだろう。

## 一価不飽和脂肪酸は脳の大親友

脳には多価不飽和脂肪酸と同じように、一価不飽和脂肪酸も豊富にある。この一価不飽和脂肪酸は、ミエリン鞘を形成している。この鞘が神経細胞の軸索を覆って絶縁体の役目を果たしているおかげで、神経の電気信号がすばやく伝達されるのだ。また、多価不飽和脂肪酸とは違い、一価不飽和脂肪酸は化学的に安定している。主にこの脂質で構成される油は人体にとって安全である上、たくさんの好ましい影響をもたらすようだ。一価不飽和脂肪酸を含む食品には、アボカドやアボカドオイル、マカダミアナッツなどがある。また天然のサケや牛肉の脂肪には、この一価不飽和脂肪酸が5割近くも含まれている。だが、**一価不飽和脂肪酸を含むものとして最も有名なのは、エクストラバージンオリーブオイルだろう。**

**ギリシャや南イタリア、スペインなどの地中海沿岸の地域は、パーキンソン病やアルツハイマー病などの神経変性疾患の発症率が低いといわれている。**そして、この地域ではエクストラバージンオリーブオイルが究極のソースとして、ステーキや豆、野菜、パン、ピッツァ、パスタ、魚介類、スープ、果てはデザートにまで、たっぷりと使われる。私の友人で、「イータリー」ニューヨーク店のチーフ・オレオロジストのニコラス・コールマンはこう言っている。「彼らはオリーブオイルを振りかけるんじゃないんだ。注ぐんだよ」地中海沿岸の人々は、調理にもオリーブオイルを使う。一般的な認識に反して、EVOOは極端な使い方をしても栄養価値はあまり損なわれない[29]（化学的に非常に安定している飽和脂肪酸も含まれてはいるが、高熱で調理するのはやめておいたほうが無難だ。それについては、あとで説明しよう）。

いわゆる地中海食は、疫学者（大きな個体群を対象として健康と疾患を研究し、集めたデータにもとづいて関連性を判断する科学者）によって、心血管疾患や神経変性を最も防ぐことのできる総合的な食生活のパターンとして引用されることが多い。地中海食を続けると、長期的に健康を維持できるだけでなく（認知症の発症リスクを大幅に減らす効果を含む）、脳も大きくなるといわれている。[30]だが前述したように、疫学的な研究の大きな限界は、それがあくまでも観察にもとづくものであり、具体的にどんな食事が恩恵をもたらすのかを示せないことだ。このギャップを埋めて、一価不飽和脂肪酸が豊富に含まれる食品が認知機能に与える効果を確認するため、バルセロナの研究チームが低脂肪の食事（今も広く推奨されている）を、2種類の高脂肪の地中海食と闘わせる実験を行った。[31]

2種類の地中海食の1つは、一価不飽和脂肪酸が豊富に含まれるアーモンドやヘーゼルナッツ、クルミなどの木の実が加えられたものだった。もう1つは、エクストラバージンオリーブオイルが、さらにたくさん加えられたものだった。オリーブオイルの多い食事をとる被験者たちは、週に1リットルも摂取した。具体的な数字として、オリーブオイル1リットルのカロリー量は8000カロリー以上――つまり、成人男性に必要なカロリー摂取量の3日分以上だった！

そして6年後、**ナッツ類を補う食生活を続けたグループも、大量のオリーブオイルを補う食生活を続けたグループも、認知機能が低下していなかっただけでなく向上していた。**

その傾向は、オリーブオイルをたくさん摂取したグループのほうが、わずかに高かった。一方、低脂肪の食生活を続けたグループは、明らかに認知機能が衰えていたという。

良質のEVOO（オーガニックが望ましい）の植物性の芳香や、咽喉の奥に感じるピリッとした辛味と仲よくなり、それを頻繁に味わおう！　**キッチンにはエクストラバージンオリーブオイルをいつもストックしておこう。**加熱するときは、弱火から中火で調理しよう。

そして卵や野菜、魚、また、あらゆるサラダにソースとして使おう。

## 飽和脂肪酸は、安定《ステイブル》した有能《エイブル》な脂質

**飽和脂肪酸は、生きるために欠かせない栄養素だ。**細胞膜を支え、さまざまなホルモンや、ホルモンに似た物質の前駆体となる。飽和脂肪酸は、母乳にたっぷり含まれている。新生児にとって、これが本物の理想的な食料であることは間違いない。[32]

室温で固まる飽和脂肪酸は、チーズやバター、ギーなどの全脂肪の乳製品や、牛肉、豚肉、鶏肉などの食肉、ココナッツやオリーブなどの果実にたくさん含まれている（エクストラバージンオリーブオイルには、飽和脂肪酸が15パーセント近く含まれている）。

近年、飽和脂肪酸はさんざん否定的に報道され、「動脈を詰まらせる」脂として非難されつづけてきた。この脂こそ、まさしく私たちの母親が警告した脂だ。だが、私たちがその代用品として摂取してきた有害な油（キャノーラ油やコーン油、大豆油などの穀物油や種子油）とは違い、飽和脂肪酸は化学的に最も安定しており、高熱の調理に使うには最適だ。**飽和脂肪酸（ココナッツオイル、グラスフェッドの乳牛のバターやギーなど）をキッチンに再び迎え入れることは、生物学的に見て適切かつ実用的で、あなたの健康に多大な恩恵をもたらすかもしれない。**

## 脂肪があなたを罠にはめる？

飽和脂肪酸は栄養素としては、そもそも不健康な脂質でも、健康的な脂質でもない。あなたの身体に対して飽和脂肪酸がどう働くかは、次の質問への答え次第だ。あなたは糖分をたくさん摂るだろうか？　加工食品をたくさん食べるだろうか？　トマトケチャップを野菜だと思っているだろうか？

なぜこんな質問をするかというと、飽和脂肪酸は炭水化物を多く摂る低栄養の食生活が及ぼす悪影響をさらに悪化させるからだ（遺伝子の問題もあるが、それについては第5章で語ろう）。あいにく超加工食品、つまりインスタント食品は、砂糖や精製された炭水化物がたっぷり使われる傾向にある。そして、それと同量の飽和脂肪酸が含まれていることも多い。精白小麦粉を原料とするバンズを使ったハンバーガーや、チーズが乗ったピッツァ、クリーミーなパスタ料理、豪華なナチョス、ブリトー、アイスクリーム、そして一見無害なバターつきベーグルを思い浮かべてみよう。今やアメリカでは、こうした食べ物が全国民のカロリー摂取量の60パーセントを占めている。国民の健康は、かなり損なわれているといえそうだ[33]。

ある研究では、一度の食事で摂取する炭水化物と脂肪の組み合わせが、一時的にインスリン抵抗性［インスリンに対する反応が鈍くなり、血糖値を正常な範囲に下げることができない状態］を誘発し、代謝異常を引き起こし、それによって炎症や脂肪の貯蔵が増える可能性が指摘されている（これが脳にどんな影響をおよぼすかは、あとの章で述べよう）。飽和脂肪酸と炭水化物を一度にたくさん摂って体内で混乱が起きるとしても、それは驚くにあたらない。つまるところ**飽和脂肪酸と炭水化物の両方を含んだ食べ物は自然界ではなかなか見つからないのだ。**果物のほとんどは炭水化物と繊維だけでできているし、アボカドやココナッツなど糖質の低い果物には脂肪が豊富に含まれているが炭水化物はかなり少ない。動物性の食品の場合は、そのほとんどが脂肪とタンパク質でできている。野菜は、デンプン質のものでも、繊維質のものでも、たいがい脂肪は含まれていない。だが牛乳だけは例外だ。牛乳には飽和脂肪酸と糖質が含まれている。それは子牛を太らせるという進化的な目的からかもしれない。それ以外で飽和脂肪酸と炭水化物がともに含まれているものは、現代の加工食品のみだ。そして通常、この2つの栄養素が混ぜられているのは、食べるのがやめられなくなるように、という意図からだ。

## Column　血液中の飽和脂肪酸

飽和脂肪酸の血中濃度は、認知症のリスクの増加と関連しているが、そもそも、このような脂肪が、なぜ血管に入り込むのだろう？[34] その答えを求めたのがオハイオ州立大学の研究チームだった。彼らは『プロスワン』誌にこう記している。「血液中の脂肪酸の濃度は、食事で摂取した量を反映すると思われているが、じつのところ関連性は低く、特にＳＦＡ（飽和脂肪酸）との関連性は低い[35]」この研究チームは、認知症と関連があるとされているステアリン酸とパルミチン酸という2つの飽和脂肪酸を、被験者が1日あたり84グラム摂取しても、血中の濃度は上がらないことを発見した。この量はバターを何と、大さじ11杯近く食べたのと同じなのだ！　一方、被験者が高炭水化物の食品を摂取したのちに、最も高い血中の飽和脂肪酸が測定された。そして炭水化物の摂取量がそれよりも少なかった被験者は、飽和脂肪酸の濃度も低かった。結論をいうと、人体の飽和脂肪酸の血中濃度の値のほとんどは肝臓に由来しており、肝臓の炭水化物への反応によって飽和脂肪酸がつくられる。このプロセスは、「リポジェネシス」あるいは「脂肪合成」と呼ばれる。別の研究でも、同様の結果が得られた。食品や調合薬、一般的な誤情報を売るためには、しばしば単純な論理が使われる。だが、人体は必ずしも、そのような単純な論理が当てはまらない機能的な化学実験室であることを、こうした研究は証明している。[36]

## 飽和脂肪酸は脳の友人？　それとも敵？

飽和脂肪酸が、脳にどんな影響を及ぼすかという話になると、本当の答えを見つけるのは難しい。多くの動物実験において、通常「高脂肪の食事」として記録されているのは、実のところ砂糖とラード、大豆油の有害な混濁液であることが明らかになっている。[†] これは、つきつめると基本的なラベリングのミスかもしれない。研究室でラットに餌を与える人は、〝アメリカの典型的な食事〟を単純に「高脂肪」なものと考え、それに似せた餌を用意することが少ない。

だが、誤解しないでほしい。このような動物実験は、きわめて有益だ。こうした研究のおかげで、アメリカの典型的な食生活、つまり糖質と脂肪たっぷりの食事を多く摂る人々は、海馬――脳内の記憶を処理する部位――が小さくなりがちな理由を知る手がかりが得られたのだから。[37] また、このような研究は、糖質と飽和脂肪酸の組み合わせ（ファストフードに多い）が炎症を引き起こし、脳の脳由来神経栄養因子（ＢＤＮＦ）を枯渇させる可能性も伝えている。[38]

問題は、メディアがこういった知見を伝えるときに、微妙なニュアンスが失われがちなことだ。ある有名なウェブサイトの記事には、「高脂肪の食事が脳にダメージを与える」などという、誤解を招くような見出しがつけられて公表された[39]（その記事には、マウスの実験に使われた餌

【†】実験動物に与えられる高脂肪の食事には、「トランス」脂肪酸まで含まれているかもしれない。これは人工的なトランス脂肪酸が非常に有害で、明らかに認知機能に害をおよぼすことを考慮していないため、実験自体を無意味なものにするほどの不備といっていい。

は、飽和脂肪酸が55パーセント、大豆油が5パーセント、砂糖が20パーセントだと報じられていた)。読者がわざわざオリジナルの研究論文を探しだして、専門用語ばかり並んでいてもちゃんと理解できるというのでないかぎり、それが「健康的な高脂肪」の食事でも拒否するべきだと解釈してしまうだろう。つまり、炭水化物や多価不飽和脂肪酸の脂質が少ないもの、オメガ3系脂肪酸が多いもの、栄養豊富な野菜、適切に飼育された飽和脂肪酸が比較的少ない畜産品でさえ、不健康だと見なされてしまうのだ。

残る疑問は、脳に最適な食事として、飽和脂肪酸はどれくらい摂るべきかという点だ。飽和脂肪酸を避けるように警告するエビデンスは、たいがい当てにならないが、飽和脂肪酸を積極的に摂取すると脳にいいというエビデンスも少ない(エクストラバージンオリーブオイルに多く含まれている一価不飽和脂肪酸は別として)。詳しいことはまだ解明されていないが、身体にいいものは脳にもいいと思っていいだろう。西洋化した食生活は栄養が乏しく、加工された多価不飽和脂肪酸の油や、すぐに消化される炭水化物がたっぷり含まれている。これこそが心血管疾患の真犯人であり、しかも肥満や二型糖尿病の犯人でもあることが、少しずつ解明されてきている。また研究によると、脳疾患の真犯人でもあることも明らかになりはじめている。

こうした理由により、**私は自然食品に含まれる場合、あるいは、たまに高熱で料理に使う場合にかぎり、飽和脂肪酸の摂取に制限を加えない(あなたの食生活のメインの油は、常にジーニアス・フード#1のエクストラバージンオリーブオイルにすべきだ)。**

## トランス脂肪酸は怖がるべき脂肪だ

　トランス脂肪酸は、飽和脂肪酸に似たふるまいをする不飽和脂肪だ。自然界で生成されるトランス脂肪酸として共役リノール酸（ＣＬＡ）があるが、これはミルクやグラスフェッドの食肉に含まれている。この共役リノール酸はとても健康的な脂質と考えられ、代謝の正常な働きや血管の健康、ガンのリスクの減少に関わっているとされている。だが、天然由来のトランス脂肪酸は、現代人の食生活では、どちらかといえば珍しい存在だ。

　人間が摂取しているトランス脂肪酸のほとんどは、工業的につくられたものだ。**こうした人工的なトランス脂肪酸は、ただ悪いだけではない。ダース・ベイダーがヴォルデモート卿と結託するくらい始末に負えないのだ**。トランス脂肪酸は、初めは多価不飽和脂肪酸の油だが（これは血液脳関門を自由に通過できる）、水素が加えられると生成される。この油は水素添加油脂、あるいは部分水素添加油脂という名前で、食品のパッケージに表示されている。水素を加えることで、この油脂は飽和脂肪酸のようにふるまい室温で固まる。このような食品を製造する理由は、２つある。安価な油によって、食品に濃厚なバターのような風味を加えられること。そして、その食品の保存期間を伸ばせること。そのため、こうした油脂は主に加工食品、ケーキ、マーガリン、ナッツバター（油の分離を防ぐ）に含まれている。また、いかにも健康食品っぽく包装されたビーガン用「チーズ」スプレッドにも含まれている。

人工のトランス脂肪酸は炎症性が高く、インスリン抵抗性や心血管疾患を促進する（善玉のＨＤＬコレステロール値を下げ、総コレステロール値を上げる）。近年のメタ分析（研究の研究）では、トランス脂肪酸の摂取は全死因死亡率、つまり何らかの要因により早期に死亡する率が34パーセント上がることと関係があるとわかった。

脳にとっては、トランス脂肪酸はとりわけ有害かもしれない。細胞膜の流動性の話を覚えているだろうか？　トランス脂肪酸は神経細胞の膜にとけ込み、死後硬直を起こした死体のように硬化させてしまう。そうなると神経伝達物質の働きが損なわれ、細胞が栄養素や燃料を受け取るのも難しくなる。**研究では、トランス脂肪酸の摂取と脳の萎縮や、アルツハイマー病のリスクが極端に増えることとの関連が指摘されている。**[40] **また、健康な人のトランス脂肪酸の摂取が、記憶力の悪化と関わっているという。**２０１５年に発表された論文によれば、被験者がトランス脂肪酸を1グラム摂取するごとに、指示された言葉を思い出せる率が０・７６ワード減ったという。[41] そして最も多くトランス脂肪酸を摂取した被験者は、まったく摂取しなかった被験者より思い出せる言葉が12ワード少なかった。

では、単に水素添加油を避ければ安全なのだろうか？　実は、多価不飽和脂肪酸を加工するだけでもトランス脂肪酸が生成される。研究者たちは、市販されている多くの食用油の容器に、少量のトランス脂肪酸が潜んでいるのを見つけた。たとえオーガニックでも、圧搾されたキャノーラ油には、5パーセントのトランス脂肪酸が含まれている。私たちは平均で、1日に1人あたり約20グラムのキャノーラ油やほかの植物油を摂取している。となると、毎日トランス脂肪酸を1グラムずつ摂取していることになる。

先ほど述べたように、コーン油や大豆油、キャノーラ油（また、そうした油を使ってつくられた食品）を避けるのはもちろん、「水素添加」や「部分水素添加」の油脂も避けよう。そうすれば、あなたの身体に人工的なトランス脂肪酸が入りこむことはないだろう。

## 脂肪が栄養を運ぶ

**最後に、よい脂肪（卵、アボカド、脂質の多い魚、エクストラバージンオリーブオイルなどの高脂肪の食品）をもっと食事に加えた場合の、絶対に見逃せない利点に触れておこう。**このような脂質は、ビタミンAやビタミンE、ビタミンD、ビタミンKなど、脂溶性の必須のビタミンや、$\beta$ーカロテンのような重要なカロテノイドの吸収を促してくれる。**こうした栄養素はDNAの損傷を防いだり、体内にある脂肪を保護したり、脳を加齢から守ったりと、広範囲にわたる恩恵をもたらす。**

**カロテノイドは、ニンジンやサツマイモ、ルバーブ、またケールやホウレンソウなどの葉物野菜に豊富に含まれる黄色やオレンジや赤の色素で、脳の強力なブースターといわれている**

（濃い緑の葉物野菜のカロテノイドは、葉緑素《クロロフィル》の緑の色素によって隠れてしまうため目には見えないが、ちゃんとそこにある）。カロテノイドのうち、ルテインとゼアキサンチンは神経系の働きを改善し、「結晶性知能」、つまり人が一生のあいだに獲得していく技能や知識を適用する能力とも関連があるという。[42]

カロテノイドを血液中に入れるには、脂肪と抱き合わせにする必要がある。たとえばサラダを食べる場合、脂質を含む食品と一緒に食べないと、カロテノイドはごくわずかしか吸収できない。[43] サラダにかけるものとして最高の選択肢は、エクストラバージンオリーブオイルだ。これを、たっぷりかけることをお勧めする。あるいは、単に全卵をいくつか添えるだけでもいい。パデュー大学の研究では、サラダに全卵を3つ加えた被験者は、1つも加えなかった被験者と比べて、カロテノイドの吸収が3倍〜8倍に増えたという。[44] もし卵を食べられないのなら、アボカドを加えてもいい。そうすればカロテノイドのような脂溶性の栄養素のすばらしい恩恵にあずかり、脳の働きがグンとよくなるだろう。

さあ、これで体内での脂肪の役割について理解できたことと思う。一番大切な栄養素は何かという点に関しては、これまで何世代にもわたって多くの家庭が惑わされてきた。だが今、私たちは脳のために摂る脂質の重要性を理解しはじめている。これを知ってから、私の食生活は劇的に変わり、その食事に満足し、栄養も得られた。そして、かつては禁制だった安全な食品が、私の食生活にとってかけがえのないものになった。

とはいえ、まだ完全に危機を脱したわけではない。認知機能の大災害（と救済）は、脂肪だけでは終わらない。というわけで次の章では、脳の破壊の大きな前ぶれの話をしよう。

## Column　カロテノイドのターボチャージャーで脳の処理速度を上げよう

長年、カロテノイドは目や脳を老化から守るという大切な役目を果たしていることで知られてきた。だがそれだけではなく、**脳の処理速度も上げているかもしれない。**ジョージア大学の研究チームによる臨床試験では、69人の若く健康な男女の学生にルテインとゼアキサンチン――どちらもケールやホウレンソウ、アボカドに豊富に含まれるカロテノイド――を含むサプリメントか偽薬《プラセボ》を4カ月間与えた。ルテインとゼアキサンチンを与えられた被験者は、視覚処理速度、つまり刺激に対する網膜の反射的な反応が20パーセント向上していた。この処理速度が重要なのは、情報を得てそれを理解し、何らかの反応をするまでの速度だからだ。この速度が速いほど、スポーツの技能や読書のスピードが上がり、実行機能も向上する傾向にある。そして認知機能の衰えの早期の主な特色は、この処理速度が落ちることだ。研究チームは、被験者の視覚処理速度が大きく改善したことについて、こう記している。「若く健康な被験者は通常、能力の最盛期にあると考えられ、変化に対して最も抵抗性があると予測されるため、これは重要な結果である」そしてこう続けている。

**「食生活の改善は、単に後天性疾患や欠乏性疾患を予防するだけにとどまらず、一生涯にわたって体内の機能を最適化する」私は、この意見に大賛成だ！**

## ジーニアス・フード #2 アボカド

**アボカドは、あなたの脳を守り強化してくれる完璧な食品――まさしくオールインワンのジーニアス・フードだ。**まず何より、体内の脂肪組織を保護する働きが、どんな果物や野菜よりも高い。これは脳にとって願ってもないことだ。脳は人体で最も脂質の多い器官だが、酸化ストレス（老化の主な原因）を引き寄せる磁石ともいえる。あなたが吸い込む酸素の25パーセントは脳のエネルギーをつくるために使われるが、それが酸化ストレスにつながるのだ！　アボカドは、さまざまなタイプのビタミンEも豊富で（こんなサプリメントはなかなかない）、ルテインやゼアキサンチンなどのカロテノイドの宝庫でもある。第2章で触れたが、こうした色素は脳の処理速度を上げる。だが、体内に吸収されるには、脂質と一緒に摂る必要がある。そして都合のいいことに、アボカドには健康的な脂質がたっぷり含まれている。

現代社会は、まさに血管の病気のエピデミックのなかにある。それは心臓病だけでなく、血管性認知症という形になっても現れる。血管性認知症は、アルツハイマー病に次いで2番目に多い認知症の型だ。血圧は、カリウムがナトリウムと協力しながら調整している。この働きは、健やかな血管のためには欠かせない。だが、**現代人はカリウムをあまり摂れていな**

**いという。**

科学者たちの話では、狩猟採集時代の祖先たちは、現代人が摂っているカリウムの量の4倍も摂っていたらしい。現代人に高血圧や脳卒中、血管性認知症が非常に多いのは、それが理由かもしれない。アボカド1個には、バナナ2本分のカリウムが含まれている。推定約640キロメートルもある脳の微小血管を健やかに保つには、まさにうってつけの食べ物といえるだろう。

最後にもう1つ。アボカドを1個食べれば食物繊維がたっぷり摂れるのに、誰がサプリメントなど（または安価な工業生産による朝食用シリアル）を必要とするだろう？　普通サイズのアボカド1個には、何と12グラムの食物繊維が含まれている。この食物繊維は、あなたの腸に住んでいる飢えた細菌たちの餌になる。その細菌たちは、さまざまな化合物をつくることで家賃を前払いしている。そうした化合物は私たちの生命を維持したり、脳を健やかに保ったりしてくれる。つまり体内の炎症を減らし、インスリンの感受性を高め、脳の成長因子を促進しているのだ。

**●使い方のヒント●**　私は毎日、アボカドを半分、または1個食べるようにしている。**アボカドにエクストラバージンオリーブオイルと少量の海塩をかけて、そのシンプルな味わいを楽しむのがお勧めだ。**またスライスして、サラダや卵、スムージーに加えたり、〝ベター・ブレイン・ボウル〟（レシピ参照）に加えたりしてもいい。

**プロの助言**　アボカドは熟すまで長くかかるが、熟したとたんに、ほんの1日か2日で傷んでしまう。余分に買ったアボカドを腐らせないためには、熟したらすぐに冷蔵庫に入れ、食べる直前に取りだそう。

## この章のまとめ　FIELD NOTES

▶ 多価不飽和脂肪酸は酸化しやすく、あなたの盟友にも最大の敵にもなる。コーン油や大豆油などの穀物油や種子油、また植物油を再利用して調理した揚げ物は避けよう。

▶ 自家製のサラダドレッシングをつくろう。せっかくの健康的な食事に、怪しげな多価不飽和脂肪酸のオイルを200カロリー分もかけるようなことは絶対にやめたほうがいい。市販のドレッシングであれ、レストラン特製のドレッシングであれ、あなたの健康を害する極悪人になりうる。レストランでは、日常的にEVOOを移し替えたり、キャノーラ油や、もっとたちの悪いことに、何の油かわからない謎の「植物油」で薄めたりしている。

▶ レストランの食事は、たいていはギャンブルだ。だから調理に使っているのが何の油なのか、店主の目を見て、単刀直入に訊こう。

▶ あなたが脂質の多い魚（天然のサケやイワシは、オメガ3系脂肪酸の宝庫だ）を週に3回以上食べられない場合は、魚油のサプリメントを摂取することも検討しよう。あなたがビーガンなら、藻類のオイルを選ぼう。

▶ **エクストラバージンオリーブオイルを、食生活のメインの油にしよう。**

▶ 糖質を含まず、低炭水化物で、繊維やオメガ3系、植物由来の必須の栄養素がたっぷりの食事という観点では、天然由来の飽和脂肪酸はとても健康的だ。

▶ トランス脂肪酸は、食生活の厄介者だ。水素添加、あるいは加工された多価不飽和脂肪酸の油が使われている食品はすべて避けよう。たとえ水素を添加されていなくても、少なくとも5パーセントのトランス脂肪酸が含まれている。

▶ ある種の野菜に含まれる栄養素は、脂質も一緒に摂らないと吸収されない。そのため、サラダや野菜には、必ず健康的な油脂を加えよう。

# 第3章 食べすぎでも飢えている

人間はなんでもできるべきだ——おむつを取りかえ、侵略をもくろみ、豚を解体し、船の操舵を指揮し、ビルを設計し、ソネットを作り、貸借を清算し、壁を築き、骨をつぎ、死にかけている者をなぐさめ、命令を受け、命令を与え、協力し、単独で行動し、方程式を解き、新しい問題を分析し、肥料をまき、コンピューターをプログラムし、うまい食事を作り、能率的に戦い、勇敢に死んでいくこと、と。専門分化は昆虫のためにあるものだ。

——ロバート・A・ハインライン
『愛に時間を』矢野徹訳／早川書房

まだ出前アプリはなく、ダイエットの教祖もいなかった時代にタイムトリップしたと考えてみよう。野生動物を狩り、植物を採集していた時代に。そこには政府が勧める食生活の指針は、向こう何千年も届かないので、あなたは人類の祖先たちがやっていたように直感にしたがいながら、そのとき手に入るものだけを食べなくてはならない。狩猟採集民であるあなたの食事は、バラエティに富んだ動物や魚、野菜、野生の果物などだ。主なカロリー源は脂肪で、その次にタンパク質。[1]食物繊維が豊富な塊茎類や木の実、種子を食べれば、多少のデンプン質は摂れるかもしれないが、消化のいい炭水化物がたっぷり含まれた食べ物が欲しくても、そういうものはほぼ手に入らなかった。

その時代に手に入る甘い食べ物は、野生の果物だけだ。それは、はるか未来のスーパーマーケットの棚に並んでいる栽培された果物とは、味も外見もまったく違う。かりに現代の果物と並べたら、まるでマルチーズ犬の隣にその祖先のハイイロオオカミが立っているみたいに、あまりにも違いすぎて、とても同じ果物とは思えないだろう。古代の果物は小さくて甘みも少なく、手に入る季節も限られていた。

そして現代からおよそ1万年前に、ヒトの進化における革命が起きた。またたく間に、あなたは季節に翻弄されながら放浪する狩猟採集民から、作物を栽培し、家畜を育てる定住民となった。農耕の発明は、あなたの家族にもほかの人類にも、それまで想像もつかなかった概念をもたらした。つまり1日に必要な分よりも多く食物を生産することだ。その営みは人類の歴史における「特異点」の1つであり、新たな現実に踏みだす、けっして後戻りできないパラダイムシフトだった。そして、その新たな現実において食物は大量に生産され、誰もが簡単に手に入れられるようになり、結果的に世界の人口は増えていった。だがその反面、ひとりひとりの健康は損なわれていった。

何十万年ものあいだ、人類の食生活はその土地ごとの多様な栄養に恵まれていた。だが、そうした微量栄養素と地理的な多様性は、私たちが限られた種類の植物や動物だけを育て、それにもとづいた食生活を送るようになると消えてしまった。もはや飢餓は、いつ来るかわからない脅威ではなくなった。それでも特定の作物ばかりをせっせと育てるようになったことで、栄養不足はどんどん広がっていった。**デンプン質と糖類（たとえば小麦やトウモロコシ）が簡単に手に入るようになり、結果的に虫歯や肥満が生じ、身長も骨密度も低下した。**家畜を飼いならし作物を栽培することで、私たちはいつの間にか自分たちを栽培し、飼いならしていた。

農耕生活の到来は、行動の**悪循環をもたらし、それが人類の生来の脳を変えた。**狩猟採集生活は自給自足で成り立っていたが、農耕生活では専門分化が奨励された。小麦を栽培する者、それを収穫する者、その粉を挽く者、その粉で料理をする者、その料理を売る者。過度に分業化された生産プロセスは、やがて産業革命をもたらし、それがｉＰｈｏｎｅやコストコ、インターネットなどの利便性へとつながっていく。だが、そこには現代の罠が待ち受けていた。古代の脳を現代の環境に適応させることは、無数の人が抗うつ剤や酒、ドラッグに依存している現状をみれば、丸い穴に四角い杭を押し込むようなものかもしれない。脳が新しいものを探求しつづける生来の探検家、ＡＤＨＤの人は、古代では究極の狩猟採集民だったかもしれないが、現代では同じ作業を繰り返す仕事と格闘している。

食生活の変化に加え、脳の認知力の活用が片隅に追いやられたことで、私たちの脳はほんの1万年のあいだにテニスボール1個分の体積を失った。500世代前の祖先がこれを見たら、制約に縛られる私たちの姿を哀れみ、認知機能の低下を招いたことを謝罪したかもしれない。私たちの祖先は、次世代の生活水準の低下や学費のローン、環境破壊などに思いいたることもないまま発展を遂げ、**自分たちより小さい脳を私たちに遺していった。**

**人類は、自分たちの脳をつくりあげた食事や生活様式には背を向けて、その時点ではわからなかったにせよ、脳を小さくしてしまう食事と生活様式に適応したのだ。**

## エネルギーはたっぷり、栄養はちょっぴり

肥満のエピデミックや、世界中で食べ物が日常的に廃棄されていることを思えば（野菜は少しでも形が悪いと廃棄されるため、スーパーマーケットには美しい工芸品のような野菜が並んでいる）、こんなことを聞いたら驚くかもしれない――私たちの身体はある意味で、いまだに飢餓状態にあるという。

**あなたは、なぜこんなにもたくさんの加工食品にビタミンが「強化」されているのか不思議に思ったことはないだろうか？**

## 現代人に不足している微量栄養素

| | |
|---|---|
| **カリウム** | 血圧や、神経細胞のシグナル伝達を正常に保つ |
| **ビタミンB** | 遺伝子発現と、神経細胞の絶縁を維持する |
| **ビタミンE** | 脂肪で組成されている（脳細胞などの）組織を炎症から保護する |
| **ビタミンK2** | カルシウムが皮膚や動脈の組織に沈着するのを防ぐ。骨や歯への沈着を促す |
| **マグネシウム** | エネルギーを産生する。DNAの修復を促す |
| **ビタミンD** | 抗炎症作用がある。正常な免疫システムを維持する |
| **セレン** | 甲状腺ホルモンを産生する。水銀の毒性を軽減する |

地球上には5万種以上もの食用の植物があって、私たちが狩猟採集民だった頃には、身体のためになる独特の栄養素をたっぷり供給してくれていた。ところが現代人の食事は、３つの作物で占められている。小麦、米、トウモロコシだ。この３つが、世界全体のカロリー摂取量の60パーセントを占めている。これらの穀物は安くエネルギーを供給してくれるが、栄養素はわりと少ない。

加工食品に安価なビタミン（たいていは合成されたもの）を添加しても、うわべだけを飾り立てているにすぎない。

上に挙げているのは、現代の食生活で失われている必須の栄養素のほんの一部だ。これ以外のものも含めて、ざっと40種類のミネラルやビタミン、そのほかの化学物質が不足している。そのどれもが、生理機能には欠かせない栄養素だ。**そうした栄養素は、**

**私たちが食べていない自然食品［ホールフード。自然のままの手を加えられていない植物性の食品。無添加食品］にたっぷりと含まれている。**[2] 結果的に、アメリカ人の90パーセントが、少なくとも1つのビタミンやミネラルを十分に摂れていない。[3]

厄介なことに、栄養摂取のガイドラインは、人口の減少を防ぐためだけに設定されている。ようするに、たとえガイドラインの基準を満たしていても、身体はもしかしたら深刻な危機にさらされているかもしれないのだ。たとえばビタミンDの推奨量（RDA）は、くる病を防ぐためだけに設定されている。だがビタミンD（皮膚が日光のUVB波を浴びるとつくられる）は、体内の炎症や老化、認知機能に関わる1000近い遺伝子の作用に影響をおよぼすステロイドホルモンだ。エディンバラ大学の近年の分析によれば、**ビタミンDの不足は、環境要因のうち最も認知症のリスクを増やす要因だという**[4]（最高の健康状態を得るには、ビタミンDは今のRDAの少なくとも10倍は必要だと主張する研究者もいる）。[5]

人体が栄養不足を感知すると、身体に取り込まれる栄養は短期的な生存を確保するプロセスに使われてしまい、長期的な健康は後まわしになる。この説を最初に唱えたのは、老化の研究者として知られるブルース・エイムスだ。これは老化の「トリアージ理論」という。

たとえるなら、戦争中に政府が食料や燃料の配給先を選別するようなものだ。この場合、食料や防空壕などの差し迫った必要性が優先され、学校教育は犠牲になるだろう。私たちの身体の場合、基本的な生存プロセスのほうが優先されて、崇高な修復プロジェクトは後まわしとなり、そのあいだに炎症性のプロセスが野放しになってしまう。

わかりやすい例としてマグネシウム不足の影響を挙げよう。というのも、マグネシウムは体内のエネルギー生産やＤＮＡの修復など、３００種類以上もの酵素反応に必要なミネラルだからだ。もしマグネシウムが短期的な用途のために使われつづけたら、ＤＮＡの修復は後まわしになってしまう。このような傾向は、ほぼ確実に広がっている。人口の50パーセント近くが適切な量を摂れていないと考えられ、ビタミンＤに次いで摂取量が低いといわれているのだ。[6]マグネシウムは葉緑素（葉物野菜の濃い緑を発色する分子で、光のエネルギーを変換している）の中央にあって、本来は手軽に摂れるはずの栄養素だ。

研究では、栄養不足がもたらす炎症が、脳の老化の加速や、認知機能の低下と深く関っていることが証明されている。[7]これについて、ロバート・サポルスキーは著書『なぜシマウマは胃潰瘍にならないか――ストレスと上手につきあう方法』（森平慶司訳、栗田昌裕監修／シュプリンガー・フェアラーク東京）のなかで、重要なことを言っている。ストレスを受けているあいだにも、同様の優先順位の入れ換えが起きているというのだ。つまり身体は、ストレスが長期に及ぶとわかるまで、ほかの長期的なプロジェクトを延期する。つまるところは腫瘍や認知症など、ＤＮＡの損傷がもたらす重大な結果は何年も、あるいは何十年もあなたを悩ませはしない……**人間には今日生きるためのエネルギーが必要なのだ。**

## 砂糖と炭水化物の初級講座

先史時代と現代との大きな違いは、食生活のなかで炭水化物たっぷりの食品が脇役から主役に出世したことではないだろうか。炭水化物が最も多く含まれている食品は精製糖だ。精製糖は今や、見たところは無害なジュースやクラッカー、香辛料から、見るからに害がありそうなソフトドリンクまで、あらゆるものに使われている。それとわかる食品をできる限り避けようとしても、炭水化物は目立たないように隠れることができる。反肥満の研究者で改革運動者のロバート・ラスティグは、食品メーカーが砂糖を偽装するために使う56種類の独特の名前を特定した。まったく不可能ではないにしても、あなたがよっぽど熱心な探偵でないかぎり、成分表示のなかに添加糖を見つけるのは難しいだろう。その、砂糖に代わるたくさんの名称のほんの一部を紹介しよう。サトウキビ汁、果糖《フルクトース》、麦芽糖《マルトース》、右旋糖《デキストロース》、蜂蜜、メープルシロップ、糖蜜《モラセス》、しょ糖《スクロース》、やし糖《ココナッツシュガー》、玄米シロップ、果汁、乳糖《ラクトース》、デーツ糖、ブドウ糖《グルコース》、アガベシロップ、大麦麦芽、マルトデキストリン、コーンシロップなど。

現代の食生活において、糖はそれとわかる姿で出世したわけではない。小麦やトウモロコシ、米などの穀類や、ジャガイモなどの塊茎類、そして現代の甘い果物はすべて、デンプン質と糖をたっぷり含むように栽培されている。こうしたデンプン質は砂糖と違って見えもせず味もしない。だが、実のところブドウ糖《グルコース》が鎖のようにつながった構造をしており、植物の種子のエネルギーが詰まった組織に貯えられている（この時点で、本書がこうした食品をあなたの人生から永遠に追放しようとしていると思うかもしれない。だが、それは違う。**あとの章では、エネルギーが凝縮したデンプン質の食品を、肥満や病気にならない形で摂る方法について説明する**）。

科学者によれば、農耕生活を始める前の時代の人たちは、食物繊維を1日あたり150グラム近く摂っていたという。一方、現代人は、かつてないほど高炭水化物の食生活を送っているが、食物繊維は1日あたりわずか15グラムしか摂っていない。祖先の食生活に批判的な人は、農耕生活以前には古代の穀物が食べられていた可能性を指摘しがちだ。ところが、正確な割合はどうあれ、そうした穀物には間違いなく、現代の穀物とは比べものにならないほど大量の食物繊維が含まれていた。

重要な点は、人体がデンプン質を簡単に、その成分である糖に分解することだ。この分解のプロセスは、それが口に入ったとたん、まだ飲み込んでもいないうちから、唾液に含まれる「アミラーゼ」という酵素に反応して始まる。実のところ、ひと口かじらなくても（あるいは飲まなくても）、今から食べようとしているものを「見る」だけで貯蔵ホルモンのインスリンが分泌され、これからやって来る糖の大洪水を迎え撃とうとする。

インスリンの主な仕事は、血液中の糖をすばやく脂肪組織や筋肉組織に送り込むことだ。糖がたちどころに胃にピットインし、次に血液の地下鉄に飛び乗り、それから10分ほど血管を流れる頃には、あなたの体内の内分泌（ホルモン）系は、すでに全力でエネルギーの貯蔵モードに入っている。だが、このプロセスにはエネルギーの貯蔵だけでなく、血液中に糖が過剰に増えることで生じるダメージを制御する仕事も含まれている。

人間の身体は安定を好む。体温を一定に保つためにはどんな苦労もいとわない。血糖値でも同じことがいえる。**あなたの血管を巡っている血漿の量（およそ5リットルの血液）には、いつでもちょうどスプーン1杯分の糖が含まれている。**これを知ったら、あなたは自分の食べるものの見方が変わるだろう。ひょっとしたら、今、目の前にあるオレンジジュースに手を伸ばすのをためらうかもしれない。そのコップ1杯のオレンジジュースには、あなたの体内の血管を流れている量の6倍の糖が含まれている。オフィスのキッチンで手招きしているおいしそうなクランベリーマフィンは17倍で、それを食べたら、たちどころにその糖が血液中に取り込まれる。

**なるほど、で、それがどうした？　糖を食べても、インスリンが血液からそれを取りだしてくれる。害はないんだから、大丈夫じゃないか？　そう思うかもしれないが、それは違う。**

## 甘いベタベタの洪水

メープルシロップが指につくと、べっとりまとわりつく。それと同じように、糖も体内でベタベタになる。指についたメープルシロップは洗い流せるが、体内でくっついた糖は洗い流すことができない。これは「糖化反応《グリケーション》」と呼ばれる反応で、ブドウ糖《グルコース》の分子が、近くのタンパク質や細胞の表面に結合すると起きる。その結果、ダメージが生じる。タンパク質は、肝臓や皮膚、脳など、あらゆる臓器や組織の構造と機能に欠かせない栄養素だ。血糖を増やす食品は糖化反応を促進する可能性があり、どんなタンパク質もブドウ糖にさらされるとダメージを受けやすい[8]。

さて、デンプン質がいとも簡単に糖に分解されることがわかったと思う。あなたが血糖を急激に増やすコップ1杯のジュースを飲むにせよ、1杯の玄米丼――食物繊維と糖が化学的な長い鎖でつながり、ジュースよりも小規模だが長く続く洪水を引き起こす――を食べるにせよ、気づいてほしい。**この2つの食べ物に含まれる炭水化物が誘発する糖化反応の度合は、まったく同じなのだ。**これは、次のシンプルな公式で表すことができる。

**糖化反応＝ブドウ糖への暴露×時間**

酸化と同じく、ある程度の糖化は人生において避けられない。**だが、救いはある。酸化の場合は、酸化した油を避けると、体内の酸化の進行を遅らせることができる。糖化も、やはり進行を遅らせることができる。**糖化に対抗する最も強力な武器は、私たちの選択かもしれない。[*]何を食べるか選択すれば、タンパク質に結合してしまう糖（互いにつながっているものも、つながっていないものも）を過度に含む食品を取り込まないで済む。

なぜ糖化反応が有害かというと、**終末糖化産物（advanced glycation end-products）、略してAGE**という組成物につながるためだ。

AGEは「ジェロントトキシン」、つまり老化の毒素であり（ギリシャ語で〝高齢〟という意味の『geros』に由来する）、**体内の殺し屋のように非常に反応しやすい。**AGEは、炎症や酸化ストレスと深く関わっている。年齢を問わず、どんな人の体内でも組成され、程度もまちまちだが、食生活に大きく影響を受けるという。[9] AGEの組成は血糖値に比例するため、二型糖尿病を患っていると組成が劇的に加速して、**アテローム性動脈硬化やアルツハイマー病などの変性疾患を発症、あるいは悪化させることも少なくない。**

アルツハイマー病の場合、通常の脳の3倍のAGEが蓄積しているという[10]（オランダの神経生物学者のD・F・スワーブは、著書『We Are Our Brains』（未邦訳）のなかで、アルツハイマー病を脳の老化が急速に進む深刻な疾患として描写している）。糖化反応は、明らかにこ

【*】炭水化物（たとえば全粒粉ベーグル）が血糖に与える影響には、個人差がある。健康な人は血糖をコントロールできるため、ベークドポテトを食べてもダメージは最小限に抑えられ、血糖値はすぐに正常値に戻るかもしれない。一方、血糖のコントロールがうまくいかない人（インスリン抵抗性のある人、糖尿病予備軍、2型糖尿病の患者）は、食後に血糖が増えたまま、何時間も血液中に残っているかもしれない。また血糖値は、炎症や睡眠、遺伝子、ストレス、時間帯などさまざまな要因の影響を受ける。

のプロセスに関わっており、糖尿病の患者でなくても血糖が増えると認知症のリスクが高まる理由をいくらか説明している。[11]だが、たとえ認知症を発症していなくても、ＡＧＥは認知機能に影響をおよぼすようだ。ある研究では、認知障害がなく、二型糖尿病も発症していない成人でも、ＡＧＥの値が高いと、徐々に認知機能が低下し、学習や記憶の機能が損なわれ、神経可塑性と長寿を促す遺伝子の発現が減るという結果が出ている。[12]

　医師はＡＧＥがどのくらい体内で組成されているか知るために、糖尿病の診断に使われるヘモグロビンＡ１Ｃ《エー・ワン・シー》の値を調べる。ヘモグロビンＡ１Ｃは、赤血球のヘモグロビンと結合しているブドウ糖のことだ。赤血球の寿命は平均４カ月で、そのあいだ血液中で増えたり減ったりするブドウ糖にさらされ続けたのち、脾臓に送られて引退する。つまりＡ１Ｃの値は、過去３カ月前後の血糖の平均値を教えてくれる。これは認知機能が衰えるリスクや、認知機能の低下の度合を測る強力なマーカーといえるかもしれない。

　２０１５年の終わりに、私はベルリンのシャリテ病院を訪れた。ここはドイツ国内で最も研究が盛んな医療施設で、血糖と記憶機能の関係を調べる研究分野の本拠地でもある。論文の筆頭著者のアグネス・フレエル博士は、Ａ１Ｃの値が「正常」な１４１人の被験者を対象に調査を行った。被験者に言語記憶テストを受けさせたところ、彼らのヘモグロビンＡ１Ｃ（もう一度言うが、これは３カ月間の血糖の平均だ）が**0・6パーセント上がるごとに、思い出せる言葉が2語減ることがわかった。**被験者が糖尿病患者でも糖尿病予備軍でもないことを考えると、

| 糖質の多いもの | 糖質が少ないもの |
|---|---|
| 小麦（全粒粉と精白粉） | グラスフェッドビーフ |
| オーツ麦 | アーモンド |
| ジャガイモ | アボカド |
| トウモロコシ | 脂質の多い魚 |
| 米（玄米と精白米） | 家禽《かきん》 |
| 清涼飲料水 | ケール |
| シリアル | ホウレンソウ |
| 果汁 | 卵 |

これは驚くべき発見だ。**またA1C値が高い被験者は、海馬の容積も減っていた。**海馬は、記憶を処理する重要な部位だ[13]（この知見は、米国神経アカデミー学会の学会誌『ニューロロジー』で発表された。空腹時の血糖値が「正常」な範囲内で高くても、海馬の容積が減る可能性があるという[14]）。

残念ながら、糖化反応で生じるダメージは脳に限られない。糖化反応は、皮膚や肝臓、腎臓、心臓、骨の老化も促進することで知られている[16]。無事でいられる場所はないのだ。ある意味では、**あなたのA1C値（インスリンの分泌とAGEの組成の状況をともに反映する）は、あなたの老化の進み具合を表すといえるかもしれない。**

目は、糖化反応による老化を知るための、もう1つの窓だ。というのも、**目にはとりわけ糖化反応に弱い神経細胞やほかの細胞があるからだ。**白内障は目のレンズが濁る病気で、世界中の失明の主な要因とされて

## Doctor's Notes　ヘモグロビンA1Cの欠点

A1Cは完璧な検査ではありませんが、ブドウ糖によるダメージを再確認できます。研究では、血糖が多いと赤血球の寿命が縮まることがわかっています。そのため、正常な血糖値の人の赤血球は4カ月間生きたものかもしれず、慢性的な高血糖の人の赤血球は3カ月以下しか生きていないものかもしれません[15]。ブドウ糖は血液中に長くとどまるほど、たくさん赤血球に結合します。したがって、正常な血糖値の人でもA1Cの「偽高値」が出るかもしれませんし、糖尿病患者も実際の血糖値に対してA1Cは低く出るかもしれません。

私のクリニックでは、ときどき「フルクトサミン」検査を行っています。この検査は、糖化によってできた物質の量を測定するもので、過去3カ月ではなく2～3週間の血糖コントロールの状態を反映します。この検査は、赤血球の寿命の幅に影響されません。たとえば食事の調整によって平均血糖値が急激に変わる場合に、A1Cとの食い違いを分析するのに役立ちます。

いる。ある研究では、実験動物の血糖を慢性的に上昇させて糖化反応を促進させると、白内障が90日ほどで生じたという[17]。**糖化反応が進んでいる糖尿病患者の場合、白内障を発症するリスクが正常な血糖値の人と比べて5倍も高くなるのは、これが理由かもしれない[18]。**

AGEができるのは体内だけではない。外から取り込まれることもある。たとえば喫煙は、この老化の加速装置が体内に入るための、おあつらえ向きの乗り物になる。食材を高熱で調理するときにも、非常にありふれた化学反応としてＡＧＥが組成される。ＡＧＥの研究はまだ始まったばかりだが、いくつかの研究では、炭水化物を多く摂る食生活を続けていると内発的に、つまり体内で厖大なＡＧＥが組成されることが示されている。実はベジタリアンは、肉を食べる人よりも血液中のＡＧＥが多いことが報告されている。ベジタリアンは炭水化物の食事に依存しがちになり、果物も非常に多く摂るためだと考えられている。[19]

## Column　身のまわりにある老化物質

ステーキをグリルで焼いているとき、表面に茶色い焦げ目がつくのを見たことがあると思うが、まさしくそれが糖化反応だ。この焦げ目は、肉の表面にできた（身体の外でつくられた）AGEだ。この現象は、メイラード反応ともいわれる。どんな食品も加工するときにAGEができるが、特にバーベキューやローストなど、水を使わずに高温で調理する場合にAGEの生成が促される。また加工肉（ソーセージやホットドッグ）には、AGEが未加工の状態よりたくさん含まれている。**安全な調理法としては油を引いて炒める、あるいは蒸すなど湿式加熱による調理法だ**（植物は調理法にかかわらず、肉よりAGEが少ない）。

こんなふうに言うと、肉は全部食べないほうがいいのではないかと思うかもしれないが、AGEの量で、その食品が身体にいいか悪いかを決めつけてしまうのは間違いだ。たとえば天然のサケを焼くと、ＡＧＥはけっこう増える。それでも天然の魚を食べることが、正常な認知機能や心血管系の正常な老化と関連していることを、たくさんの研究や臨床試験が認めている。それに人類学者の多くは、人類の祖先が食べ物からカロリーや栄養素をたくさん得られたのは、ただ肉を食べていたからでなく、まさに火を使って調理したからで、それが頑《がん》健《けん》で大きな脳に成長させたと考えている。あなたの食生活に肉を取りいれる最も安全な方法は、抗酸化物質が豊富なオーガニックのグラスフェッドビーフ（魚なら天然もの）を、できるだけ低温で調理することだ（病気を予防するため、必ず火は十分に通すこと）。

**体外から取り込むＡＧＥは、10～30パーセントしか吸収されないことも覚えていてほしい。**植物性の食品に豊富なポリフェノールや食物繊維などの抗酸化物質も、ＡＧＥが体内の組織に入りこむのを抑えてくれる。[20] たとえば、**あなたが自分へのご褒美としてローストチキン（ＡＧＥがふんだんに含まれている）を食べたいと思ったら、緑の葉物野菜をたっぷり添えれば、ＡＧＥの影響を最小限に抑えられるかもしれない。**また、こうした野菜は無数の腸内細菌がＡＧＥからダメージを受けるのを抑える働きもある――お察しのとおり、それが脳の機能を守ることにもつながる。

## 添加糖は脳の災いのもと

添加糖は、現代の食品供給において最悪の災いといっていい。もともと糖は、食物繊維と水分、栄養素がひとまとめになった果物から、ほんの少し摂取するのが自然な形だった。それが、いつしか無数の加工食品や甘い飲み物に入れられるようになった。そしてアメリカ合衆国では、ようやく食品に加えられる糖の量を栄養表示に記載することが義務づけられた。もちろん万全とはいえないが、正しい方向への変化ではある。食品に添加されている糖がオーガニックのサトウキビや玄米シロップに由来しているにせよ、メーカー秘蔵っ子の「高果糖コーンシロップ(high-fructose corn syrup：HFCS)」[ほかに果糖ブドウ糖液糖、ブドウ糖果糖液糖、異性化糖などの名称がある]に由来しているにせよ、はっきりしていることは1つ――**添加糖の最も安全な摂取量はゼロだ。**

糖を摂取する危険の1つに、脳の快楽中枢がハイジャックされる可能性が挙げられる。添加糖が使われている加工食品は、たいていは「ありえないほどおいしい」ため、報酬に関わる神経伝達物質のドーパミンがたちまち放出される。そして困ったことに、食べれば食べるほど、快楽を感じる閾値《いきち》は上がっていく。どこかで聞いたことがあるだろうか？　きっとあるはずだ。糖がドーパミンの放出を促す作用は、ドラッグの作用とよく似ている。実際に、実験用のラットはコカインよりも砂糖のほうを好む。そして、ラットはコカインが大好きだ。

ジークムント・フロイトの言葉を借りれば、齧歯《げっし》動物はすべて「イド」と言えるだろう。つまり、齧歯動物は欲望に屈する。また責任を負わず（少なくとも人間の感覚では）、水着姿が魅力的に見えるかどうかで悩んだりする必要もない。だからこそ食べ物――とりわけ糖が、私たちのふるまいに影響することを理解する手段としてラットが使われるのだ。ラットの実験から学んだことの一例として、果糖《フルクトース》は**特にその摂取を促進する傾向があるという。**同じカロリー量の果糖かブドウ糖を与えられた場合、ブドウ糖（ジャガイモのデンプン質など）を与えられたラットは飽満（満腹感を得ること）を誘発された。一方、果糖を与えられたラットは、もっと欲しがった。なぜか空腹感が誘発されたのだ。**つまり、果糖が人間を過食へと向かわせるのかもしれないということだ**（こうした食品を、リストアップしている）。

このような実験結果は大切だ。なぜなら、私たちはポテトチップスを一袋平らげたときに自分を責めてしまうからだ。身に覚えがある？　私もだ。スーパーの棚にスナック菓子のふくらんだ袋がずらりと並べられているのを目にしたときに**誰も教えてくれないことは、そうした食品が食品開発の研究室で高給取りの科学者の手によって、やたらとおいしくなるように、もっと欲しくてたまらなくなるようにつくられていることだ。**塩、砂糖、油脂、そしてたいていは小麦粉が、最大の快楽をもたらすように混ぜ合わされ、脳の報酬系を人工的な「至福点」へと駆りたてる。それは規制されている薬物の中毒性といくらも変わらない。「開けたら最後。や

## 脳を虜にするようにつくられている食品

| | |
|---|---|
| ベーグル | ピッツァ |
| ビスケット | プレッツェル |
| ケーキ | ワッフル |
| シリアル | パンケーキ |
| ミルクチョコレート | 精白パン |
| ミルクセーキ | ミルクセーキ |
| クッキー | フローズンヨーグルト |
| エナジー・バー | アイスクリーム |
| クラッカー | バター |
| ドーナッツ | グレイビーソース |
| マフィン | ジャム |
| パスタ | ゼリー |
| ペストリー | フライドポテト |
| パイ | ポテトチップス |
| グラノーラ・バー | グラノーラ |

められない」という有名なキャッチコピーを覚えているだろうか？　今や、それは科学的な裏づけのある真実だ。

### 果糖に立ち入らせるな

ベルゼブル、サタン、アバドン、ルシファー、悪魔……。魔王《デビル》と同じように糖にはたくさんの形があり、たくさんの名前がある。スクロース、デキストロース、グルコース、マルトース、ラクトース……。**どこが違う**

**のか？　なぜ注意が必要なのか？　どれも血糖を急激に増やし、食欲と脂肪の貯蔵をコントロールするホルモンを勝手にいじる。**だが近年、ある甘味料が、物議をかもしている。私たちの食の環境の隙間から、音も立てずに忍びこんでくるその甘味料は、果糖だ。

果糖は、ブドウ糖とは別の経路で吸収される。つまり血流を利用せず、特急列車に乗って肝臓に到達する。ドクター・ルスティヒは、生物学における果糖の独特の作用を「等カロリーだが、等代謝ではない（isocaloric, but not isometabolic）」と表した。（接頭辞のisoは『等しい』の意）。要するに、ほかの糖質と同じくグラム数が同じならカロリーも同じだが、代謝となると果糖のふるまいはかなり特異らしいのだ。**果糖は血糖を増やさず、インスリンの分泌も増やさない——少なくとも最初は。たいていの食品メーカーは、この違いを利用して、果糖で甘味をつけた食品を健康志向の顧客や糖尿病患者に売っている。**

果糖が肝臓に入ると「脂肪合成《リポジェネシス》」を誘発する。つまり文字どおりに脂肪がつくられる。じつのところ、炭水化物はどれも過剰に摂取すると脂肪合成が誘発されるが、果糖はその作用が最も強いかもしれない。肥満学会誌『オベシティ』に掲載された短期の研究によると、健康な人が果糖を加えた高カロリーの食事をとると、ブドウ糖の場合と比べて肝臓の脂肪が2倍近く増加したという（それぞれの比率は、１１３パーセント対59パーセント）[21]。

果糖によって肝臓で脂肪が過度につくられると、余った分はトリグリセリド（中性脂肪）として血液中に放出される。食事で脂肪を摂ったあとも、やはり血液中のトリグリセリドが一時的に増えるが、果糖による脂肪合成は、かなり高脂肪の食事をとったときよりもたくさんの脂肪を血液中に送りこむ。そのため、果糖の含有量が多い菓子やスナックを食べると、実際に血液は薄いピンク色に見えるかもしれない。また空腹時のトリグリセリドの検査値（代謝の異常と心血管疾患のリスクを調べるために使われるマーカー）が、炭水化物の摂取、とりわけ果糖によってほぼ例外なく上昇するのも、それが理由だ。

**果糖はすぐに血糖に大きな影響を与えることはないが、頻繁に摂取すれば、いずれ血糖が増える。なぜかというと、肝臓に負担がかかって炎症が生じ、細胞が血液からブドウ糖を「吸い上げる」力が損なわれるからだ。**これは人類が自然界にある旬の果物を食べて脂肪をたくさん貯蔵できるように適応した結果かもしれない。だが現代では、それが糖質を摂ると二型糖尿病の発症率が跳ね上げる理由になる（今こそ、果糖の含有量が多い甘味料――たとえば90パーセントが果糖のアガベシロップなどが、健康志向の人や糖尿病患者にとって本当に正しい選択なのかを問うべきだろう）。

果糖の複合効果は、脳内の遺伝子の発現を変化させるかもしれない。UCLAの研究チームは、毎日ラットに1リットルの炭酸飲料と同量の果糖を与えた[22]。6週間後、ラットに典型的な錯乱が起きはじめた。血糖とトリグリセリド、インスリンが増えて、認知機能が崩壊しはじめたのだ。水だけを与えられたマウスと比べて、果糖を与えたマウスは、迷路を抜けだすのに2倍の時間がかかった。だが何より研究チームを驚かせたのは、果糖を与えられたほうのラットの脳で1000に近い遺伝子が変わっていたことだった。その遺伝子は、愛らしいピンクの鼻やふさふさのヒゲをつくるためのものではなく、パーキンソン病やうつ病、双極性障害などに関わる人間の遺伝子と同種のものだった。この遺伝子破壊は非常に深刻で、UCLAが発表した記事によれば、研究チームを率いるフェルナンド・ゴメス・ピニーリャは、脳への影響という観点から「食品は医薬品のようなものだ」と述べている。だが、食品の力はポジティブな方向にも働く。**果糖は認知機能と遺伝子発現の両方にネガティブな影響を与えたが、その影響はラットにオメガ3系脂肪酸のDHAを与えると軽減したという。**

アメリカの530万人の外傷性脳損傷の患者にとっては、糖質の過剰摂取による脳の負担を避けることが、状況改善の鍵となるかもしれない。**果糖を多く含む食事は、ラットの脳の可塑性を損ない、その結果、頭部の外傷の治癒力が低下した。**ラットと人間は同じではない。だが脳の損傷は、実験動物で簡単に再現できる器質性疾患だ。自然な形ではラットやマウスに発症しない複雑な疾患とは違う。

## 人間のフォアグラ

一般的に、果糖などの糖質の摂取は、非アルコール性脂肪性肝疾患（NAFLD）を発症する大きな要因となる。現在、アメリカでは7000万人の成人（人口の30パーセント）がこの疾患に侵されている。この数字は、甘いものがやめられない私たちの傾向について何かしら対策を考えないかぎり、これから数年のうちに爆発的に増えることを告げている。２０３０年までに、アメリカの人口の50パーセントがＮＡＦＬＤを発症するといわれている。そして、世界中でぼう大な数の人に見られるインスリン抵抗性は、このＮＡＦＬＤの病状の重さと比例している。とはいえ、脂肪肝のエピデミックを体験している生物は、私たちだけではない。

カモとガチョウも人間と同じく、だがそれよりもっと大きな規模で、余ったカロリーを脂肪という形で肝臓に大量にため込むことができる。これは長距離を飛行するとき、餌を食べるために止まらなくていいように発達した習性だ。そしてこの習性は、世界中の人が堪能しているフランスの珍味、フォアグラをつくるために利用されている。

フォアグラは、栄養をふんだんに与えられたカモやガチョウの肝臓だ。濃厚なバターのような舌触りが珍重されてはいるが、本来の肝臓とはまったくの別物だ。フォアグラをつくるためには、健康なカモやガチョウの咽喉にチューブを差し込み、穀物（通常はトウモロコシ）を強制的に流し込む。つまり自然な形で食べるよりもはるかに多い炭水化物を摂ることになる。そして肝臓は脂肪がついて肥大し、普通の大きさの10倍近くになる。肝臓がそこまで肥大すると血流は悪くなり、腹圧は高くなり、呼吸も十分にできなくなる。またストレスから、肝臓やほかの臓器が破裂することもある。**この残酷で非情な肥育法は、極端にいえば、私たちが糖質を摂取しつづければどうなるかを教えてくれている。要するに肝臓に脂肪をたっぷり与え、自分**

**の身体のなかにフォアグラをつくることになるのだ。**

ハンニバル・レクターとの晩餐は別として、あなたがパテにされることはないだろう。だが肝臓の状態が悪いと、それが何百という重要な働きをするときに、たくさんの好ましくない結果が起きる。NAFLDは認知機能障害と関連しており、肝臓の状態が悪化すると認知障害も悪化する。**ある研究では、NAFLDを発症させるために餌を過度に与えたマウスの脳に、アルツハイマー病と関わりのある変化が現れはじめたという。**すでにアルツハイマー病と同じ異常が生じているマウスは（人間のアルツハイマー病とまったく同じではないが、それでも興味深い）、果糖をたっぷり加えた餌を与えると病状が悪化し、炎症も増えたという。[23]

肥満の人のうち70～80パーセントは、NAFLDを発症している。一方、そこらじゅうで売られている砂糖や果糖が含まれる食品を「与えられた」標準体重の人でも、10～15パーセントがNAFLDを発症している。痩せているからといって不健康な食生活をつづければ、代謝や認知機能の異常からは逃れられない。

## 腸と脳のテロリスト

当然ながら、糖質にまつわるたくさんの問題のグラウンド・ゼロ《爆心地》は、消化管だ。とりわけ果糖は、それが甘い加工食品であれ、過度に甘い果物であれ、大量に摂取すると、それ自体の吸収が妨げられる。何となくいいことのように聞こえるかもしれないが、余分な果糖が消化管に残りつづけると膨満感や胃痛、下痢、過敏性腸症候群（IBS）まで、たくさんの嬉しくない症状が生じる。それは困るとあなたが思うとおり、果糖が吸収されず腸にたくさん残っていると、トリプトファンの吸収が妨げられる可能性がある。[24]トリプトファンは食事から摂る必要がある必須アミノ酸で、精神的な安定や実行機能に関わる神経伝達物質であるセロトニンの前駆体だ。**果糖不耐性がうつの症状と関連しているのは、このためかもしれない。**[25]

腸の内壁は、私たちが食べた物の栄養を吸収する貴重な基盤だ。そして、腸に住みついている細菌を保持するのにも役立っている。最も起きてほしくないことは、その腸の壁に穴が開くことだが、果糖を大量に含む食品にはそれができるらしい。これは専門用語で「腸管透過性亢《こう》進《しん》」という。つまり炎症を引き起こす細菌の成分が、腸壁から血液中に漏れだしてしまうのだ。炎症性の成分が血液中に漏れると全身性炎症が引き起こされ、脳を含めた体内の免疫システムが非常事態に切り替わり（これについては第7章で詳しく説明する）、うつや不安の症状を誘発することがある。

加工食品に添加された高濃度の果糖が腸の透過性を促すことはわかっているが、これは果物に含まれる少量の果糖を摂取する場合には起こらないようだ。糖質と共に食物繊維や水分、ほかの植物性栄養素が含まれているためだ。果物を食べると食物繊維のおかげで満腹感が得られるため、自然に食べすぎを防ぐこともできる。たとえば5個のリンゴをジュースにすると、あっという間に飲めてしまうが、普通のリンゴを5個食べるのはかなり難しい。

## Column　あなたの歯と脳にたまるプラーク

**糖質の多い食事は、歯に歯垢《プラーク》ができやすくなるが、脳にも斑《プラーク》を蓄積させてしまう怖れがある。**ある研究チームは、血糖がアミロイド斑（アルツハイマー病の主な特徴）を増やすかどうか調べるため、グルコースクランプ法による実験を行った。具体的にいうと、アルツハイマー病に似た症状が現れるように遺伝子を改変したマウスに管を取りつけ、マウスが自由に動きまわっているあいだも、管からブドウ糖を注入して血糖を増やしたり減らしたりしながら、身体や脳、行動にどんな影響があるかを観察したのだ。そしてマウスの髄液中に、アミロイド前駆体タンパク質がどのくらい生成されているかを測定した。

結果は興味深いものだった。マウスの血糖が一時的に増えただけで、アミロイドの産生が劇的に増えていたのだ。[26] この4時間にわたる「チャレンジ」によって、血糖を2倍に増やされた若いマウス（血糖コントロールがうまくいかない人が、高炭水化物の食事をとるのと同じ状況）の髄液を調べたところ、アミロイドβの産生が25パーセント増加していたという。年老いたマウスは特に反応が強く、同じ血糖チャレンジでも40パーセントも増加していた。

この研究チームは、二型糖尿病の患者のように、血糖の急激な増加が繰り返されると「アミロイド斑の蓄積とその加速が促される」と論文に記している。そして海馬のアミロイドが「血糖のレベルによって変わる可能性がある」と結んでいる。いうまでもないが、マウスで起きたことが、必ずしも人間に起きるとはかぎらない。それでも、このような研究は糖尿病の有無にかかわらず、なぜ血糖値が高いと認知症のリスクも高まるのかを知るための重要な手がかりになる。[27]

## 甘い果実の酸っぱい真実

なぜ現代人は、果物に含まれる天然の糖質に対して耐性がなくなってしまったのだろうか？ほんの数十年前まで果物はたくさん取れず、しかも季節のものしか食べられなかったことを考えれば、納得がいく。

ラスベガスのカジノリゾートのように、現代の食文化は、時間や場所、季節の意味を失った。一世代のうちに、それまで手に入らなかった甘い果物に手が届くようになった。今や熱帯地方のパイナップル、メキシコで栽培されたベリー、モロッコのナツメヤシが、私たちの町や都市に空輸され、スーパーマーケットの棚に1年中並んでいる。こうした果物は、歴史上類を見ないほど大きく、より甘くなるように栽培されている。

果物は「制限なく」食べても問題なく、むしろ有益だ、などと言われることが多い。だが進化という見地に立つと、果物（とりわけ現代の品種改良された糖度の高いもの）は、体内の代謝を騙《だま》す名人かもしれない。[28]これは論理的には適応、つまり私たちが冬場をしのげるよう脂肪をため込むための一時的な特性だといえる。私たちの祖先は緑の背景から赤く熟した実を識別することを「唯一の目的」として、赤と緑の視覚を発達させたといわれている。つまり進化的に見れば、果物には飢えた狩猟採集民の命を救うほどの価値があったのだ。現代の場合、365日いつでも糖度の高い果物を食べることは、身体が決して訪れない冬に備えていることにほかならない。

ブドウやほかの甘い果物をたらふく食べつづけると、脳にどんなことが起きるだろうか？いくつかの大規模な研究が、何かしらのヒントを与えてくれている。ある研究では、認知機能の正常な高齢者が果物をたくさん食べることと、海馬の体積が小さくなることに関連が見られたという。[29]果物をたくさん食べる人には、たいがい健康的な兆候が見られるため、このような知見は珍しい。この研究では、被験者の食べたものの成分がすべて特定され、その結果、果物は記憶をつかさどる部位には何の恩恵も与えていない可能性があるという。メイヨー・クリニックの研究でも、果物の摂取と皮質、つまり脳の外側の広範囲にわたる層の体積とが反比例しているという結果が出ている。[30]メイヨー・クリニックの研究チームは、糖度の高い果物（イチジク、デーツ、マンゴー、バナナ、パイナップル）の過度の摂取は、炭水化物の加工食品と同じように、代謝異常や認知機能障害を誘発するかもしれないと論文に記している。

とはいえ、果物には重要な栄養素がさまざま含まれている。そしてありがたいことに、低糖の果物には、そうした重要な栄養素が最も豊富に含まれている。たとえばココナッツ、アボカド、オリーブ、そしてカカオ（いや、チョコレートのことを果実といっているわけではない……だがダークチョコレートは、脳に数えきれないほどの恩恵をもたらしてくれる。これもジーニアス・フードだ）だ。また、ベリーもすばらしい果物だ。なぜなら果糖が少ない上、記憶力を高めアンチエイジングの効果もある抗酸化物質が特に多く含まれているからだ。ナースヘルス研究［看護職を対象に疫学研究を行っている研究機関］は、**12万人の女性看護師の食事を長期にわたって調査した。そして最も多くベリーを食べた看護師の脳をスキャンした結果、2.5年若返っていたという。**[31] 近年の研究論文の分析によれば、全般的な果物の摂取と認知症のリスクの減少との間に関連性はないが、ベリーだけは例外だという。[32] やるじゃないか、ベリー！

## 私たちは待つべきか？

アメリカの国民にジャンクフードを売るために、毎年何十億ドルもの金が使われている。だが、そういった巨大な企業は、雑誌やテレビの広告スペースに金を出す以上に、ジャンクフードと肥満との関係を軽視するような研究に、たびたび資金を提供している。近年、『ニューヨークタイムズ』紙が、ある実態を暴露した。ある研究グループ――炭酸飲料を製造販売する最大手の企業から資金提供を受けている――が、世界中に広がる肥満と二型糖尿病は食生活のせいではなく、怠惰と運動不足のせいだと主張しているというのだ。[33] この研究グループの幹部は、次のように述べている。

大手メディアや科学誌の言うことは、こればかり――「ああ、みんな食べすぎだ。食べすぎだ。食べすぎだ」いつも責めたてられるのは、ファストフードや甘い飲み物のような食品だ。ところが、確かにそれが原因だ、という説得力のあるエビデンスは、実のところない。

運動は、脳を含めて身体の健康を保つためには欠かせない。とはいえ、数々の研究では、運動が体重に与える影響は、何を食べるかに比べれば微々たるものだということがわかっている。フィットネスに熱中している人なら、「腹筋はキッチンでつくられる」ことを知っているが、過体重や肥満の人にしてみれば、このような発言は、ただ混乱が続くばかりで何の解決にもならない。こういうやり方は社会の一番弱い人たちに罠を仕掛けて、認知障害や早死にへと向かわせることにほかならない。私は決して大げさに言っているのではない。今までで、喫煙習慣より食習慣がアメリカ人の命を奪うようになったのは初めてだ。[34] **事実、循環器関連の学会誌『サーキュレーション』に掲載された最新のデータによると、毎年20万人近くの人が、糖を添**

## Doctor's Notes　絶対に果物を食べてはいけない人

炭水化物に対する耐性には、個人差があります。とはいえ糖尿病の場合は、当然ながら糖質は、果物でさえ厳しく制限しなければなりません。果物は、たとえオレンジ１個でも、食べてから数時間は血糖が異常に増えてしまいます。私は糖尿病の患者さんに、果物は通常の半量だけ食べるように指導しています。ですが、希望がないわけではありません！　インスリン感度が回復し、習慣的に運動を続け、エネルギーバランスと代謝の柔軟性が回復すれば、未加工の炭水化物の食事が再開できます。

**加した飲料だけによる疾患で死亡しているという。**
この数字は、２０１５年の全世界のテロによる死亡者の7倍にあたる。[35]

喫煙についていえば、今やタバコと肺ガンの因果関係ははっきりしているが、その歴史的な経緯をちょっとだけのぞいてみよう。20世紀半ばに誰もがタバコを吸うようになるまでは、肺ガンは「非常に珍しい」病気だった。にもかかわらず、肺ガンが急増した主な要因がタバコだと医師たちが確信するに足る「証拠」が論文に現れるまで数十年もかかった。医師が公然とタバコを推奨する１９４０年代の呆れかえるような宣伝広告（グーグルで簡単に見つかる）を、誰が忘れるだろうか？　１９６０年代になっても、その20年前からはびこる肺ガンのエピデミックは喫煙のせいだとわかっているのに、アメリカの医師の3分の2は、タバコが有罪かどうかはまだ確定していないと考えていた。[36]

商業主義にどっぷり漬かった食品、つまり人間には必要なく、食べれば害があるとデータがはっきり示している食品を食べないと決意するための「科学的コンセンサス」を、私たちは待つべきなのだろうか？

その答えを心に留《とど》めながら、次の章では現代の大きな問題点の1つに足を踏み入れよう。

## ジーニアス・フード #3 ブルーベリー

一般的に食べられている果物や野菜のなかでも特にブルーベリーの抗酸化作用が高いのは、「フラボノイド」が豊富に含まれているからだ。フラボノイドは、ジーニアス・フードに多い多価《ポリ》フェノールの仲間だ（エクストラバージンオリーブオイルのオレオカンタールを覚えているだろうか。これもフェノールの仲間だ）。

ブルーベリーに含まれるフラボノイドのうち、最も多いのはアントシアニンだ。これは血液脳関門を越えて脳に入り、記憶を処理する部位のシグナル伝達を強化するという[1]。**驚いたことに、このアントシアニンは海馬に蓄積するらしい。**私の友人で、シンシナティ大学医学部コグニティブ・エイジング・プログラムのディレクターを務めるロバート・クリコリアンは、ブルーベリーの記憶機能の効果を研究する分野の第一人者だ。クリコリアン博士は、ブルーベリーを摂ると認知機能が改善することを証明する論文を発表している。その一部を紹介しよう。認知症を発症するリスクのある高齢の被験者が、ブルーベリーのサプリメントを12週間摂ると記憶機能が改善し、抑うつ症状が軽くなり、空腹時の血糖も減ったという[2]。

観察研究でも、説得力のある結果が出ている。1万6010人の高齢者を対象にした6年にわたる調査では、**ブルーベリー（とイチゴ）を摂取した場合に、認知機能の老化が最大で**

**2.5年遅れたという。**[3] また最近のレビューでは、人間が一般的な果物を摂ることと認知症のリスクとには何の関係性も見られなかったが、ベリーには見られたという。つまり、ベリーが認知機能の低下を抑制していたのだ。[4]

**買うときの注意と食べるときのヒント**　新鮮なブルーベリーが望ましいが、冷凍のブルーベリーでもかまわない。冷凍ものは、たいていは生のものよりずっと低価格だ（置いてある店も多い）。だが必ずオーガニックのものを選ぼう。ブルーベリーは、スムージーやサラダ、おやつとして食べるにも最適だ。

**プロの助言**　ベリー類は、それぞれに固有の有益な成分が含まれ、どれも脳のためになるようだ。ブルーベリーの代用になるものにはブラックベリー、ビルベリー、ラズベリー、イチゴがある。

## この章のまとめ　FIELD NOTES

▶ 糖とタンパク質の結合（糖化反応）は、体内でタンパク質が糖質と出会うと必ず発生する。食物繊維を除いて、あらゆる炭水化物に糖化を引き起こす可能性がある。

▶ 糖化の最終的な生成物ＡＧＥは、食品に含まれた状態で体内に入ることもある。だが、ほとんどの場合、炭水化物を頻繁に摂ることによって体内で生成される。

▶ 自然食品から人工的に抽出した果糖は肝臓に負担をかけ、炎症やインスリン抵抗性を誘発する。

▶ **糖質は脳の遺伝子と相互に作用し合い、神経可塑性（脳は生涯を通じて変化できる）や認知的な機能を低下させる。**

▶ やたらとおいしく感じるようにつくられ、食べるのをやめられなくなって過食につながる食品がある。こうした食品は、炎症や肥満の罠にほかならない。できるだけ避けよう。

▶ 食品メーカーは、あなたの健康を気にしない。「科学的コンセンサス」を悠長に待つのはやめよう。不必要で有害なものは、食生活から追放しよう。

# 第4章 ウィンター・イズ・カミング——あなたの脳に冬来たる

騙されていることを人に納得させるより、騙すほうが簡単だ。

——発言者不明

これは、失恋の話だ。あなたが前の章を読み終えてから、私が長年にわたって炭水化物を愛しつづけてきたことを知ったら、とても信じられないと思うかもしれない。だが本当なのだ。目を閉じて、人生で最大の喜びを思い浮かべるとしたら、つくりたてのレッドベルベッドカップケーキにかぶりつくことを一番に挙げるだろう。だが、真実に目を向けよう。どんなに愛していても、その相手が自分にとっていいとは限らない。

菓子店に並んでいる焼き菓子には、砂糖と精白小麦粉がたっぷり入っていると気づくのに、栄養学の学位はいらない。私は子どもの頃でさえ、明らかに害のある食品は遠ざけて、「身体にいい」穀物食品――木の実が入っているもの、歯ごたえのあるもの、未精白のものを選んだほうがいいと知っていた。ベーグルやパスタ、ブラックアンドホワイトクッキー（子どもの頃の大好物）など、精白小麦粉が使われた食品に囲まれて育ったわりには、未精白の穀物食品のほうが、自分のためになることに早くから気づいていた。小学生の頃には家庭内のロビイストになり、母にくっついて食料品店に行けば、「心臓にやさしい」赤いハートマークのついた商品を買えと勧めた。そうした食品は素朴で、ふすまのような「身体にいいもの」が残っていて、栄養価が高いと固く信じていた。「ヘルス・ナット」という食パンが発売されれば、もうそればかり食べていた。名前からして、1枚食べるごとに自分も家族も健康になっていくような安心感を覚えたのだ。

穀物への信頼は、大人になってからも続いた。健康的な食生活を送ろうと思えば思うほど、みんなと同じく「穀類をたくさん食べるほど健康になる」と思うようになっていった。私の当時の食生活といえば、朝食はボウルにグラノーラを山盛りにして、そこに無脂肪の牛乳を注いだもの、さもなくば全粒粉ベーグルと果物を一切れ。昼食はたいていお腹がぺこぺこで、サンドウィッチやラップ（全粒粉の）にかぶりつくか、お気に入りの玄米丼をかき込んだ。昼食後の「昏睡状態」はお馴染みの現象となり、結果的に夕食までのつなぎに、血糖を増やすためのおやつ――たいていはクッキー1、2枚、あるいは全粒粉クラッカーを少し、もしくはドライフルーツを食べていた（今は理解しているが、当時は血糖のメカニズムをまったく知らなかった。あなたは間もなく知るだろう。だが、食後の昏睡状態を炭水化物が緩和してくれることには気づいていた）。夕食は、たいてい玄米をたっぷり食べていたが、時には趣向を変えて大盛りの全粒粉パスタを食べた。当時、自分がしたがっていたルールが1つあるとしたら、穀類は絶対にはずさない、ということだった。

私のエネルギーレベルと食欲は、まるでジェットコースターのように1日中上がったり下がったりしていた。それでも、自分の食生活には一度も疑問を持たなかった。どうして疑問を持たなかったのだろう。私は穀物を摂取する人口の「1パーセント」に属し、もっぱら未精白の、自然の形に近いものを食べていた。だが、ここにショッキングな事実がある。私は穀物の健康への影響について誤解していた。そして、あなたも。

## 神話の起源

心臓や神経細胞を保護する効果があるといわれている食生活の1つが、地中海食だ。これは、脂肪を悪者扱いしたことで有名なアンセル・キーズによって広く知れわたった（第2章で紹介した、国民の心をしっかりつかんだ彼のことは憶えていると思う）。キーズは、ギリシャのクレタ島で休暇を楽しんだ。クレタ島は長寿の人がとびきり多い島だったので、キーズは島の食生活を自身の栄養学研究のバックボーンとして利用した。もしキーズが東洋を訪れていたなら、魚卵や納豆をよく食べる、非常に健康的な日本人の食生活を選んだかもしれない。とはいえ、当時はギリシャとイタリアが人気の観光地だった。この2つの国は近くて暖かく、ワインも間違いなくおいしい。

キーズが見たように、地中海沿岸の人たちは野菜やマメ科の植物、魚、オリーブオイル、穀類、木の実など、植物や魚介類を中心とした食生活を送っている。だがギリシャの島々の人たちでも肉料理、それも脂肪の多い子羊の肉の料理をよく食べている。第2次世界大戦の直後の、物資が特に乏しい時代に、しかも肉を食べることが禁じられる四旬節《レント》の時期に貧しい島に滞在したキーズは、おそらくこの事実を見逃したのかもしれない。

とにもかくにも、キーズの観察は「穀物ベース」の地中海食パターンの基本となり、やがては影響力の強い「食品ピラミッド」ができ上がる。この食品ピラミッドは、脂肪は控えめにして、穀類はたっぷり摂ることを推奨している。具体的には、1日あたり最高1サービング［サービングは、食品ごとに異なる食事の提供量の単位。当時の「食品ピラミッド」に示された穀類の1サービングはパンなら1枚、シリアルなら30グラム、米やパスタは2分の1杯だった］を食べるように勧めていた（食品ピラミッドの後継として発表された米国農務省の「マイプレート」も、やはり食事に毎回穀物を取りいれることを勧めている）。生産者は、多額の補助金を受け取っているために異論を唱えなかった。とはいえキーズは、地中海食の健康的な効果を、誤った食品群と結びつけてしまったのだろうか？

人口データを見れば、未精白の穀物食品を食べることと、肥満や結腸ガン、心血管疾患、脳疾患とのはっきりした因果関係は見られないことに気づくかもしれない。玄米や全粒粉のパン、またキヌアのようなしゃれた穀物を中心に食べる人は、あらゆる食品において望ましいものを選ぶ傾向にある。[1] 彼らは（オメガ3系脂肪酸が豊富な）天然の魚やエクストラバージンオリーブオイル、野菜をよく食べ、西洋式食生活の特徴である精製炭水化物やフランケンオイルの摂取量はかなり低いようだ。また健康的なライフスタイルを実践し、運動もよくする。[2] だが、このような模範的な生活から、穀物の効果だけを見きわめるのは不可能だ。それでも未精白の穀物食品が健康を促進するという考えは、深く根づいている（政府は高血圧を防ぐという目的で、地中海食のスピンオフ、ＤＡＳＨ食を推奨しているが、これには穀物は含まれていない）。

**この章では、インスリンという祖先伝来のホルモンが、脳においてどんな役割を果たしているのかを探求する。**あなたは（優秀な科学者のように）懐疑論者になって、地中海食が身体にいいのは穀物のおかげではなく、別の要因があるという視点で考えてみよう。

## 「慢性的な炭水化物」の問題

穀物にはビタミンや食物繊維がいくらか含まれているため、身体にいいと思われがちだ。**とはいえ最も食べられている一般的な穀類は、砂糖と同じくらい急激に血糖を増やす。**なぜなら、穀物に含まれるデンプンは、単にブドウ糖の分子が鎖状につながったもので、それを口に入れて噛んだとたんに、ばらばらになるからだ。ブドウ糖は、体内でエネルギーをつくるメインの前駆体だ。階段を上がるときには脚の筋肉に、試験問題を解くときには脳に、風邪を撃退するときには免疫システムにエネルギーを補給するために使われる。だがブドウ糖の分子（たとえば全粒粉パン一切れの）は、そうやすやすと細胞には入れない――エスコート役が必要なのだ。

そこでインスリンが登場する。

インスリンは、膵臓が血糖の増加を感知すると血流に放出されるホルモンだ。インスリンが放出されると、細胞膜の表面にある受容体が活性化し、うやうやしくレッドカーペットを広げてブドウ糖の分子を招き入れ、貯蔵したりエネルギーに変換したりする場所へといざなう。

私たちが健康なら、筋肉や脂肪、肝臓の細胞は少量のインスリンでも反応する。だが、インスリンによる受容体への刺激が繰り返したり長引いたりすると、やがては受容体の数が減り、細胞の感度が鈍くなってしまう。日々の生活において忍耐は美徳だが、インスリンに対する耐性はけっして美徳ではない。一旦そうなると、膵臓は正常な血糖の量に戻すためにインスリンをもっと放出しなければならなくなる。そのあいだにも血糖はじわじわと増えつづけ、食間も減らず、糖とタンパク質の危険な結合、つまり糖化が増進してしまう。

インスリン抵抗性は、無数の人たちに影響をおよぼしている。ここでニュース速報です――

## Doctor's Notes 糖尿病への長い道のり

目安となるインスリン値：健康な成人の場合、血糖をコントロールするため分泌されるインスリンの量の平均値は、1日あたり25単位前後です。それと対称的に、私の糖尿病の患者さんのなかには1日に100～150単位注射している人もおり、その値は生理的な基準値の5倍を超えます。これは診断が下る前、つまり血糖がじわじわと増えはじめる前から、彼らの膵臓が長年にわたり2倍から3倍もフル稼働を続けてきたことを意味しています。

あなたも、その1人かもしれない。アメリカでは、およそふたりにひとりが糖尿病予備軍や二型糖尿病など、血糖コントロールの問題を抱えている。糖尿病予備軍は、今やアメリカ国内だけで、何と8600万人にのぼるという。二型糖尿病は、インスリン抵抗性が最も進んだ段階で、本来なら比較的少ないインスリンの量で血糖が減るものが減らないため、大量のインスリンが必要になってしまう。やがて膵臓は「疲れ切って」、それ以上のインスリンを分泌できなくなってしまう。そしてインスリンが最大限に放出されているにも関わらず、血糖は減らない。

だが糖尿病予備軍でも二型糖尿病でもない、あとの半分の人たちはどうなのだろうか？　血糖値が正常なら危険はないのだろうか？　あいにく血糖値が正常な人でも、インスリン抵抗性は意外に起きている。病理学者のジョセフ・R・クラフトのおかげで、血糖の異常値は、実はインスリンの過剰な分泌が続いている状態を「遅れて」知らせるマーカーだということがわかっている。インスリンの過剰な分泌が慢性化すると、それが発見されるまで何年ものあいだ――ことによると数十年ものあいだ、慣例的な血液検査（前の章で述べた、空腹時の血糖値の検査やA1C検査）をすり抜けてしまいかねず、**そのあいだに記憶力は低下しつづけ、将来の脳の問題をつくるお膳立てがなされるという。**[3]

## 時代で優先順位は変わる

インスリンは、身体の主要な同化ホルモンだ。つまり身体の発達やエネルギーの貯蔵に都合のいい環境をつくってくれている。この働きは、たとえば半日かけて畑の草むしりをしたり、遠くの井戸から水を運んできたりしたあとで、筋肉組織にエネルギー（糖という形の）やアミノ酸を補給するのを助けている。ところが、こうしたエネルギー物質は尻や腰まわりの脂肪になりやすい。

脂肪細胞にとって、インスリンの過剰な分泌は、あることを意味している。つまり「パーティータイム！」だ。これは、現代より貧しい時代ならば役立つし、場合によっては命も救う。ところが現代では、けっして来ることのない飢餓に備えて身体が脂肪をため込む働きを促してしまう。肥満の人はインスリン抵抗性が潜んでいる場合があるが、インスリンの過剰分泌の慢性化は、痩せている人によく見られる。痩せているのは代謝が正常だからだと思われがちなため、これは見過ごされやすい。だが、とんでもない思い違いだ。**実は、体重が正常値にもかかわらずメタボリック・シンドロームの患者を表す医学用語さえある。「正常体重肥満者［metabolically obese, normal-weight（MONW）］（いわゆる「スキニー・ファット」）**だ。この言葉は、重要性が高いのに混乱されがちな特徴をよく言い表している。

つまりインスリン抵抗性と肥満は、まったく別の疾患なのだ。たとえ小さいサイズが着られても、中身は「肥満」体ということだ。

インスリンの過剰分泌があるのに痩せている場合であれ、肥満の場合であれ、どちらも結果は同じだ。蓄えられた脂肪がエネルギーとして放出される「脂肪分解」が阻害されるのだ。どうやって？　インスリンは、脂肪細胞の上で一方向弁のように作用する。つまりインスリンが増えるとカロリーは入れるが、出ることはできない。あなたの脂肪細胞は、あたかもゴキブリを粘着剤でとらえる捕獲器のようになる。要するに身体が十分に食料があると感知すると、エネルギーの貯蔵を増やす（そして保持する）のだ。

想像してほしい。一般的な人の炭水化物の摂取量は、平均して1日あたり300グラム以上になるという。そのほとんどは朝食用のペストリー菓子や市販のパン、糖が添加された清涼飲料水、小麦粉でつくった菓子など、精製された原料が使われている食品だ。そして、そのためにインスリンは絶えずつくられている。これは大きな問題につながる。身体の特定の部位、たとえば目の神経細胞や心筋などは脂肪をエネルギーとして使う（好む）形で進化してきたが、その働きが妨げられてしまうからだ。

最近の研究によると、これまでの常識に反して、脂肪は目の光受容体のエネルギー源として使われているかもしれないという。[4]『ネイチャー・メディシン』誌に掲載された論文では、このような細胞の脂肪酸が欠乏すると、加齢黄斑変性（ＡＭＤ）が生じることが示されている。この研究チームは、「ＡＭＤは目に表れた糖尿病の症状かもしれない」と指摘している。脂肪酸の放出を抑制するインスリンの作用に照らせば、炭水化物の摂取を減らすことは（その結果インスリンの分泌も減る）、この疾患のリスクを抱える相当な数の人々にとって、安全なライフスタイルへの転換につながるはずだ[5]（ＡＭＤは、今も50歳以上の西欧人の視力障害の主な要因だ）。

**脳がエネルギー補給のために脂肪を使うと、その脂肪は分解されて「ケトン体」という物質になる。**「ケトン体」、もしくは単純に「ケトン」は、絶食したり、極端に炭水化物を制限したり、ケトンの生成を促す食品を食べたりすると増える。また負荷の高い運動をして、貯蔵されていたブドウ糖を使い果たしたときにもつくられる。とはいえ、**ケトンは単なるエネルギー源だけでなく、脳内でスイッチを入れるシグナリング分子としても働いていて、脳にさまざまな恩恵をもたらしてくれる。**その1つが、脳の神経細胞を保護する作用の強いタンパク質、ＢＤＮＦの量産だ。ところがインスリンの過剰分泌が続くと、ケトンの生成が阻害されて代謝の働きがうまくいかなくなる。ケトンとアルツハイマー病の研究で知られるサム・ヘンダーソンは、こう述べている。「高炭水化物の食事による脂質代謝の阻害は、現代の食生活の最も不利益な側面かもしれない」（ケトンについて、また、そのケトンが病気を治療したり、機能を改善したりする効果については第6章で語ろう）

脂肪酸を動員して働かせるための鍵は、単純明快、インスリンを減らすことだ。イタリアの研究者のケルビーノ・ディ・ロレンツォ（ケトンの片頭痛の治療効果を研究している）は、たぶんこの作用をうまく言い表している。「この（脂肪を動員する）プロセスは、身体が自ら生化学的な脂肪吸引をしているようなものだ」

## インスリンがつくられる速度で老化が進む

炭水化物を厳しく制限する食事を続けているほとんどの人は、早い段階で効果が表れるだろう。極端に炭水化物を制限すると、わずか1日で膵臓から分泌されるインスリンが平均して半分に減り、インスリンの感受性が高まるという。[6] **これはビール腹やマフィントップ（きついズボンの上からはみ出た贅肉。焼き上がったマフィンが型からはみ出た形に似ていることからこのようにいう）、サドルバッグ（太股の上部の贅肉）に悩んでいる人にとっては間違いなく朗報だ。しかも、老化を遅らせる鍵となるかもしれない。**

太っていることを表す専門用語「肥満症」になることに加えて、インスリンの慢性的な過剰分泌は、老化を加速させると考えられている。MITとハーバード大学の非常勤講師、ジョシュ・ミッテルドルフは、著書『若返るクラゲ　老いないネズミ　老化する人間』（集英社インターナショナル）のなかで、その事実を率直に認めている。「パスタを食べるたび、体脂肪をつけて老化を加速させろというメッセージが身体に送られる」欲しくて我慢できなくなるような炭水化物の食品をどんどん食べて、余分な脂肪がどんどん増え、その一方で体内の長期的な健康のための働きは後まわしになり、細胞修復プロジェクトは中断されてしまう。[7] 要するに、新しい細胞をつくるためのエネルギーがあり余っているのだから、わざわざ古い細胞を修復する必要はない、ということだ。

一方、食料の不足を身体が感知すると、飢餓状態が去っても健康でいられるように、修復や復旧に関わる遺伝子の経路が活性化する。こうした経路は、インスリンの分泌が少ないと活性化するようゲノムに書きこまれた、小さな生物学的「アプリ」のようなものだ。

**このような長寿経路の1つにFOXO3経路がある。**この経路は加齢が進んでいくなかで、幹細胞プールを維持するのに役立っている。[8] 幹細胞は　神経細胞も含めてさまざまな細胞に分化が可能で、老化によるダメージの修復も促してくれる夢のような細胞だ。[9] 科学者のなかには、加齢にともない減っていく幹細胞プールを「満タンにする」、あるいは少なくとも枯渇するのを遅らせられれば、老化のダメージを防いで、若々しく健康でいられる期間を延ばせると考える者もいる。その手段として利用しやすいものの1つが、FOXO3を活性化することかもしれない。FOXO3を活性化する遺伝子を1つ持っている人は、100歳まで生きる確率が倍になる（2つ持っていたら3倍になる！）。[10]

希望が持てるニュースは、私たちがインスリンの産生をしっかり制御することによって、同じ恩恵をいくらか得られることだ。空腹の時間を少しだけ取ったり（これについては第6章で説明する）、糖質の急速な消化を避けたり、デンプン質の食品をメインで摂らず、たまに楽しむだけにしたりすることでそれが可能になる[11]（ジーニアス・フード#9の天然のサケにもFOXO3活性を促す成分が含まれている）。

## べったりくっついて脳を台無しにする

**あなたは、インスリンの分泌が急上昇や急降下を繰り返すと、認知機能に影響が出るという話を聞いたことがあるだろうか？**　私はある。最もわかりやすい症状は、炭水化物をたくさん摂った直後に見舞われる倦怠感かもしれない。これは、インスリンを分泌する膵臓が精密機械ではなく、いわばアナログ的な道具に近いために起こる症状だ。膵臓は、食料が豊富に手に入るうちに（たとえば果実が熟す夏に）脂肪をたっぷり蓄えて、食料が乏しくなる時期が来ても（真冬や干ばつだ）生き延びられるように促している。また、私たちの血液から糖を取りだす作業のときは特にぞんざいになり、しょっちゅう取りこぼしたり、空腹や疲労感、ブレインフォグを誘発したりする。日中にそんな状態になると、私たちは禁断症状を抑えるべく、さらなる炭水化物やスイーツを求める。そして、こういう食べ物は友だちなんだと自分に言いふくめる。

この問題は、インスリンが慢性的に増えてしまうことと関係しているが、それはずっと前のランチタイムまでさかのぼる。高インスリン血症が慢性疾患を「統一的に説明している」と考える研究者もいて、脳への影響は特に厄介だという。[12] たぶん、これは脳にできる「アミロイドβ《ベータ》」という謎のタンパク質にインスリンがおよぼす影響によってうまく説明できるだろう。

この粘着質のタンパク質の名前に聞き覚えがあれば、それは何十年ものあいだアルツハイマー病の原因だと考えられていたからだ。アルツハイマー病の患者の脳を解剖して調べたときに、「誤って折りたたまれた」アミロイドタンパク質が蓄積してできた斑（プラーク）がたくさん見つかった。このプラークを除去すればアルツハイマー病を治療できるというのが、いわゆるアミロイド仮説の基本的な概念だ。だが今のところ、プラークを減らせる治験薬*は、病気の進行を止めることにも、認知機能を回復させることにも成功していない。アミロイド斑が原因（少なくとも当初は）というよりも、根底にある機能不全が引き起こしたものではないかという疑念は深まり、科学者たちは一歩退いて自問した――どうすれば脳がアミロイドの埋立地になるのを防げるのか？

【*】 エーザイと米バイオジェンが共同開発したアルツハイマー病治療薬「レカネマブ」が、病気の進行を抑える効果を見込まれ、同じく両社が開発した「アデュカヌマブ」に続き、2023年1月にアメリカで条件付きで承認された。

インスリンが多すぎると（高炭水化物の食事を頻繁にとったり、カロリーを過度に摂取したりすることによる）、アミロイドを分解する働きが損なわれる。**この働きを担うものの1つに「インスリン分解酵素（IDE）」というタンパク質がある。**その名前が示すようにＩＤＥはインスリンを分解するが、副業もしている（今どきしていない人がいるだろうか？）。つまりＩＤＥは酵素の清掃クルーの一員として、アミロイドβも分解しているのだ。

脳にＩＤＥがいつまでも供給され続ければ、どちらの仕事も効率良くできるだろうが、あいにくＩＤＥの供給には限界がある。そしてＩＤＥは、アミロイドを分解するより、インスリンを分解するほうを圧倒的に好む。たとえ少量でもインスリンが分泌されると、ＩＤＥによるアミロイドの分解は完全に抑えられてしまう。[13]

脳の保全作業の多くは、私たちが夢の世界に行っているあいだに起きている。新たに発見された「老廃物排出《グリンパティック》システム」のおかげで、あなたが眠っているあいだ、脳はあたかも食器洗浄器のように脳脊髄液でじゃぶじゃぶとアミロイドタンパク質やほかの副産物を洗い流している。前述したように、インスリンは体内の家事雑用を邪魔するが、睡眠中に行われる掃除も妨害する。この重要な脳の掃除を最適化する1つの方法は、血液中のインスリンを減らすために就寝前の2〜3時間は何も食べないことだ。

あなたが、前日のオートミールが干からびてこびりついたボウルを食器洗浄器に入れ、洗浄が終わってもオート麦がパスタのようにまだボウルにくっついているのを見たことがあれば、基本的な化学の概念の重要性を理解している。つまり溶解性だ。**アミロイドは、いわば脳にくっついたオートミールだ。**洗い流すにはタンパク質を溶解して、脳のなかを循環している脊髄液に溶け込めるようにしなくてはならない。

では、アミロイドが干からびたオートミールのように溶けないのは、なぜなのか？

血糖の増加がもたらす有害な影響は、とどまるところを知らない。糖は勝手気ままに近くのタンパク質と結合するが、アミロイドβもその例外ではない。アミロイドに糖化反応が起きると粘り気が増して溶けにくくなり、簡単に切り刻んで洗い流せなくなる。[14]この作用は、2015年に『アルツハイマー病と認知症』誌で発表された研究知見を説明してくれそうだ。この論文によれば、認知機能の正常な被験者の脳を調べると、インスリン抵抗性が高い人ほど（慢性的な高血糖の兆候）、脳にプラークがたくさん蓄積していたという。[15]それ以上に驚いたのは、この相関関係が糖尿病ではない被験者にも見られたことだ。つまり、ほんのわずかなインスリン抵抗性があっても、アミロイドの沈着が増えるということだ。

**インスリンの分泌がうまく調整されれば脳の保全が適切に行われるとなれば、摂食時と空腹時のバランスを取ることが不可欠になってくる。**私たちの身体は、どちらのときでも重要なメンテナンス作業が行えるようにできている。とはいえ現代は、摂食のほうに大きく傾いていることに議論の余地はない。その結果、ケトン体のような重要な燃料が脳に届かず、そのあいだに脳のプラークが蓄積していくのかもしれない。アミロイドが認知症の原因だとは確定していないが、ポール先生や私と同じく、あなたもアミロイドに脳をベタベタにされないためなら何でもしたいと思うに違いない。

## 脳の糖尿病

母の診断が下る前は、私にとって認知症は介護施設のかわいらしい入居者たちが明かりにほんのり照らされた庭園をそぞろ歩いたり、トランプでブリッジをしたり、食事について愚痴をこぼしたりしながら、残された人生をのんびり過ごしているイメージの遠くぼんやりしたものだった。だから、まだ50代の母にその診断が下ったときには、本当に信じられなかった。その後、すぐにリサーチに取りかかって、さらに衝撃的な事実を知った。

**この病気は、症状が出はじめる30年前から始まっているというのだ（もっと早いことを示すデータもある）。**この悪いニュースを医師から告げられたとき、私自身も同じ運命を課されたといっていい。だが、その奇異な脳の病気を、私もいずれ発症するかもしれないとしても、30年という長さを考えれば、今、心配してもしようがないのでは？

いやいや、とんでもない。認知症を発症するずっと前から、それを引き起こす要因が、あなたの認知機能のメカニズムに影響をおよぼしている可能性が高いのだ。インスリンがブドウ糖を取り込んで筋肉や脂肪、肝臓の細胞に送っていることについては説明した。**脳ではインスリ**

**ンはシグナリング分子となり、シナプス可塑性や長期記憶の保管、ドーパミンやセロトニンなどの神経伝達物質の働きに影響をおよぼしている。**[16] また、海馬のようなエネルギーをやたらと**欲しがる部位の細胞が、ブドウ糖を取り込むのに手を貸している。**

生化学的な信号が騒々しいと、細胞はそれを聞くための受容体を減らすことで自らを守ろうとする。脳の細胞のインスリンを「聞く」力が減ると、実行機能や記憶を蓄える力、集中力、報酬を感知する力、ポジティブな気分など、さまざまな認知機能に悪い影響が及ぶ可能性がある。

二型糖尿病が認知機能の低下を引き起こすことを示す論文はかなり多いが、糖尿病ではない人でもインスリン抵抗性があると、実行機能や宣言記憶の機能を低下させることを示す論文もある。[17] 宣言記憶というのは、たとえば、私たちが好ましいイメージの誰かを思い浮かべたときによみがえる記憶だ（私たちはみんな、その人になりたいと思う）。非糖尿病患者の知力を調べたサウスカロライナ医科大学の研究によれば、認知的に「健康」な被験者でもインスリン濃度が高いと、ベースライン時（実験が最初に行われた時点）に認知機能が低下していただけでなく、その6年後の調査で大幅な低下が見られたという。[18]

あなたのインスリンの感受性（あるいは抵抗性）を測り、脳機能の状態について知ってみてはどうだろうか？　その場合、判断材料になるのはHOMA-IR《ホーマ・アイアール》という指数だ。**HOMA-IR（homeostatic model assessment for insulin resistance の略）は、インスリン抵**

**抗性を測る数値で、自分の膵臓が空腹時の血糖値を保つには、どれくらいインスリンを送りだす必要があるのかという問いに答えるシンプルな方法だ。**この数値は、あなたのかかりつけ医が行えるシンプルな2つの検査――空腹時の血糖値と、空腹時のインスリンの血中濃度を調べることで割りだせる。数式は次のようなものだ。

**空腹時の血糖値（mg／dL）×空腹時の血中インスリン値／405**

**基準値としては2未満が正常で、低いほど良く、最適なHOMA－IRは1未満だ。2.75[*]を越えるとインスリン抵抗性があると考えられる。**

研究がはっきり示しているのは、HOMA－IRの数値が高いと、現在はもちろん将来的にも認知機能が低下する可能性があることだ。

**インスリン抵抗性は、アルツハイマー病の患者にも非常によく見られる。**患者の80パーセントにインスリン抵抗性があるが、それが本格的な二型糖尿病の症状である場合と、そうではない場合があるようだ。[19] データによれば、二型糖尿病を発症していると、アルツハイマー病の発症リスクが2～4倍に増えるという。総合的に考えると、アルツハイマー病の40パーセントは、高インスリン血症が直接的な要因かもしれない。そのため研究者や臨床医は、アルツハイマー病を「3型糖尿病」と呼びはじめている。もちろん、二型糖尿病がアルツハイマー病を引き起

【*】 日本では、正常値は1.6以下で2.5以上がインスリン抵抗性ありと判断される

こすわけではない。もしそうなら二型糖尿病の患者はすべてアルツハイマー病になり、アルツハイマー病の患者はすべて糖尿病になってしまう。だが、そんなことはない。ただ、この2つは互いに密接につながっているという見方が優勢になってきている。

結論としては、糖尿病や糖尿病予備軍のリスクが低くても、インスリン値が慢性的に高くなると大きなダメージが及ぶ可能性がある。**そうなると脳の働きが損なわれ、そのあいだにも数十年後の広範囲にわたる神経細胞機能障害の下準備が着々と進んでいくのだ。**

## Column　血液検査でアルツハイマー病を予測する？

インスリンシグナルを伝達しているタンパク質は「インスリン受容体基質1（IRS－1）」と呼ばれる。IRS－1は、脳のインスリンの感受性の衰えがわかる高感度のマーカーだと考えられている。アルツハイマー病患者の血液中には、このタンパク質の不活性な形が多い（活性化しているものが少ない）という。そのため、アメリカ国立老化研究所の研究チームは、シンプルな血液検査によってアルツハイマー病の症状が現れる前に発症の有無がわかるのではないかと考えた。そして、その結果に彼らは目をみはった。**不活性の形のIRS－1の量が多い被験者は（脳のインスリンシグナルがダメージを受けていることを意味する）、100パーセントの確率でアルツハイマー病を発症していたのだ。**[20] **それよりも驚いたのは、**

**この血液検査に見られる兆候が、疾患の症状が現れる10年前にはっきり現れていたことだ。**この知見は、脳のインスリンの感受性を生涯にわたって維持することが、アルツハイマー病を防ぐ大きな一歩になるかもしれないことを示している。

では、そのためには何をすればいいのだろうか？　身体から始めよう。代謝の働きを促進するための対策は、早ければ早いほうが認知症の発病や悪化を遅らせるようだ。そして代謝の働きは、つきつめれば睡眠やストレス、栄養不足など無数の要因に影響を受ける。だが今、多くのランダム化比較試験で立証されているのは、炭水化物の占める割合の低い食事をとることが、全般的な代謝の働きを促進する、安全で効果的な方法だということだ。

## 血糖に関する嘘

**1日を通して、インスリンの分泌の急上昇や急降下をできるだけ抑えたいなら、炭水化物がたっぷり含まれる食品の摂取量について考えるべきだろう。**

これには糖入り甘味飲料や加工食品、シロップ、ペストリーなど、糖質のかたまりのような食品も含まれる。だが、玄米など「低グリセミック」といわれる全粒粉の食品でも、実のところはたちまち血糖を増やし、そのブドウ糖をインスリンが血液から取りだすことになる。こんな話は聞きたくないかもしれないが、何年も私の定番食だった全粒粉パンは、グリセミック・インデックス（血糖の増加の指標）もグリセミック・ロード（1食分の摂取量を考慮したもの）も砂糖より高かったのだ！ **こうした全粒粉の食品は、精製された炭水化物より「身体にいい」といわれがちだが、本当のところは、しょっちゅう食べても「悪くはない」というのが正しい。**

もう1つの問題は、グリセミック・インデックスが、その食品を「単独で」摂取した場合の数値であることだ。たとえば、パンを一切れ食べる場合と、それをサンドウィッチにして糖質やタンパク質も一緒に食べる場合とでは、数値はまったく異なる。今からさかのぼること1983年、ある研究チームは、炭水化物に脂質を加えた食事が血糖値スパイクを起こしにくく、インスリンの分泌量を増やすことを知った[21]。簡単にいうと、脂質が膵臓を過度に反応させて、炭水化物を単独で摂る場合よりもインスリンを多く分泌するのだ！（じつのところ脂質は、ブドウ糖が血中に入るのを遅らせ、血糖の増加を長引かせる）[22]。食事で血糖値を上げたくない人に、この方法が勧められることが多いが、血糖値スパイクを軽減するために脂質を炭水化物に加えるというのは見当違いのアドバイスだ。

そこで、別の測定基準が必要になってくる。目下、研究されているのはグリセミック・ロードとインスリンAUC（曲線下面積）の2つだ。グリセミック・ロードは基本的に、食品1食分に含まれる糖質がどのくらい血液中に放出されるかを表し、インスリンAUCは食品（あるいは食事）によって分泌されるインスリンの総量を表す。1回の食事の血糖の総合的な影響（そして肝臓がそれを処理する能力）は、食品を1つ食べると血糖値がどのくらい高く、あるいは速く上がるかより重要かもしれない。ある研究では、血糖をすばやく増やす炭水化物（脂肪が含まれないもの）はインスリンが短時間に急激に増えるため、何種類か食品を組み合わせた食事（たとえばバターつきのベークドポテト）を食べたあとの数時間、インスリンがたくさん血液中にある状態よりも速く処理されることが示されている。

**先に進む前に気づいてほしいのは、インスリンの感受性が衰え、結果的にインスリンの分泌量が増えて血糖コントロールが損なわれる要因は、「炭水化物をしょっちゅう摂ること」以外にも無数にあるということだ。**たとえば睡眠不足、遺伝子、有害な化学物質への暴露、多価不飽和脂肪酸の摂取が誘発する炎症などだ。研究によると、健康な人が一晩よく眠れなかった場合にも、翌日にインスリンの感受性が低下するという。つまり炭水化物を何も摂らなくても、一時的に糖尿病予備軍と同じ状態になるのだ！

　慢性的なストレスもやはり悪者で、インスリンのシステムが正常に働かなくなる場合がある。それには多くの要因があり、確定しているものもあれば、まだはっきりしていないものもある。一見身体には害がなさそうな騒音公害ですら、先進国では大きな問題となっている。騒音は軽度の慢性的なストレスを生み、徐々に代謝が正常に働かなくなる可能性がある。あるデンマークの研究では、自宅近くの交通騒音が10デシベル増えるごとに、糖尿病の発症リスクが8パーセント増したという。[23] この数字は、5年後に11パーセントまで上がっている。睡眠とストレスについては、第9章で改めて考察しよう。

## Column　何が良い炭水化物を悪者にするのか？

健康分野において「低炭水化物」対「低脂肪」の論争は、ここ10年ほどのあいだに激化している。どちらの側の信奉者も自分たちが正しいと訴えているが、実際には両者とも自分たちの主張に合わないエビデンスは拒否することが多い。全住民が健康で元気に暮らしている地域のなかには、高炭水化物で低脂肪の食生活を送る人々（日本の沖縄など）がいる一方で、高脂肪で低炭水化物の食生活を送る人々（アフリカのマサイ族など）もいる。この2つをどう考えればいいのか？　炭水化物に対する遺伝的な耐性が、その理由だろうか？　生物学の理想的な科学モデルは、どちらも健康な理由を説明できなくてはならない。**はっきりしているのは世界のどの地域でも、その土地固有の民族が「西洋式」の食生活を取りいれると疾患になることだ。**

では、いったい何が高炭水化物の食生活を、突然有害なものに変えてしまうのか？　「身体にいい」高デンプン質の食事と、有害な西洋の食事の違いを調べるなかで、いくつかヒントが見つかっている。

**▼その土地の伝統的な高炭水化物の食事には、糖質が少ない。**

**▼その土地の伝統的な食事には、「細胞のない」炭水化物、**つまり食物の細胞から取り出された砂糖やデンプンが極端に少なかった。果物とフルーツジュース、または発芽パンと小麦を挽いて粉状にした「全粒粉」パンの違いを考えてみよう。最近のある研究では、マウスを2つのグループに分けて、それぞれにまったく同じ量の餌を与えた。唯一の違いは、片方は粉状、片方は未加工だった。どちらのグループがよく太っただろうか？　答えは粉のほうだ。**加工食品は、炭水化物や脂質など、何であろうと、たちまち身体にとって有害なものになる。**

「糖質」と「糖質と脂質が含まれる中毒性のある加工食品」のどちらが有害かを知るのは難しい。単独で摂取する糖質は無害で、食べすぎることもないかもしれないが、加工されると害があるのかもしれない。実のところ少量の糖質を脂肪に変えるのは非常に難しいが、脂肪と共に体内に取りこまれた場合は、細胞に残らず使われるまですべての脂肪の分子がすぐに貯蔵されてしまう。さらに困ったことに、引きつづいて起きる激しい血糖値スパイクによって、その脂肪が食間に必要な燃料として使えなくなる。その結果、空腹感が急激に増し、代謝が正常に働かなくなってしまう（これについては第6章で詳しく説明する）。

## 持続する変化を起こす

ポジティブな変化を起こすこと――たとえば穀類の摂取を減らす、糖質を排除する、デンプン質が多くインスリンの分泌を促すもの（ジャガイモなど）を避け、デンプン質を含まない野菜（ケールなど）を選ぶ、といったことは、意志さえあれば簡単にできそうな気がする。だが多くの人にとって、食生活を変えることは一筋縄ではいかない。食事というのは長年の習慣や社会的なプレッシャー、また文化的な規範でもあり、単に「食べる」という行為以上の意味を持つからだ。

現代の食品によって肥満エピデミックが引き起こされる前は、カロリー計算をしたり高額なジムの会費を払ったりしなくても、健康的な体重を維持できていた。あとで挙げるのは、ポール先生と私のどちらにも効果があった行動規範だ。**これにしたがえば、糖や炭水化物を多く含む食品を避けられるようになるだろう。**しかもカロリー計算をしたり、1つの食品にこだわったりしないで減量に成功するかもしれない（食べる時間帯を一時的に制限し、結果的にカロリー制限ができる方法は「断続的な断食《インターミッテント・ファスティング》」といわれている。これについては第6章で説明する）。

## Column　グルテンとあなたの代謝──友だち同士か敵同士か？

グルテンは、小麦や大麦、ライ麦に含まれる粘り気のあるタンパク質だ。このグルテンはパンやケーキ、パスタ、ピッツァ、ビールなどに含まれており、腰が強くて歯ごたえもいいため、ほかにもたくさんの食品に加えられている。だが、グルテンが喜ばせるのは口だけかもしれない。最近の研究によると、グルテンは独特の炎症性の問題をもたらすことがある。またインスリン感受性を低下させ、どんな炭水化物の食品に含まれていても太りやすいことが指摘されている。好例を挙げよう。**グルテン入りの餌を与えられたマウスは、同じ餌でグルテンを入れないものを与えられたマウスより体重が増えたという。**[24] このマウスは、グルテン以外、カロリーも炭水化物も糖質もまったく同じ量を与えられたが、対照群のマウスに比べて代謝の活動が低下し、炎症のマーカーも上がっていた。マウスを使って脅かすつもりかと思うかもしれないが、そうではない。消化管の研究にマウスを使う問題について、ある研究チームは『ディシーズ・モデルズ・アンド・メカニズム』誌に掲載された論文で、このように述べている。「哺乳類の消化管は全般的に進化の初期から強く、異種間の大きな違いは、食事によって引き起こされると考えられる。人間とマウスは同じ雑食性として、強い類似性が見られる[25]」。グルテンの影響が消化管以外にも及ぶことを示すエビデンスは増えている。それについては第7章でもっと詳しく語ろう。

## ストレスを感じているときは睡眠を取り、瞑想をする

ストレスと睡眠不足は、過食しがちな人の意志の力を奪う。食生活を改善したければ、この2つを考慮することが大事だ。どちらも第9章で詳しく説明するが、とりあえずこれだけ覚えていてほしい。**夜に良質な睡眠を取ると、ホルモンに足を引っぱられずに食生活の改善を維持する忍耐力が得られる。**

ストレスについていうと、精製された穀物や糖が使われた食品を食べると、ストレスホルモンのコルチゾールと、脳のストレス反応が抑制される。[26] これは身体の自然なコルチゾールの分泌や抑制の調節異常につながり、糖質中毒をもたらす多くの経路の1つにもなる。あなたはコルチゾールを自然な形で減らすことに目を向けるべきだ。**たとえば朝日を浴びる、瞑想をする、運動をする、といったことが、コルチゾールの分泌を減らすために手軽にできる数少ない方法だ。**

## 食品環境をキュレートする

あなたが食べすぎたり、甘いものをやめられなかったりするなら、たぶん、1人でいるとき

のほうが食品の選択をたやすくコントロールできることに気づいているだろう。家にいるときの食べるもののコントロールは、購入する食料品を限定したり、冷蔵庫や食料貯蔵室に未精白の健康的な低炭水化物の食品をストックしたりすることで可能になる。**忘れないでほしいのは、ショッピングカートに入れるものは、あなたの身体のなかに入るものだということだ。**

もちろん、私たちはすべての状況をコントロールできない。オフィスに入ったとき、それまでコツコツと築きあげた状態にいきなりカップケーキが飛び込んできたら、意志力が吹き飛んでしまいそうになるだろう。**想像ゲームのつもりで、それはカップケーキじゃないと考えるのもいい。そうした人間関係のプレッシャーをポジティブに緩和してみるのもいいだろう。**友人や同僚から、あなたの食生活を脱線させるジャンクフードを勧められたら、1つの戦略として、それを放棄することをポジティブなメッセージで伝えるのだ。

**ただ「大丈夫！」とだけ答えてにっこりするほうが、「ぜひ食べたいけど、できないの」としかめっ面で言うよりずっと効果があるだろう。**

前者は、あなたがすでに「完全」で、不健康なものを食べる必要がないというメッセージを送る。後者は「今、甘いものを食べないように我慢してるんだけど、せっかくだからいただこうかな」と取れる（補足：この秘策は、酒を飲みたくないのに勧められたときなど、ほかの人間関係のプレッシャーにも効く）。

**外食をするときは、あらかじめメニューを調べておいて、健康的な選択ができるレストラン**

いよう断っておこう。もし不服そうな顔をされたら、そんな店はこっちから願い下げだ。**を選ぼう。**ここでプロの助言をもう1つ。前もって給仕係に、パンのバスケットを持ってこな

## 内なる「ルールブック」をつくる。目標を書く

私は、健康的な生活を自分のアイデンティティの一部にすることで、自分自身と交渉することなく、内なるルールブックに簡単にしたがえることを知った。たとえば、あなたが小麦粉を使った食品を食べないと決めれば、必ずしも必要ではない低栄養の、インスリンを過度に増やすような食品群を排除できる。こんなすばらしいルールもある。「本当に食べたい餌（牧草）を生まれてからずっと与えられて丁寧に育てられた動物の赤身肉しか食べない」「甘味料で甘味をつけた清涼飲料水は絶対に飲まない」「できるだけオーガニックの食品を買う」。自分のルールを紙に書いて冷蔵庫に留めておき、スナックや菓子に手を伸ばしたくなったときにそれを思い出すという方法もある。**これは「セルフ・オーサーシップ」といい、研究によれば、そうやって特定の目標を書くと、それが実現する可能性がぐんと増えるという。**

## 「まんべんなく適度に」を忘れ、終始一貫の姿勢を貫く

「適度」に炭水化物を摂るように言われた人の多くは、朝食ならマフィンを半分、夕食ならスパゲティを1人前より少なめに、といった形で妥協している。これは「典型的なアメリカの食事」よりも少ないが、それでもブドウ糖が主流（その結果インスリンの分泌が促される）の、そもそも身体に必要ないであろうものを2食とることになる。

それでも、「まんべんなく適度に」食べるというガイダンスは、広く浸透している。近年、テキサス大学の研究チームが、この残念なガイダンスを見きわめようとした。その結果、種類の異なるさまざまな食品を食べた人々に、食事の質の低下や代謝の異常が見られたという。[27]ちょっとわかりづらいので翻訳してみよう。「まんべんなく適度に食べる」というガイダンスを忠実に守った被験者は、野菜などの健康的な食品をあまり食べず、穀物飼育の牛肉やデザート類、炭酸飲料など身体によくない食品をたくさん食べていた。論文の最終著者であるダリウシュ・モザファリアンは「この結果は、『まんべんなく適度に』食べるという現代の食生活は、実際には健康的な食品を少数食べるより好ましくないことを示している」と記している。

**モザファリアン博士の所見では、「最も健康的な食生活を送っているアメリカ人は、実は食べる食品の幅が比較的少ない」という。** では、どうすればいいのか？　いつでもジーニアス・

フードを買おう。そのほかの食品については、第11章で教えよう。

## リアルでもデジタルでも「アカウンタビリ・バディ」を持とう

新しい目標に向かって頑張るときは、自分の進捗状況を報告する友人「アカウンタビリ・バディ」（accountabilibuddy：責任という意味のaccountabilityと、友だちという意味のbuddyを合わせた造語）を持つことがとても役立つ。アカウンタビリ・バディというのは、私のお気に入りのアニメ番組から拝借した言葉だ。**お互いの食事の写真を送信し合ったり、誘惑に負けそうなときには困っていることをメールしたりしてポジティブに励まし合うのだ。身近に誰も応援してくれる人がいなければ、ソーシャルメディアを利用してもいい。**「脳の回復」にコミットメントしたことを友だちやフォロワーに知らせ、食べたものの写真を定期的に投稿して激励してもらおう。自分のハッシュタグをつくってもいいし、#GeniusFoodsを自由に使ってくれてもかまわない。これは、私のインスタグラムのアカウントで使っているハッシュタグで、私の脳を「パワーアップ」するジーニアス・フードを使った料理を公開している。（@maxlugavereに、ぜひ訪れてほしい！）友だちは、あなたがやり遂げるのを望んでいるはずだ。もしかしたら、友だちも真似したくなるかもしれない。

# PART 1を終える前にひと言

科学は常に進歩している。特に脳科学はその傾向が強い。第1章で述べたように、認知症のうち最も一般的なアルツハイマー病についてわかっていることの90パーセントは、ここ15年ほどのあいだで発見されたものだ。認知症予防（もちろん認知機能の最適化も）の科学は新しい。そして明らかに、科学的な「決着」はついていない。だが決着がつくまで待つのは、何十年とまでいかなくとも、何年ものあいだ何もせずに手をこまねいているのと同じだ。

慢性的に血糖（そしてインスリン）が増えることによって、認知機能が損なわれることを示すデータはかなり多い。そして穀物（「健康的」な全粒粉の）が健康を「増進する」という主張が、それを証明する確かなエビデンスはほとんどないのに、何度も繰り返されている。[28]これは、私たちが虚偽に深く入れこみすぎていることにほかならず、アメリカ全土の農作物の作付け面積にそのまま表れている。少なくとも15パーセントが小麦栽培に使われ、半分以上がトウモロコシや大豆の栽培に使われている。そして私たちの皿の半分を占めるべき野菜は5パーセントだ。

炭水化物の耐性は人によってさまざまだが、私は全粒粉の低炭水化物の食品、それに微量栄養素と食物繊維が豊富な食品で皿を満たすことを勧めたい。食物繊維は、慢性的な炎症に対抗するためのメインの武器になるが、これについては第7章で詳しく述べよう。

　低炭水化物の食品にはアボカドやアスパラガス、ピーマン、ブロッコリー、スプラウト、キャベツ、カリフラワー、セロリ、キュウリ、ケール、トマト、ズッキーニなどがある。タンパク質やほかの栄養素を摂るには、天然のサケ、卵、放し飼いの鶏の肉《フリーレンジ・チキン》、グラスフェッド・ビーフなどが頼りになる。私の場合、以前は穀物が多かったが、今はこうしたごちそうで皿を満たすように心がけている。

　こうした大切な栄養素を脳に供給することが、パート2の重要ポイントだ。次の第5章では血管を元気にする旅に出かけよう。さあシートベルトを締めて！

## ジーニアス・フード #4　ダーク・チョコレート

あなたは、カカオ豆が1887年までメキシコシティ一帯で立派な通貨として流通していたのを知っていただろうか？　この貴重な果実の種は、身体のためになる食べ物として歴史的に尊ばれてきた。友だちのテロ・イソカウッピラの話では、カカオ豆は自然食品のなかでも群を抜いてマグネシウムが豊富だそうだ。テロはフィンランドで薬用キノコの栽培にたずさわる食料採集のエキスパートで、私の知るかぎりカカオの知識で彼の右に出る者はいない。

チョコレートは自然発酵食品で、ポリフェノールの一種のフラバノールが豊富なため、食べればさまざまな恩恵がある。カカオフラバノールは認知機能の老化を食い止め、インスリンの感受性や血管機能、脳の血流、さらには運動能力まで改善するといわれている。[1]　23歳から98歳までの、認知機能の正常な被験者1000人近くを対象にした研究では、少なくとも週に1回チョコレートを食べる人は、視空間記憶とワーキングメモリ、抽象的な推論などの認知的な能力が優れていることがわかった。[2]　だが、地元のスーパーマーケットには、どれを選べばいいのか迷ってしまうほどたくさんの種類のチョコレートが並んでいる。そのなかで、どうやってお目当てのものを見つければいいだろうか？

**まずは原料表示を見よう。そのチョコレートの原料が「アルカリ処理」、別の言葉ではダッチ・プロセスという処理がされていないことを確かめよう（たいていは原料表示の〝ココア〟の隣に書かれている）。**このような処理法は、原料に含まれる植物栄養素をかなり損なわせ、せっかくの有益な食べ物を、栄養のないカロリーだけの食べ物に変えてしまう。市販されているチョコレートは、糖質の含有量もさまざまだ。糖質はできるだけ少なくて、カカオはたっぷり含まれているものを望むなら、カカオの含有率が80パーセントを超えるチョコレートを探そう。それより低いものは、「おいしすぎて食べるのがやめられない」食品カテゴリに属している（ミルクチョコレートとホワイトチョコレートは、本質的にはキャンディ、つまり純粋な糖質だ）。たとえば、あなたが85パーセントと書かれたものを見つけたら、もう安心。ちょっと小腹が空いたときに、ほんの一切れ食べて満足する、そんなチョコレートの楽しみ方ができるはずだ。

もっといい方法がある。糖質を一切含まない自家製のチョコレートをつくって、それを心ゆくまで味わうのだ！　実は、驚くほど簡単につくれる。巻末で、その魅力的なレシピを紹介している。

**●使い方のヒント●**　カカオ85パーセントのダーク・チョコレートを、板状なら週に1枚の割合で食べよう。また、オーガニックやフェアトレード認証ラベルのあるものを選ぼう。そうした商品は、たいていは倫理的なルートで供給されている。

## この章のまとめ　FIELD NOTES

▶ インスリンの感受性を維持し、高めるいちばんの方法は、炭水化物の食品を最小限に抑えて、インスリンの極端な増加が頻繁に起きないようにすることだ。そうすれば、炎症や脂肪の貯蔵も最小限に抑えられる。

▶ インスリンは脂肪細胞の一方向弁となり、脂肪が燃料として放出されるのを妨げる。脳も含め多くの臓器が、脂肪を燃料として使うことができる（この場合、脂肪は「ケトン体」という物質に変換される）

▶ アルツハイマー病の40パーセントは、インスリンの過度の分泌の慢性化が要因かもしれない。そして診断が下る数十年前から、過度のインスリンによって認知機能が蝕まれていく可能性がある。

▶ 小麦などの穀類は血糖値やインスリン値を劇的に上昇させるが、微量栄養素の含有量は比較的少ない。また穀類は、アメリカ合衆国で消費されるカロリーのトップを占めている。生物学的には、人間に穀類は必要ない。

▶ **炭水化物の過剰摂取だけでなくストレス、変質した油の摂取、有害な化学物質はすべてインスリンの調節を狂わせる。**

# PART 2

# THE INTERCONNECTEDNESS OF IT ALL (YOUR BRAIN RESPONDS)

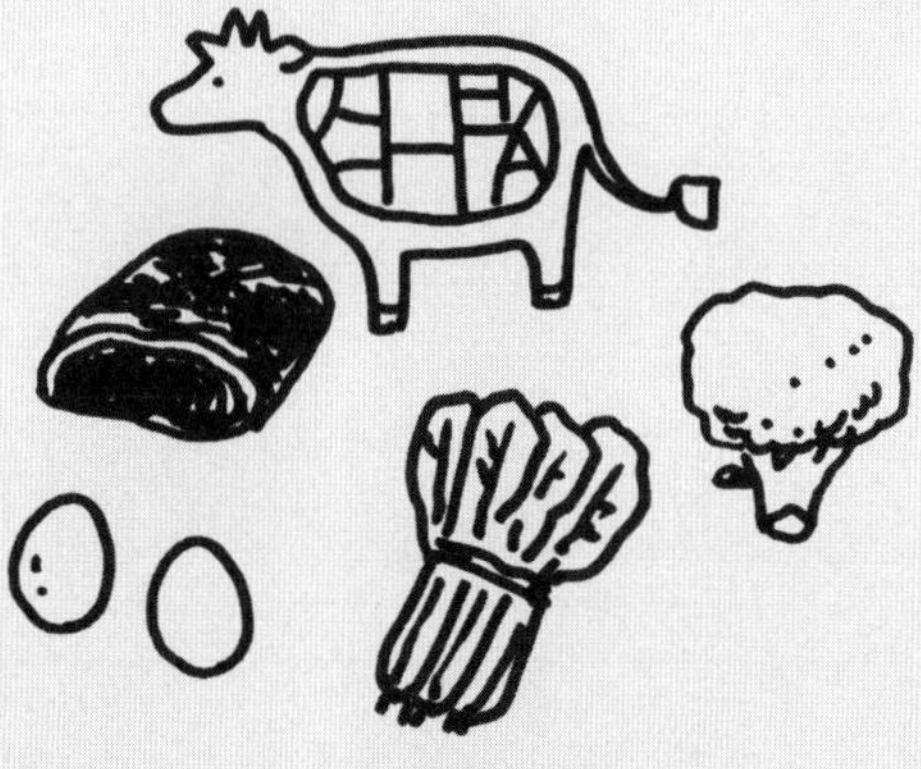

# PART 2

# すべては互いにつながっている

## ～身体と脳の反応～

# 第5章 心臓の健康は脳の健康

初めてオムレツを食べたときのことは、昨日のようにはっきりと憶えている（えっ、あなたは違う?）。そのとき私は、母とニューヨークのアパートメントのキッチンにいた。母は卵を1つ割りほぐし、私のためにオムレツをつくってくれた。私が7つか8つのときだったと思う。母は自分の父親を心臓病で亡くしたので、いつもその病気を怖れていた。母が卵を食べているのを一度も見たことがなかったのは、たぶんそのせいだったのだろう。なにせ卵黄にはコレステロールがたっぷり含まれているので、国民のあいだでは心臓病を引き起こす食材として、何十年ものあいだ面目を失っていた。ところがある晩、母はごちそうをつくると言って、その卵で料理を始めたのだ。

母は、自分の母親から受け継いだ愛用の鋳鉄製のフライパンを火にかけた。いつもコーン油を馴染ませて、コンロの脇に置いてあるものだった*。私は朝食用のカウンターの前に座り、母

【*】 第2章で、傷みやすくて化学反応を起こしやすい多価不飽和脂肪酸について説明したのを憶えているだろうか？ このような油は、食材が焦げつかないようにフライパンの表面に被膜をつくるのに最適だ。なぜなら簡単に酸化して鉄と結合するからだ。そして、あなたの血液でも同じことが起きるのだ！ 一方、オリーブオイルや飽和脂肪酸の油脂は化学的に安定しており、簡単に酸化しないので、こういった被膜をつくることはほぼ不可能だ。

が料理する姿をながめた。そして数分後に、ナイフとフォークを握りしめた。だが、生まれて初めて卵を食べるわくわくした気持ちは、母が皿を差しだしながら口にした警告によって一気にしぼんでしまった。「こういうものは、たまにしか食べちゃだめなの。卵の黄身にはアブラとコレステロールが入ってるんだから。あなたの小さな血管が詰まったら大変！」（母は私に、好き嫌いが多いと誰にも結婚してもらえないわ、としょっちゅう言っていた。それは私の偏食をなくすための母の作戦だった。私は偏食の激しい子どもだったからだ。結局、あの言葉は正しかったのだろうか？　まあ、今でも食べ物の選り好みはしているとだけ言っておこう）

それから数年後、私たちは休暇で南フロリダにいた。大勢のニューヨーカーが、真冬の寒さを逃れて避難する場所だ。私はそこで、またしても生まれて初めて、あるものを口にした。ココナッツだ。そしてたちまち、その濃厚な舌触りの、ほんのり甘い南国の味の虜になった。すでに12歳になっていた私は、その瞬間に理解した。なぜニューヨーカーがこんなにもフロリダを愛するのか。ココナッツがあるからだ！　ところがその恋も、母が、ココナッツの果肉は身体に悪いと言った瞬間、はかなく散った。「ココナッツは飽和脂肪酸が多いから、心臓によくないの」

**この章では、血管に関するさまざまな領域に飛び込んでいこう。**脳に関する本なのに、どうして1つの章をまるまる血管の話に割くのかって？　それは、静脈や動脈の影響が、心臓や心臓病のリスク以外にも及ぶからだ。脳には、推定で約650キロメートルにも及ぶ微小血管網を通して栄養素やエネルギー、酸素が送り込まれている。**このネットワークに何か問題が発生すると（脳に流れこむ血液が減って）、認知機能が低下し、アルツハイマー病と血管性認知症のリスクが増える。その上、老化の典型的な認知機能の衰えまで生じるという。**[1] いったい誰がそんなことを望む？

## 心臓にいい食事の嘘

現代に生きる私たちは、血管の働きについて昔よりも深い知識で守りを固めている。ところが、あいにく多くの医師たちは、いまだに旧式の助言を患者に与えている。何もかもがはっきりしているわけではないが、食生活に超悪玉がいるとしたら、それは飽和脂肪酸ではないことが徐々にわかってきている。２０１０年に、アメリカの栄養学の第一人者で、初期の食生活の指針をたくさんつくった1人、ロナルド・クラウスは、メタ分析のなかでこう結論づけている。「食事から摂取する飽和脂肪酸が、ＣＨＤ（冠状動脈性心疾患）やＣＶＤ（心血管疾患）のリスク増加と関係があることを示す有意義な証拠はない[2]」。

それでも「コレステロール原因説」、つまりコレステロールを含む食品や、コレステロールそのものが心血管疾患を引き起こすという説は今も残っている。この仮説は、そもそもアテローム性動脈硬化症の初期の研究がもとになっている。アテローム性動脈硬化症は、動脈に蓄積したプラークが血管を硬化させ、血管が狭くなる病気だ。この研究で死体を解剖したときに見つかったプラークに、コレステロールが大量にたまっていた。この発見がもとになって、「脂質の多い食品を食べると動脈が詰まる」という大衆受けしそうな概念が生まれ、たびたび引用されるようになった。この論理は、人体の複雑な生物学を、冷えた排水管に油を流し込むと起きる現象と同等にとらえるものだ。飽和脂肪酸はコレステロール値を上げるため、そしてコレステロールが豊富な食品にはもちろんコレステロールが入っているため、飽和脂肪酸とコレステロールが豊富な食品の摂取を減らすことが、心血管疾患の防止や治療の焦点となった。とはいえ、生物学が単純であることはまずない。結論からいうと、コレステロールはしばしば罪なき傍観者になる。**つまり犯罪現場にはいたけれど、犯人であることはめったにないのだ。**

「コレステロール原因説」の父、アンセル・キーズをはじめとして、多くの栄養科学者が自然食品を、そこに含まれる「栄養素」に還元しようとしている。だが、これは無理もない話だ。**ビタミンCの発見は、壊血病の問題を解決した。ビタミンDは、くる病を予防することがわかった。**こういった大勝利は、実に単純明快な解決策によってもたらされた。そのため、科学者は心血管疾患に目を向けたときに、つい単純な還元主義に走ってしまったのだ。

**心臓発作で死んだ人の動脈にコレステロールがたまっていた↓飽和脂肪酸をたくさん摂ると、血液中のコレステロールが増える↓となると飽和脂肪酸は、血液中のコレステロールを増やし、心血管疾患を引き起こす。**

医師たちがもっともだと思う程度に複雑で、一般人がすんなり理解できる程度に単純な論理だ。とはいえ、コンピュータープログラマーは、「ごみデータを入れれば、ごみデータしか出てこない」と言っている。食品と生物学の関係や相互作用は、想像を絶するほど複雑だ。そう簡単にシミュレーションなどできないし、まして精製されたり合成されたりした食品を取りこめばどんなしっぺ返しが来るかわからない。統計学者のナシーム・タレブは、率直にそれを認めている。タレブは無作為性や確率、不確実性に着目し、２００８年の金融危機も予測した学者だ。

実験生物学における局所的な研究の多くは、外観上「科学的」で、証拠にもとづいたものであるにもかかわらず、数学的に緻密で単純なテストに失敗する。つまり、局所的にはいかに確固たるものに見えても、それをどう結論づけるか、あるいは結論づけないかに慎重になるべきである。〝次元の呪い〟のため、従来の縮小された科学実験の手法から複雑な仕組みの情報を得ることはできない。不可能だ。

要するに人体のとてつもない複雑さと、現代の科学的ツールが万能ではないことを考えれば、急激に工業化された食品供給に対しては過度に疑い深くなるべきだろう。アメリカ政府が国民の食生活に介入して脂質を取り除いたとき、国家のリーダーは、まさしくこの罠にはまっていた。つまり欠陥のある科学的観察を、性急に政策に適用してしまったのだ。

アンセル・キーズは、飽和脂肪酸にとどめを刺すべく、究極の判断基準となるような研究を行った。それはミネソタ冠状動脈実験と呼ばれる、大規模で長期的な二重盲式のランダム化比較試験だった。第2章で述べたようにキーズは疫学者で、大きな集団のなかの健康と疾患の関連性を研究していた。そしてこの実験は、精神障害者施設の入所者9000人以上を対象に、鉄壁の研究計画をもって行われた。キーズにとって、これはまさに飽和脂肪酸と心血管疾患の因果関係を証明するチャンスだった。

キーズが率いる研究チームは被験者を2つのグループに分け、それぞれに異なる食事を与えた。対照群となるグループには典型的なアメリカの食事、つまりカロリーの18パーセントを飽和脂肪酸から摂る食事を与えた。もう1つのグループには、飽和脂肪酸を半量に落とした「介入」食を与えた。その量は、アメリカ心臓協会が推奨するガイドラインにしたがったもので、のちに政府が採用するものだ。不足分のカロリーを補うために、この被験者たちは多価不飽和脂肪酸のコーン油で調理した、あるいはコーン油を含む食事が与えられた。マーガリンやサラダドレッシング、またコーン油が「たっぷり含まれる」牛肉、牛乳、チーズなどだ。

この実験は5年にわたって行われた。その結果、コーン油を摂ったグループはコレステロール値が大幅に減ったが、心血管疾患や全死亡率という点では何の恩恵もなかった[3]。効果がないという結論は、アメリカ国民に推奨されたほとんどの栄養摂取の助言と大きく矛盾した。飽和脂肪酸を減らしてコレステロール値を下げれば健康が「増進」し、損なわれることはないと約束されたはずだった。この「不都合な真実」は、実験の結果が奇妙にも研究が終了した16年後の、1989年にようやく公表された理由を説明するかもしれない。だが、この話はそこで終わらない。

ノーベル賞を受賞した物理学者のマックス・プランクは、持論を絶対に曲げない科学者の高慢さとなわばり意識の強さを指して、こんなことを言ったという。

「科学は葬式のたびに進歩する」この言葉が発せられたのは、ミネソタ冠状動脈実験の論文が最初に発表されたおよそ30年後、国立衛生研究所とノースカロライナ大学の研究者たちが、今は亡き論文共著者の1人――アンセル・キーズと親しかった同僚――の自宅の地下室の箱にしまわれていた未公表のデータを発見したときだった。[4]

長らく葬り去られていたデータに、研究者たちは何を見つけたのだろうか？　そのデータを再分析すると、コーン油を摂取したグループはコレステロール値が下がってはいたが、よくない兆候があった。血清コレステロール値が30ｍｇ／ｄＬ下がるごとに、死亡リスクが全体で22パーセント上がっていたのだ。また、5年にわたって飽和脂肪酸を摂取したグループに比べて、心臓発作を起こした人が2倍も多かった。**要するにコーン油がコレステロール値を下げたにも関わらず、健康状態は悪化していたのだ！**

このショッキングなデータの要点は、**コーン油やほかの食用加工油脂（と糖質）は、血管に**

**ダメージを与える可能性が、飽和脂肪酸より高いということだ。**そのダメージとは、どんなものなのか？　動脈にミクロの調理用バーナーをあてるところを想像してみよう。きっと理解できるはずだ。医師のケイト・シャナハンは、洞察に富んだ著書『Deep Nutrition』（未邦訳）のなかで、アテローム性動脈硬化症の結末はフライドチキンの皮そっくりだ、と生々しく描写している。

**コレステロール値が低いからといって、安心してはいけない。**

## コレステロールと脳

それでは、実態調査に移ろう。コレステロールは、身体にとって必須の栄養素だ。しかも身体を組成している全コレステロールの25パーセントが脳に集中しているため、脳にとっては特に欠かせない。また細胞膜を形成する成分でもあり、その構造を支えるために重要な役割を果たしている。その1つは栄養の出し入れができるように細胞膜の流動性を保つことだが、酸化から守る働きもしているかもしれない。そして、コレステロールは脳の神経細胞から伸びる軸索に巻きついている「ミエリン」という絶縁帯の鞘をつくるのに欠かせない成分でもある（多発性硬化症は、このミエリンを自己免疫システムが攻撃してしまう）。また、**シナプス（神経細胞が互いに情報をやり取りする隙間）では特に重要な役割を担い、脳の可塑性を維持したり、**

**神経インパルスを伝えたりする機能を支えている。**そのため、ここでコレステロールが枯渇すると、シナプスと樹状突起スパインの変性につながる。[5] 樹状突起スパインというのは、神経細胞から伸びる枝状の突起にできる小さなトゲのようなもので、ほかの神経細胞から伝わってきた情報がそこで受け取られ、何らかの記憶が形成されると、実際にそのトゲが伸びるといわれている。

コレステロール研究の権威で、脳内のコレステロールの作用に詳しいヨン・キュン・シン博士の論文が、近年『米国科学アカデミー紀要』誌に掲載された。博士はそのなかで、コレステロール低下薬の一律の使用は、意図しない結果につながると警告している（これは、一般的に処方されている「スタチン」系の薬を指す）。同時に公開されたプレスリリースで、博士はこう説明している。

「脳からコレステロールを奪いとると、神経伝達物質の放出を促すメカニズムに直接影響が及ぶ。神経伝達物質は、データ処理と記憶機能に作用する。つまり――どのくらい頭が回転し、どのくらい記憶力がいいか、だ」

大規模な人数による研究が、このシン博士の危惧を裏づけている。それはマサチューセッツ州のフラミンガムという町の住人を対象にした「フラミンガム研究」だ。この研究では、あらゆる世代の心血管疾患のリスクの分析が行われ、今も継続中で、高く評価されている。この研究のなかで、２０００人の男女の被験者が、厳密な認知機能のテストを受けた。その結果、**総**

**コレステロール値が高く、いわゆる正常値を超えている人が、抽象的推論や注意力、集中力、言語能力、実行機能などの認知機能の検査でよい成績をあげた。**[6] 一方コレステロール値の低い被験者の成績は、あまりよくなかった。これとは別の研究で、認知症を発症していない１８５人の高齢者の認知機能のテストでは、総コレステロール値（ＨＤＬとＬＤＬの両方を含む値）が高い人と、ＬＤＬ（〝悪玉〟コレステロールといわれている）のみが高い人は、どちらも記憶力で良い成績をあげた。[7] このほかにも、コレステロール値が高いと認知症になりにくくなる可能性を示唆するデータがある。[8]

**２万人を対象に行われた最近の研究では、コレステロールを下げるスタチンという薬による治療を受けている人において、パーキンソン病のリスクが増えたことを示す強力なエビデンスが見られた。**パーキンソン病は２番目に多い神経変性疾患で、動作に影響が及ぶ病気だ。この論文の上席著者でバイス・チェアでもあるペンシルバニア州立大学医学部のファン・シュエメイは、医学情報サイト『メドスケープ』のインタビューで、こう述べている。「これらの研究結果はすべて、コレステロール値が高いほうが、パーキンソン病の予防に有益であることを裏づけています。そのためスタチンによる高コレステロールの治療は、その保護作用を取り去ってしまう可能性があります」（スタチンについては、あとでまた話そう）。

**コレステロールが首から下で担っている役割は、脳にも重要な形で影響をおよぼしている。**

コレステロールは、脳の構成成分である脂肪と、保護的な働きをする脂溶性の栄養素の吸収に欠かせない胆汁酸をつくる材料となる。また、テストステロンやエストロゲン、プロゲステロン、コルチゾールなど、脳を保護するたくさんのホルモンの合成にも利用されている。さらに、コレステロールは日光のＵＶＢにさらされることによって別のホルモン、ビタミンＤが合成される。ビタミンＤは、体内の１０００近くの遺伝子の発現に関わっており、そうした遺伝子の多くは脳の正常な機能にじかに関わっている。

今、あなたは、こんなふうに思っているだろうか。そのコレステロールはどこにあるんだ？　それが全部ほしい！　きっと、こんなにも身体のためになる栄養素を悪者扱いしてきたことに大いに反省しているはずだ。

## コレステロールと病気との関連性

多くの動物性食品には、コレステロールが含まれている。私たちは長年、この脂肪性の成分の摂取は控えるように警告されてきた。それでも卵黄やエビ、ほかの甲殻類など、私たちがずっと悩みつづけてきた食品は、実は血液中のコレステロールの濃度に、ほんのわずかしか影響をおよぼさない。なぜなら食品に含まれるコレステロールよりも、もっとたくさんのコレステロールが体内で合成されているからだ。イメージがわくようにいうと、平均的な人は卵黄４つ分のコレステロールと同量のコレステロールを、毎日体内で合成しているのだ！

それでもなお、相当な数の人たちが、いまだに栄養価の高い卵黄をやめて、代わりに砂糖入りのシリアルやオートミールのインスタント食品、果ては卵白のオムレツなどという身ぶるいするようなものを食べろと言われている。近年、証券会社のクレディ・スイスが脂質に関する消費者の認識について市場調査を行った。それによると、栄養士の40パーセントと、一般開業医の70パーセントが、いまだにコレステロールの多い食品を食べると心臓や血管に悪影響があると考えていることがわかった。[9]この調査の報告書には次のように記されている。

コレステロールの含有量の多い食品（たとえば卵）を食べることの大きな懸念は、完全に根拠がない。基本的に、食品から摂取するコレステロールと、血液中のコレステロール値とは一切関係がない。このことはすでに30年前から知られ、繰り返し証明されている。コレステロールの含有量が多い食品を食べても、一般的な健康において害はなく、心血管疾患［ＣＶＤ］のリスクもない。

食事で摂るコレステロールは、たいていの人にとって問題はなく、これまでもまったく問題はなかった。そして今や、わが国のＦＤＡ（アメリカ食品医薬局）でさえ、〝食生活指針〟の直近の問題「懸念すべき栄養素」のリストからコレステロールを外した。現代社会に広く浸透した食生活の神話の1つを葬り去ったことになる。

先ほど述べたように、血中のコレステロールのほとんどは、体内で合成されている。一部は脳で合成されるが、ほとんどは肝臓で合成されている。実はコレステロールをあまり摂らないと、肝臓にコレステロールをもっとつくれとシグナルが送られる。何十年も前に、初めてこのメカニズムを説明したのはペーター・アーレンス博士だった。アーレンスは、コレステロール原因説に異を唱えた人だ。一方、体内でつくられるコレステロールを正常に保たないと、疾患につながる可能性がある。

肝臓でコレステロールがつくられると、そのほとんどはバスに乗って身体じゅうを行き来する。このバスがLDL粒子だ。**LDLは、「低密度リポタンパク質」(low-density lipoprotein)を略した言葉だ。**このLDLは、よく「悪玉コレステロール」と呼ばれるが、実のところコレステロールの分子ではない。それに、少なくとも最初に運びだされる段階では、明らかに悪玉ではない。それどころか、コレステロールやトリグリセリドなど脂溶性の粒子が血液中にとけ込むには欠かせないタンパク質ベースの「運び屋」なのだ。知ってのとおり、油と水は混ざらない。そして血液の92パーセントは水だ。言い換えればリポタンパク質は、溶解の問題に対して自然が生みだした解決策なのだ。

私の説明はコレステロールが体内で合成されることを理解するための、ごく初歩的なモデルだ。**LDLと病気の関係を理解するには、2つの高速道路を想像してみるといいだろう。**つまり高速道路Aと、高速道路Bだ。この高速道路は、それぞれ100人が通勤に利用している。

## Doctor's Notes　コレステロールを過度に吸収する人

私たちが本書でさまざまな助言をする前に、いちいち〝お断り〟を書いたとしたら、この本はまったく読むに値しないものになってしまうでしょう。心に留めてほしいのは、私たちは**たいていの人に、たいていの場合に当てはまることを書いているということです。**私たちは、食事から摂取するコレステロールは、概して血中のコレステロール値にほとんど影響をおよぼさないと考えます。食べてはいけない悪者にされていたコレステロールは、今や身の潔白が証明されています。ただし、常に例外はあります。独特の体質の人、それに大多数の人とは異なる遺伝子を持つ人です。ほとんどの人は体内でコレステロールを合成していますが、食品からより多くのコレステロールを吸収してしまう人が少数いるのです。特殊なケース、特に心血管イベントのリスクを診断するマーカーのコレステロール値が説明がつかないほど高い場合、血液検査で、体内のコレステロールの合成量が多いのか、それとも食品から吸収するコレステロールの量が多いのかを調べることができます。この検査は、患者さんがコレステロールの合成を阻害するスタチンを服用してもコレステロール値が下がらない理由を考えるとき、治療の目安になります。つまりコレステロールを体内で合成しない代わりに、食べたものから吸収しているかもしれないのです。特殊な検査の話は本書の内容の枠を超えてしまいますが、市民科学者のためにあえて説明するなら、「ラトステロール」値が高い場合は、体内でコレステロールが過剰に合成されているのでスタチンに反応しやすい傾向にあり、一方、植物ステロールの「カンペステロール」と「ベータ・シトステロール」値が高い場合は、食事から過剰に吸収していることを示しています。

高速道路Aでは、その100人がそれぞれ100台の自家用車を運転している。一方、高速道路Bの100人は、5台のバスに相乗りして通勤している。衝突や事故、渋滞に巻き込まれやすいのは、高速道路Aのほうだ。なにしろ100台もの車が走っているのだから。それに対し、高速道路Bには5台の乗り物、つまりバスしか走ってない。あなたは、どちらの高速道路で通勤したいだろうか？

先ほど述べたように、マゾヒストかサディスト、あるいは両方でないかぎり、高速道路Bだろう。コレステロールという名の乗客は、高速道路Bの通勤客のように全員がバスで出発する。このバスは、乗客が何人も乗りこんだ「大きくてふわふわした」LDL粒子だ。ところが乗客を降ろすと自動車ほどに縮み、「小さくて高密度」の粒子になる。システムが正常なら、この小さな粒子は、まもなくリサイクルされるため肝臓に戻っていく。ところがそのプロセスは、2つの不出来なシナリオによって妨害されることがある。その場合、血管は小さくて高密度な粒子で1杯になる。こうなると、血管は高速道路Aのようになる。これは、身体にリサイクルの問題がある兆候だ。

不出来なシナリオの1つめは、LDL粒子が酸化（血液中で酸化作用のある副産物にさらされて起きる）や、糖の分子との結合（第3章で説明した糖化反応）によってダメージを受けることだ。LDL粒子がダメージを受けると、運搬先の組織（たとえば脂肪や筋肉の細胞）も肝臓のリサイクルセンターも、その粒子を見分けられなくなる。ちょうど、曲がった鍵を鍵穴に差し込んでドアを開けようとするようなもので、LDLは、もはや鍵穴に入らない。そのため、

**ダメージを受けたLDLは血管から抜けだせなくなり、世間からつまはじきにされた流浪人がコロニーをつくるように集まって、やがては動脈壁に住みついてしまう。**これは総コレステロール値の上昇を意味する場合もあるが、粒子が小さくて高密度なら、総コレステロール値はそれほど上がらないかもしれない。コレステロール値が高くない（あるいは薬でコレステロール値を下げていた）のに心臓発作を起こす人が多いのは、これが理由かもしれない。

2つめのシナリオは、錠前のほうに問題があって鍵が開けられない状態だ。これは超加工食品、とりわけ炭水化物をたくさん食べて、肝臓に酸化ストレスや過度の負担がかかったときに起きる。本来、炭水化物（あるいは炭水化物と脂質を同時に摂るとき）やアルコール、またはほかの有害な物質を処理するときに、肝臓はリポタンパク質のリサイクルを優先しない。また筋肉の細胞など、ターゲットとなる組織の栄養がすでに「満タン」の場合、やってきたLDL粒子を「門前払い」する。どちらの場合もアディショナルタイムに突入して、LDL粒子は血管にとどまり、酸化作用のある副産物に近づいてさらにダメージを受け、血管の内壁にくっつきやすくなる（これは近年の研究で実証された。高炭水化物・低脂肪の食事を続けた女性被験者たちにおいて、総コレステロール値は変わらないのに、酸化コレステロールの値が27パーセント上がったという[10]）。

こうして有害化したLDL粒子の1つが血管の壁に染みこむと、接着分子が放出されて、ダメージを受けた場所に目印がつく。それから「サイトカイン」という、炎症性のさまざまなメッセンジャーが分泌され、免疫システムに異物の侵入を知らせる。それにより免疫細胞が集まってきて酸化したLDLを取り込み、「泡沫細胞《ほうまつ》」というものができる。複数の泡沫細胞が蓄積すると独特の脂肪線条ができて、やがてプラークとなる。そこにほかの免疫細胞や血小板が付着すると、動脈の壁の損傷はさらに悪化する。

LDLの酸化プロセスは、アテローム性動脈硬化症の発症において、明らかに大きな役割を演じている。興味深いことに、アテローム性動脈硬化は静脈には見られず、動脈のみに生じる。静脈と違い、動脈は高圧の力によって酸素を運んでおり、小さくて高密度のLDL粒子がダメージを受けて血管の壁にくっつくのにおあつらえ向きの環境を提供する。多くの人は心臓発作（プラークが心臓のまわりの動脈に蓄積することで起きる）を最悪のシナリオだと思っているが、**アテローム性動脈硬化はどこにでも発生し、脳に酸素を供給している微小血管系にも発生する。この場合に起きるのが血管性認知症だ。**気づかないほどの小さな発作が、脳内で何度も起きるという[13]。血管性認知症は、アルツハイマー病に次いで2番めに多い認知症だ。

あなたが若くて健康なら、そんな病気は「高齢者だけがなる」ものだ、まだ何十年も先の話じゃないか、と思うだろうか？。この見事な配管システムが、本当にあなたの認知機能に影響を及ぼす可能性があるのだろうか？　私の友人で同志のリチャード・アイザックソン博士は、ニューヨーク長老派病院・ワイルコーネル医療センターにあるアルツハイマー予防クリニックの責任者を務めているが、認知機能のテスト（明晰な思考力や集中力、精神的柔軟性などを調べる検査）によって、小さな高密度のLDL粒子の値が高い患者の実行機能が、予想以上に低いのを数えきれないほど見ている。正確なメカニズムははっきりしていないが、先ほど述べたプロセスが何らかの形で関わっていると思われる。アイザックソン博士は、この臨床観察を実証するため、小さな高密度のLDL粒子と認知機能の関連性について綿密に研究を進めている。

## Column　あなたの数値を解読する

一般的なコレステロール値の検査は、道路を走っている乗り物の全重量を量って道路の状態を調べるようなものだ。だが、1台のバスと自動車5台の重さは同じかもしれないし、普通の重量計では、区別はつかない。だが、朗報がある。**道路を走っている乗り物の総数を調べる検査があるのだ。**これは非常に有益なツールと考えられている。ただし困った問題がある。ほとんどの医師がそれを知らないこと、そして、どんな保険でもカバーできるわけではないことだ。

LDL粒子の数、つまりLDL－pは、「NMR（核磁気共鳴）リポ蛋白プロファイル」という検査で調べることができる。このLDL－pはLDL粒子、ようするに高速道路を走っている車の総数を表し、リスクを予測するものとして役立つことが研究で示されている。そして高速道路の例でいえば、LDL－pの数は、ほかの条件がすべて同じなら、低いほどいい。

## Column　ＬＤＬリサイクルの「裏技」

肝臓の処理負荷を和らげれば——特に超高脂肪食や、飽和脂肪酸の多い食事に対して違った反応をする遺伝子を持つ人の場合は、脂質プロファイルが正常になるかもしれない。ある研究者は、アルツハイマー病を発症するリスクの高い遺伝子ＡｐｏＥ４が、飽和脂肪酸に対する血中脂質の反応を悪化させる、つまりＬＤＬを増やすと考えている。[11] そして人口の25パーセントが、この遺伝子を持っている。そのメカニズムは完全には解明されていないが、肝臓がリサイクルするＬＤＬが減り、その結果ＬＤＬがより長く血液中にとどまり、小さくなって問題を起こすと考える研究者もいる。次に挙げる戦略によって、あなたの肝臓をＬＤＬリサイクルのスーパースターにできるかもしれない。

▼**インスリンの感受性を取り戻す。** 加工された穀物（全粒粉の小麦粉も）、炎症を誘発する油、添加糖類（特に果汁、アガベシロップ、高果糖コーンシロップ）を避け、甘い果物とデンプン質の野菜の摂取を減らす。

▼**エクストラバージンオリーブオイルの摂取を増やす。** 脂肪肝の糖尿病患者の研究では、一価不飽和脂肪酸を豊富に取りいれた食事によって、（「身体にいい」炭水化物の多い食事に比べて）肝臓に蓄積した脂肪の量が4.5倍も多く減ったという。アボカドやアボカド油、マカダミアナッツ、

エクストラバージンオリーブオイルは、一価不飽和脂肪酸の宝庫だ。

▼**「余分な」飽和脂肪酸の摂取を減らす。**飽和脂肪酸は肝臓のLDLの受容体を減らして、LDLを増やす。[12] バターやギー、ココナッツオイルを摂りすぎないようにしよう。自然食品（グラスフェッドビーフなど）から摂るのが望ましい。

▼**繊維質の野菜をたくさん摂る。**それによって、炭水化物と脂肪の吸収を遅らせることができ、食べたものを処理する肝臓の負担を減らせる。

▼**アルコールの摂取を減らす、あるいは避ける。**ビールの6本入りパックをがぶ飲みしていると、健康な若者でもたちまち脂肪肝になる。

▼**断続的な断食を組み入れてLDLのリサイクルを増進する。**断食については次の章で詳しく述べよう。

▼**運動後の高炭水化物・低脂肪の食事を週に1〜2回取り入れる。**一旦インスリンの感受性が回復したら、肝臓のLDLのリサイクルのメカニズムを「始動させる」ためにインスリンを利用する。サツマイモや白米、玄米は低糖質なので、このプロセスを本格的に始動させるのに役立つ。

## Column　脳の血流を増やす

脳は、大量の酸素を消費している。あなたが1回呼吸するごとに、その25パーセントが脳に直行して代謝のニーズに応える。血中脂質を正常に保つことが、脳の認知機能を何の妨害もなく保つための1つの方法だ。そしてありがたいことに、次に挙げる方法によっても脳の血流を増やすことができる。

▼**ダーク・チョコレートを食べる。**ダーク・チョコレートに含まれる成分（ポリフェノール）は灌流、つまり脳の血流量を増やすことがわかっている。ジーニアス・フード#4で述べたように、カカオの含有量が80パーセントを超えるもの（理想的には85パーセント以上――これは糖質がより少ないことを意味する）、抗酸化物質を減らすアルカリ処理をされていないものにこだわろう。

▼**穀物、糖質、デンプン質を摂らない、あるいは減らす。**脳が脂肪――具体的にはケトンを燃料にすると、送り込まれる血流量が39パーセントも増える。[14] これについては次の章で説明しよう。

▼**カリウムをもっと摂る。**カリウムが多く含まれる食品は、アボカド（アボカド1個にはバナナ1本の2倍のカリウムが含まれている！）、ホウレンソウ、ケール、ビーツの若葉、スイスチャード、キノコ、そして、まさかと思うだろうが、サケだ。

▼ **硝酸塩の豊富な食品を食べる。** 一酸化窒素は血管を拡げ、血流を促進する。同じグラム数なら、ルッコラがほかの野菜よりも多く一酸化窒素を含んでいる。その次にビーツ、サラダ菜、ホウレンソウ、ビーツの若葉、ブロッコリー、スイスチャードだ。一酸化窒素が豊富な食事1回で、認知機能がぐんと高まるかもしれない。[15]

## 心臓病は消化管で始まるのか？

小さくて高密度のLDL粒子が体内で過剰に発現するプロセスとして、正当に評価されていない説がある。正常に機能しなくなった消化管から始まるという仮説だ。[16] 人体の聖地である腸には、驚くほどたくさんの細菌が住みついている。こうした細菌はたいていは友好的で、縁の下の力持ちとして私たちの生命を支えてくれている。**だが、私たちが彼らの住み処のメンテナンスをないがしろにすると、細菌のかけらが血液中に「流れ出して」、大問題を起こす。**

このような細菌の標準的な構成成分の1つは「リポ多糖（LPS）」という。このLPSは、内毒素《エンドトキシン》（エンドキシンは「内部の毒素」という意味）という名でも知られている。正常な状態なら、この内毒素は腸のなかに安全に保管されている。ちょうど腐食性の高い塩酸が、胃のなかに保管されているようなものだ。だが下部の消化管は、胃とは違って栄養素を活発に血液中に運びだしている場所だ。この輸送システムを制御している腸壁のバリアは、必要な栄養素だけを選んで通過させているが、西洋型の食事とライフスタイルによってバリアに隙間ができると、そこからLPSが漏れ出してしまう。

**私たちの身体には、このようなダメージを制御する仕組みが備わっている。ちょうど火事場に消防士を向かわせるように、コレステロールの運び屋のLDLを救助に向かわせるのだ。**この仕組みは、LDL粒子が抗菌的な役割を果たし、「リポ多糖結合タンパク質」というドッキング部位がLPSに結合すると考えられている。[17] まず肝臓が、炎症のシグナルを受け取ってLPSが血管に入り込んだことを感知すると、LDLをたくさん合成する。そのLDLが、LPSに結合して中和する。そのため、慢性的に腸が「漏れやすい」状態だとLDL値が非常に高くなるかもしれない。その上、LDLがLPSと結合すると、こうした有害物質を運ぶ粒子を処分する肝臓の力を内毒素が奪い、ダブルパンチを食らわすかもしれない。このような理由で、心血管疾患は消化管から発生すると考える心臓専門医は、少ないながらも増えてきている。[18]

あなたが腸を守り、LDLも正常値にする方法をいくつか挙げよう。

▼**食物繊維をたくさん摂る。ホウレンソウやケールなど緑の葉物野菜**や、アスパラガス、キクイモ、またニンニクやタマネギ、ポロネギ、エシャロットなどのネギ属の食品は食物繊維の宝庫だ。消化の負担にならないよう、ゆっくり少しずつ始めよう。

▼**プロバイオティクスを含む未加工の食品を積極的に摂る。**プロバイオティクスを含む食品には、キムチ、ザワークラウト、そして私のお気に入りのコンブチャ（ｋｏｍｂｕｃｈａ。日本では紅茶キノコという名で知られる。紅茶や緑茶に砂糖を加えて発酵させた飲料）などがある。

▼**ポリフェノールをたくさん摂る。**ポリフェノールの恩恵は、あなたと腸の微生物の両方に直接もたらされる。ポリフェノールは、エクストラバージンオリーブオイル、コーヒー、ダーク・チョコレート、ベリーなどに豊富に含まれている。タマネギも、腸壁のバリア機能を維持するのに有益だ。

▼**食事から糖質、特に添加糖類の果糖をカットする。**オーガニックの砂糖（スクロースは50パーセントが果糖で、50パーセントがブドウ糖だ）であれ、アガベシロップ（90パーセントが果糖）であれ、高果糖コーンシロップ（実際には55パーセントが果糖）であれ、果糖は腸壁のバリアの透過性を亢進させるだけでなく、ＬＰＳが血液中に漏れるのも促進する。[19] 糖質の少ない天然の果物が望ましい。天然の果物に含まれる食物繊維と栄養素は、腸壁のバリアの抵抗力を維持してくれるからだ。抵抗、万歳《ヴィーヴ・ラ・レジスタンス》！

▼**食生活から小麦粉と加工食品を除外する。**グルテン（小麦に含まれるタンパク質で、非常にたくさんの加工食品に加えられている）は、腸壁のバリアの「隙間」を広げる可能性がある。この作用は、食物繊維の少ない食事や、おいしすぎて食べるのをやめられな

いタイプの加工食品によって増大するかもしれない。これについては、第7章でさらに探求しよう。

## スタチンが脳に及ぼす影響

コレステロールにまつわる恐怖が広まった結果の1つは、スタチンというコレステロール低下薬の処方が急激に増えたことだ。あなたがこれを処方されるのは数十年先かもしれないが、あなたの親の薬棚にはこの薬があるかもしれない。スタチン系の薬はすべて末尾が「ースタチン」なので、薬名を見ればすぐにわかる。アメリカでは2000万人がスタチンを服用していると推定され、世界でも群を抜いて広く処方されている薬だ。スタチン系で最もよく販売されているのは「ロスバスタチン」で、これは定期的にアメリカ国内でよく売れている薬のトップに上がる。スタチンは巨大なドル箱で、2010年には350億ドルの売上額を製薬会社にもたらしている。

私の母は、認知機能の衰えが始まるずっと前に、かかりつけの内科医からこの種の薬を処方されていた。コレステロール値が高いので、治療の必要があるという診断だった。母は、一度も心臓発作や卒中を起こしたことはなかった。私は母から電話越しに薬を飲みはじめたと聞いたとき（当時、私はロサンゼルスにいた）、別に危険はないだろう、「歳をとる」と誰でもそんな薬を飲むようになるんだ、ぐらいにしか思わなかった。それに医者が出した薬なんだし、安全に決まっている、と。

**問題は、スタチンがシートベルトとは違うことだ。つまり思いもよらない副作用がちょくちょくある。**私の友人で精神科医のケリー・ブローガンは、これを単純に「作用」と言っている。

前に述べたように、コレステロールは免疫やホルモンの合成、脳の正常な機能など、多くの働きにとって有益な栄養素だ。エビデンスによると、スタチンはＬＤＬの値を下げはするが、「小さな」高密度のＬＤＬの比率を減らす効果はほとんどないらしい。この小さなＬＤＬは、実のところ酸化したＬＤＬになりやすく、非常に危険だ。要するに、スタチンは肝臓で合成されるＬＤＬの量は減らすが、前に説明したＬＤＬのリサイクルの問題は解決しないのだ。そしてスタチンが実際に、小さな高密度のＬＤＬの比率を増やすことを示した研究もある。[20] それでも多くの医師は、処方箋の綴りを手に取る前にＬＤＬの粒子を調べようとはしない（血中のＬＤＬ粒子の数と、主な粒子のサイズを知りたい場合は、ＮＭＲによるリポ蛋白の解析を医師に頼んでみるといいだろう）。

前述したヨン・キュン・シン博士は、コレステロール低下薬が、脳で合成されるコレステロールも減らすという説を検証する科学者のひとりだ。アイオワ州立大学のプレスリリースで、博士はこのように述べている。

「コレステロール値を下げるために薬を服用して、それが肝臓のコレステロールの合成のメカニズムを損なえば、その薬は脳にも同じ作用をもたらします。そして脳のために必要なコレステロールの合成を減らしてしまいます」

**脳の大部分は脂質でできているため、脂に溶けやすいタイプのスタチンは、より簡単に脳に入り込める。**アトルバスタチン、ロバスタチン、シンバスタチン、フルバスタチンは親油性なので、血液脳関門を通過しやすい。親油性のコレステロール低下薬が、認知機能面の副作用や、極端なケースでは認知症のような症状を誘発するといった事例が、数えきれないほど報告されている[21]（私の母に認知障害が出はじめた頃に飲んでいたのはロバスタチンだった）。一方、プラバスタチン、ロスバスタチンは親水性なので、いくぶん「安全」な選択肢といえるかもしれない。

スタチンは、脳の代謝にとって重要な栄養素のコエンザイムQ10（CoQ10）の濃度も下げる。次の章で説明するが、脳の代謝は命に関わるほど重要で、代謝の衰えは、アルツハイマー病の症状が現れる前に、最も早く見られる特徴だ。CoQ10は脂溶性の抗酸化物質で、酸化ストレスを食い止める作用もある。そのためスタチンによってCoQ10が減ると、十分な酸素と多価不飽和脂肪酸が必要な脳にとっては厄介な事態を招く怖れがある。[22]

スタチンが直接的、または間接的に脳におよぼすもう1つの影響は、二型糖尿病の発症リスクを2倍近く増やすことだ。２０１５年に、スタチンの服用者３９８２人と、非服用者２万１９８８人（糖尿病の危険因子は全員が同じ）を対象にした、非常に規模の大きな、長期にわたる研究の成果が発表された。研究が始まった時点で、代謝機能は全員が正常だったが、その10年後、スタチンの服用者の糖尿病の発症率は2倍になり、過体重になった人も多かった。[23]

覚えておいてほしい。二型糖尿病の患者は、心血管疾患などたくさんの慢性疾患とともに、アルツハイマー病の発症リスクが2倍から4倍に増えるのだ。[24]

この時点で、あなたは不思議に思っているかもしれない。スタチンがそれほど広く処方されているなら、大手製薬会社の収益は別にしても、誰かしらを助けているのではないか？

すでに心血管疾患のある人にとって、スタチンはコレステロールへの作用は抜きにしても、抗炎症効果をもたらす。前述したように、炎症は心血管疾患を引き起こす大きな要因になる上、脳の疾患の要因にもなる。そのためスタチンは、ごくわずかな恩恵はもたらしてくれるかもしれない。だが、炎症が食事やライフスタイルによって調整できるなら、先ほど述べたような副作用をわざわざ経験する必要があるだろうか？

たとえ今、あなたがスタチンによる治療を受けていなくても、この章を読んで、人体のシステムがいかに複雑につながり合っているかを理解してもらえたら嬉しく思う。

あなたのかかりつけ医は、「高コレステロール」のデータをもとに、**スタチンを処方して家**

**に帰すかもしれないが、薬は1つの症状にだけ作用するのではない。**先ほど説明したように、体内でつくられる成分も同じだ。

したがって、炭水化物と多価不飽和脂肪酸の摂取を減らし、ココナッツとオムレツを心ゆくまで食べ、その一方でコレステロールにたくさんの大切な役割を、無事に果たしつづけてもらおう。

次の章では、全世界で最も進歩したハイブリッド技術による燃料の利用法を紹介しよう――念のため言っておくと、自動車の話ではありません。

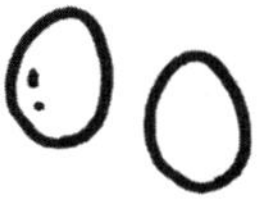

動脈硬化プラークのなかにいる疲れ果てた白血球から、効率よくコレステロールを引き抜いて肝臓に戻す能力です。

ＨＤＬの機能は、このほかにも発見されています。抗酸化や抗炎症の物質として作用し、一酸化窒素の生成を促して血管の状態を良好に保っているのです。一酸化窒素は、血管を広げて血圧を調整するガスで、抗凝固作用のある成分も含まれています。

さて、あなたは私たちと同様に、ＨＤＬが大好きになりましたね。では、どうすればそのＨＤＬをもっと機能的にできるでしょうか？

たぶん、あなたはこう考えたでしょう。食事からもっと炭水化物を減らせばいい。メタボリックシンドロームの大人（アメリカでは、成人の２人に１人以上）は通常、ＨＤＬ値が低く、トリグリセリドの値は高く、血圧と血糖値が高く、腹部の脂肪が多いです。炭水化物を減らし、食物繊維を多く摂る食事は、こうした症状をすべて逆転させ、代謝を正常に戻します。血糖値が少し高いだけでも心臓発作や脳卒中のリスクが15パーセント増えることを考えれば、迷う必要もないでしょう。

最後に１つ――ＨＤＬのタンパク質は、おそらくＬＤＬのタンパク質と同じように「生化学的ガスバーナー」に弱いです。つまり、傷んだ多価不飽和脂肪酸や糖質による酸化ストレスに弱いのです。そのため、**加工された植物油の摂取を減らせば一石二鳥の効果が得られるでしょう！**

Doctor's Notes

## ＨＤＬコレステロールの話

まだメディカルスクールに入学する前の話ですが、ある医師が私に「善玉コレステロール」と「悪玉コレステロール」について説明しはじめたとき、私は何が何だかわからず、頭がぼうっとなりました。はぁ、どういうこと？　今、もし医師が「善玉コレステロール」と「悪玉コレステロール」について説明してきたら、やはり、ぼうっとなるでしょうが、それは別の理由からです。というのも、このつかみどころのない物質を理解するには、善玉／悪玉という分け方は、バカバカしくなるほど単純だからです。

本章では、主にＬＤＬのほうを取りあげています。なぜなら、ほかの条件が同じであれば、ＬＤＬ粒子が長いあいだ血管を流れることは、疾患のリスクが高くなることを意味するからです。一方「善玉コレステロール」といわれる高比重リポタンパク質[High-density lipoproteins]、つまり「ＨＤＬ」についてはあまり理解されていませんが、ＬＤＬと同じく血中濃度よりも、正常に機能するＨＤＬ粒子がどれくらいあるかが重要です。

ＨＤＬ粒子は清掃トラックのようなものなので、身体に有益だと考えられています。この粒子は、身体の隅々まで出かけていき、余分なコレステロールを拾いあげて肝臓に戻し、それが胆汁に変換されて排泄されます。実際にＬＤＬやトリグリセリドに対するＨＤＬの比率が低い場合、「悪玉コレステロール」値が高いよりも心血管疾患のリスクは上がります。おもしろいことに、飽和脂肪酸は体内のＬＤＬを増やしますが、ＨＤＬも増やし、心臓と血管にとって望ましいリポタンパク質の比率を維持します。

とはいえ、体内のＨＤＬの量を調べること以外にも検査の方法はあります。最新の検査は、ＨＤＬのリサイクルシステムの「機能性」を調べるために開発されています。私たちは、この機能のことを「引き抜き能」と読んでいます。つまり体内のＨＤＬが、

と、心血管イベント（心臓発作や卒中）を予防し、死亡率にも影響が及ばない数値は100 ～ 150です。言い換えれば、100人の被験者のうち99人が、スタチンから何の利益も得なかったということです。これがシートベルトのようにコストが最小限で副作用がゼロであれば、その99人に不必要な薬を与えることを正当化できるかもしれません。ですが、そこにＮＮＴとは逆の指標――「有害必要数（ＮＮＨ）」[number needed to harm] が関わってきます。スタチンによる治療では、筋肉障害（ミオパチー）のＮＮＨは９で、だいたい患者10人に１人が発症することになります。糖尿病のＮＮＨは250です。「スタチンを服用すべきか？」という問いには、正しい答えも間違った答えもありません。ですから、あなたと主治医は、こうした情報にもとづいた会話をした上で、あなたの身体に何を入れるのか、なぜそれを入れるのかを決めなければなりません。ですが残念ながら、ほとんどの医師は現行の保険制度では、すべての患者さんとこのような踏み込んだ会話をする時間が十分に取れません。そのため近道を余儀なくされ、たいていは行きすぎた治療、あるいは型どおりの治療をすることになります。

プライマリーケアの医師として、私はスタチンを非常に選択的に処方します。通常は２次予防のケースのみ、たとえば心血管イベントを経験した人ですが、その場合でも処方しないときがあります。私は常に患者さんと一緒に、食生活や運動を基本とした包括的なリスク低減のためのプラン（本書にあるたくさんの助言も含めて！）を考えています。

## Doctor's Notes　医師がスタチンに慎重になる理由

スタチンの当初の研究の枠組み、そして最強のデータに支えられた用途は２次予防、つまり心臓発作の再発を防ぐことでした。スタチンの適用は、製薬会社の資金提供による研究を通して、一次予防（まだ発作を経験したことのない人の発作を防ぐこと）へと拡大し、それまで心臓や血管の問題がなかった何百万人ものアメリカ人に処方され、彼らを実質的に高コレステロール血症の患者にしてしまいました。でも、それで多くの命が救われているのだから、よいことでは？　ここで重要な点は、高コレステロールでスタチンを処方された人のほとんどは、そもそも心臓発作を起こしたことがないということです。もう一度言いましょう。スタチンを飲んでいる人の大部分は、健康な人です。スタチンは「誰か」を救ってはいますが、そのために私たち医者は、何百ものおそらくは健康そのものの人たちに、副作用があるばかりで健康面では何も利益のない薬を与えなくてはなりません。

私たち医師が、薬の全般的な効果を判断する１つの方法は「治療必要数（ＮＮＴ）」[number needed to treat] です。自動車のシートベルトを例にしましょう。広く普及している予防的な手段としてシートベルトを締めれば、その効力は絶大で、深刻な副作用はゼロに近いでしょう。多くの人が、１人の命を守るためにシートベルトを締めるという構図になり、この場合、ＮＮＴは非常に大きな数字になります。副作用がないシートベルトを締めるのだから、大した問題になりません。けれどもスタチンの場合、そうはいきません。通常、スタチンには筋肉痛や記憶障害、代謝機能不全などの副作用があり、健康な人でも糖尿病やパーキンソン病のリスクが大幅に上がります。

では、心血管疾患の病歴のない潜在的なリスクのある成人の場合、スタチンのＮＮＴはどのくらいでしょうか？　研究による

# ジーニアス・フード #5 卵

卵黄に「危険な」コレステロールが含まれているという話に関して、その嘘は暴かれている。近年の大規模で長期的な研究では、卵をたくさん食べても心血管疾患やアルツハイマー病のリスクは高まらないことが解明されている。卵は、実際には認知機能を高め、心血管系のマーカーを正常にするという。メタボリックシンドロームの男女を対象にしたある研究では、炭水化物を減らして、1日に全卵を3個食べた被験者は、同等の食事で卵の白身のみを食べた被験者よりもインスリン抵抗性が下がり、HDLの値が上がり、LDL粒子がかなり大きくなったという。[1]

胚のなかでは、神経系（脳を含む）がいちばん先に発達する。そのため卵黄には、正常に働く健全な脳になるために必要な全成分が備わっている。そのため卵――特に卵黄は、あなたが食べるなかで最も栄養価の高い食品になる。卵黄にはビタミンA、ビタミンB12、ビタミンE、セレン、亜鉛など、人間の身体に必要なほぼすべてのビタミンやミネラルが少しずつ含まれている。また、コリンも豊富だ。コリンは細胞膜が柔軟性を保ち正常に機能するために欠かせない成分であり、学習や記憶に関わる「アセチルコリン」という神経伝達物質にとっても必須の栄養素だ。卵黄には、ルテインやゼアキサンチンというカロテノイドも含まれている。この2つのカロテノイドは脳を保護し、神経細胞の情報伝達のスピードを上げる。タフツ大学の研究では、1日に1・3個の卵黄を4・5週間食べつづけただけで、血中のゼアキサンチンの値が114〜142パーセント上がり、ルテインは28〜50パーセント上がったという。[2] これはすごい!

**●利用の仕方●**　全卵を自由に楽しもう。スクランブルエッグ、ポーチドエッグ、目玉焼き(バターやココナッツオイルで)、半熟卵など、好きなものを食べよう。卵黄には有益な脂質やコレステロールが豊富だが酸化に弱いため、(固ゆで卵のように)完全に火を通すのではなく、卵黄をとろりと、あるいはカスタードクリーム状に調理することを勧める。スクランブルエッグやオムレツをつくるなら、ぱさぱさで固くならないよう低温で、卵をクリーミーに滑らかに仕上げるのがポイントだ。

**●買うときの注意●**　とてもたくさんの種類の卵が売られているので、そのなかでどれを買えばいいか迷ってしまうだろう。また財布と相談する必要もあるだろう。そこで、卵選びのシンプルな目安を伝授しよう。

**放牧卵《パスチャーレイズド》＞オメガ3脂肪酸を強化した卵＞放し飼い《フリーレンジ》の鶏の卵＞ケージ飼育の鶏の卵**

どんなタイプであろうと卵は低炭水化物で、値段も安く、栄養価も高い(予算の都合上、ケージ飼育のものしか買えなくても)。卵は朝食に最適だが、ディナー料理でもすばらしい食材となる。そして何より重要な点は、黄身を食べることだ。

## この章のまとめ　FIELD NOTES

▶ コレステロールは、脳と身体の適切な機能に欠かせないが、その運び屋であるＬＤＬ粒子は西洋型の食事とライフスタイルの害を非常に受けやすい。

▶ **糖質や精製された炭水化物を避けよう。**また、慢性的なストレスや食物繊維の足りない食生活は腸の機能を損なう可能性があり、良いもの（正常なＬＤＬ粒子）を悪いものに変えてしまう。コレステロールはＬＤＬ粒子の乗客であり、何の罪もない単なる傍観者であることが多い。

▶ 多価不飽和脂肪酸の油は酸化しやすく、血管の内壁を焦がす。

▶ ＬＤＬのダメージは、リサイクルがうまくいかないことで起きる。肝臓の処理負荷を和らげることで、ＬＤＬのリサイクルがより効果的に行われ、ＬＤＬ粒子が小さく高密度になるのを防ぐ。ＬＤＬ粒子が小さく高密度になると、動脈のなかでプラークになってしまう。

▶ **スタチンは脳に影響する。**１次予防（あなたに心血管疾患の問題がまったくない場合にそれを防ぐこと）を目的として服用を開始する前、あるいは中断する前に、主治医と相談してほしい。

# 第6章 脳に燃料を補給する

あなたの脳の860億に及ぶ細胞の膜が感度抜群になるには、食事が鍵だという話は、すでにお伝えした。また、こうした細胞にきれいな血液と栄養を運ぶにはどうすればいいかや、インスリンのシグナルを調整して血糖値を低く保つ必要があることについても述べた。だが、まだ話していないことがある。それは、こうした細胞の「エンジン」であり、それを常にかけつづける責任を負った細胞小器官、ミトコンドリアの話だ。

今この瞬間、私たちは地球規模のエネルギー危機の真っただなかにいる。だが、これは新聞に書いてあるような話ではないし、パーティーやら公演やらで莫大な寄付金を集めようとか、科学者の研究資金を調達しようという話でもない。また、ネットフリックスで続々と配信される、大物俳優が制作したドキュメンタリー番組の話でもない。これは、精神的な疲労や飽くことのない食欲、ブレインフォグ、物忘れ、全般的な認知機能の低下を招いているかもしれない危機の話だ。

あなたの脳が適切に機能するためには、とてつもない量の燃料が必要だ。脳は重さという点では身体全体の2～3パーセントと割合小さいが、安静時の代謝率は20～25パーセントを占めている。**つまり、あなたが吸い込む酸素と、あなたが取り込む食べ物の4分の1は、脳のたくさんの活動に必要な燃料をつくりだすために使われているのだ。**それが試験勉強であれ、スピーチの準備であれ、お気に入りのデート用アプリを起動して画面をスワイプするのであれ、あなたの脳は、マラソン中に脚の筋肉が燃やしているのと同じ速さで燃料を燃やしている。[1]

とはいえ、私たちのエネルギー危機は、燃料不足のせいではない。それどころか、脳は燃料過多の状態にある。大地を歩く人間に「重量不足」よりも「重量過多」のほうが多くなったのは、人類史上初めてのことだ。[2]では、認知機能の低下は、いったい何が原因なのだろうか？

## 燃料から生まれる廃棄物

20世紀半ばには、石油からつくるガソリンが、道路を走るほとんどの車の燃料になった。そのわずか数十年後の今、私たちはガソリン依存がたくさんの長期的な副作用と、意図しない結果をもたらしたことに気づいている。取り返しがつかないほどの破壊が環境と健康におよんでようやく、私たちはそれを認識したのだ。

脳の燃料の1つであるブドウ糖は、多くの点でガソリンに似ている。このブドウ糖は、私たちが摂取する炭水化物を介して血液中に入る。では、温かいサワー種を使って焼いたライ麦のロールパンはどうなのか？　それも、やはりブドウ糖になる。では、中くらいの大きさのベイクドポテトは？　それもブドウ糖になる。品種改良された甘いパイナップル一切れは？　やはりブドウ糖だ（その上、果糖も含まれている）。炭水化物を頻繁に摂っていると、ブドウ糖が脳の主要なエネルギー源となる。そしてミトコンドリアは細胞内でこのブドウ糖から、酸素を使った複雑な燃焼メカニズムによってエネルギーをつくりだす。このプロセスは「好気性代謝」と呼ばれ、私たちが知るとおり、それなしで生きることは不可能だ。だがガソリンと同じく、代謝は高い代償を払う。つまり排気ガスだ。

**ブドウ糖による代謝の副産物の1つは「活性酸素」、あるいはフリーラジカルと呼ばれる物質だ。**このダメージを受けたゾンビ分子は、第2章で説明したものと同じものだ。こうしたダメージ物質が生まれるのは正常な作用であり、生きていく上で避けられない側面でもある。あなたがこれを読んでいる今でも、脳を含め身体中のミトコンドリアが、ブドウ糖と酸素をエネルギーに変換し、結果的にこのような廃棄物もつくりだしている。

だがフリーラジカルも、悪さばかりするわけではない。運動中にフリーラジカルの濃度が瞬時に上がると、強力なシグナルとなって身体に適応を促し、その結果、強力な解毒作用が働くのだ（このメカニズムについては、第10章で説明しよう）。理想的な状態であれば、私たちにはこの有害なフリーラジカルを除去する力がある。**だがフリーラジカルがどんどん増えると、それを除去しきれず、ダメージのプロセスが連鎖的に始まる。**そして老化や、それに関連する症状を誘発する。てんかんやアルツハイマー病、パーキンソン病、MS、自閉症、そしてうつ病もまた、酸化ストレスが脳にはびこって疾患のプロセスを促進している状態なのだ。[3]

この、いわば生物学的な化石燃料ともいえるブドウ糖に代わるエネルギー源に価値がある理由は、ここにある。その燃料は、より「クリーン」に、より効率よく、より長く燃焼できる。そして偶然にも、それは私たちのすぐそばにある。科学者たちは、すでに60年代半ばから、古来の宗教儀式の観察によって、私たちすべてに強力なエネルギー源が潜んでいることを知っていた。

## ケトンの燃料ホースを開放する

主だった宗教には、必ずといっていいほど断食の習慣がある。イスラム教のラマダン月。ユダヤ教の贖罪日ヨム・キプル。キリスト教では、新約聖書の一書である使徒言行録に、信徒が重大な決断をする前に絶食したと記されている。こうした慣習に共通しているのは、いにしえの人々が、その背後にある科学が理解されるずっと前から、絶食の心理的、生理学的な効果を認識していたことだ。

人間が食べ物から取り込んだエネルギーを使いきると、脳が最初に取りだすのは肝臓に蓄えられた予備エネルギーだ。**肝臓は、体内でとてつもなく重要な役割を何百と果たしている。**いわば、多目的ハイテク製造工場だ。肝臓は、続々と完成する化学物質や燃料の荷造りをして、出荷し、保管し、処分しているのだ。前の章では、肝臓がLDLというコレステロールの運び屋をリサイクルしている話をした。だが、ほかにも重要な仕事として、ブドウ糖を「グリコーゲン」という形で蓄えている。これはコンピューターでいうと、データの一時記憶装置《バッファー》みたいなものだ。

血液中のブドウ糖が減ってくると、肝臓がそこにブドウ糖を放出する。肝臓の貯蔵容量はかなり限られていて、およそ100グラムのグリコーゲンしか保持できない。つまり、このバックアップ用の燃料は長持ちせず、活動レベルによる個人差はあるにしても、12時間ぐらいしかもたないのだ。

脳は肝臓に蓄えられたブドウ糖を使いきると、『リトル・ショップ・オブ・ホラーズ』の人食い植物のように食べ物をくれと要求する。このとき、**たいていの人は空腹と怒りが入り交じった感覚に陥る。**この感覚は、脳が宇宙から来た人食いエイリアンと同じ状態になっていることを意味する。そして、常に従順な召使いである肝臓は、「新たにブドウ糖をつくる」プロセスに入る。専門用語でいうところの「糖新生」だ。

肝臓は究極の天然リサイクル工場として、一石二鳥の仕事をしている。要するに身体がブドウ糖を使い果たすと、身体中にある使い古しの機能不全のタンパク質を取り込んで、その構成成分のアミノ酸に分解して燃やすのだ[4]（チョップトレバーだって？　肝臓は本当にタンパク質を細かく切り刻んで、ブドウ糖を合成している）。これで脳にエネルギーが補給され、身体のなかもきれいになる。**このように身体が「自分の家を掃除する」働きは、細胞が元気を取り戻す方法として「自食作用《オートファジー》」と呼ばれ、目下、長寿の分野で盛んに研究が行われている。**

**食べる時間と絶食の時間を定期的に設けると、このオートファジーが日常的に発動する。**だが残念なことに、いつも何かしら食べ物を体内に取り込んでいる現代人は、めったに恩恵にあずかれない。だが、オートファジーがどんなにありがたい作用であろうと、生物学的な抑制と均衡《チェック・アンド・バランス》のシステムがなければ、たちまち厄介なことになるだろう。あなたの骨格筋（上腕二頭筋、四頭筋、あるいは尻の筋肉——ああ、それだけはご勘弁を……）は、タンパク質がごっそり蓄えられた「バンク」として、糖新生の標的にされるからだ。

筋肉を分解されることは、飢えた狩猟採集民にとっては決してうれしいものではない。飢饉の時期なら、時間稼ぎにはほど遠い。タンパク質だけで脳の代謝を維持しようとしたら、10日ほどしか生き延びられないだろう。[5] **これを防ぐため、絶食状態になると「成長ホルモン」というホルモンが急激に増える。成長ホルモンにはたくさんの役割があるが、成人の場合の主な働きは、絶食状態で筋肉量を維持すること、**つまりブドウ糖の代わりに筋肉のタンパク質が分解されるのを阻止することだ。24時間絶食しただけで、成長ホルモンが20倍まで跳ねあがり（これについては第9章で述べる）、身体にシグナルを送って筋肉の分解をやめさせ、脂肪の燃焼メカニズムを活性化させる。

その一方で、脂肪はいつでも燃えることができるように待機している。脂肪は身体のいわば薪であり、たった約0.5キロから脳の予備エネルギー3000カロリー以上が得られる。平均的な体重の人なら万単位のカロリーを予備エネルギーとして持ち歩いているが、肥満の人は数十万カロリーもの予備エネルギーを運んでいるかもしれない！　そしてブドウ糖とは違い、脂肪として貯蔵できるカロリーは事実上、無制限だ。

飢餓の状態で皮膚の下や胴まわりの脂肪組織が分解されると、脂肪酸が血液中に流れだし、肝臓によって「ケトン体」、もしくはシンプルに「ケトン」と呼ばれる燃料に変換される。ケトンは脳細胞に簡単に取り込まれ、必要なエネルギーを最大60パーセントまで補給できる。ケトン研究の先駆者、リチャード・ビーチは、2004年に発表した論文にこう記している。「ケトン体は〝スーパー燃料〟と呼ぶにふさわしい」。その理由を説明しよう。

## 汚染の解決策？

ブドウ糖とは異なり、ケトンは「クリーンに燃える」燃料と考えられている。なぜなら、ブドウ糖より少ない代謝プロセスで、取り込んだ酸素からより多くのエネルギーをつくり、その結果、エネルギー変換時に生成されるゾンビ分子（フリーラジカル）が少なくなるためだ。[6] また、フリーラジカルを中和する力が強いグルタチオンという天然の抗酸化物質を使える機会も大幅に増える。つまりケトンを利用することで、アンチエイジングが半額セールの状態になる。[7]

ケトンの恩恵は、そこで終わらない。**ケトンが脳にあると、BDNFを増産する遺伝子経路が活性化されることが研究で示されている。**[8] **BDNFは気分を改善したり、学習能力や可塑性を促したり、神経細胞を日常的な損傷から守ったりといった、いわば脳の「成長ホルモン」だ。**第5章で述べたように、ケトンは脳への血液の供給にも一役買い、39パーセントも血流を増やすという。[9]

炭水化物をふんだんに摂る「普通の」西洋型の食生活において、この有益なケトンの合成は、ほぼ抑えられた状態にある。[11] なぜなら、高炭水化物食によって膵臓のインスリン分泌が刺激され、インスリンが増えるたびにケトンの合成が止まるからだ。

一方、絶食や、炭水化物を極端に減らした食生活によってインスリンが抑えられると、ケトンの合成が誘発される。

では、この2つのケトン合成ルートについて探求してみよう。

## Column 赤ちゃんの脂肪は、だてにかわいいわけじゃない
### ――それはバッテリーだ

最近、赤ちゃんを見ただろうか？　私が言っているのは、まだ生まれて間もない赤ちゃんのことだ。赤ちゃんは、ぽっちゃりとしていてかわいい。だが、ほとんどは体脂肪だ。誕生する前の、妊娠期間の後期で蓄えたエネルギーの詰まった**人間の赤ん坊は、哺乳類の世界ではほかに類を見ないほど体脂肪が多い。**生まれたての哺乳類の赤ん坊のほとんどは、平均すると体重の2～3パーセントの脂肪がついているが、人間の新生児は15パーセント近くあり、アザラシの赤ん坊の脂肪さえしのいでいる。いったい、なぜだろう？　それは人間は、まだ未熟な状態で生まれるからだ。

健康な人間の赤ちゃんが胎内から出てきたとき、脳はまだ未発達で、身体的にも1人では何もできない。たいていの動物の出生時とは違い、人間の新生児には生来の能力一式があらかじめインストールされていない。もし人間が認知機能においてチンパンジーと同じ発達段階で生まれるとしたら、妊娠期間は少なくとも倍になると考えられている。「早く」生まれることによって人間の脳は、外の世界で目を見開き、耳で聞いて発達を遂げる。たぶん、私たちがこんなにも社会的で頭がいいのは、そのためだ！　また脳が急速に発達するのがこの時期。そして脂肪は、新生児の代謝の90パーセント近くを占めることもある脳のために重要な

ケトン貯蔵庫となる。[10] さあ、これでわかったと思う。**赤ちゃんの脂肪は指でつまむためにあるわけじゃない。脳のためにあるのだ。**

## インターミッテント・ファスティング～断続的な断食～

今、人類はほとんどの時間を食べることに費やし、絶食状態で過ごすことはめったにない。大多数の人は目覚めたときから、眠りにつく前まで食べている。だが、人類の歴史の大部分においては、そうではなかった。宗教やダイエットの本が、むやみにエネルギーの欠乏状態になるべきではないと教えるずっと前、農耕生活を始める前の祖先たちは、食料供給の見通しが立たなかったため、定期的に絶食を経験していた。彼らの脳（と私たちが受け継いだ脳）は、この不確実性のなかで鍛えられ、食べる時期と絶食の時期を振り子のように繰り返す生活に見事に適応した。

食料の摂取を周期的に制限することによって、身体は生理学的な適応を強いられ、ケトンを合成する。断食《ファスティング》の方法はいろいろあるので、好きなものを選ぶといいだろう。お勧めは、**最後に栄養を取り込んでから16時間、何も食べない状態を維持する方法だ。これは一般的に普及している「16：8」メソッドというファスティングだ**（つまり16時間は何も食べないが、残りの8時間は食べてもいいというものだ)。このファスティングは毎日行うことができて、ファスティングの多くの恩恵が得られる。具体的にはインスリンの分泌量が減り、蓄えられた脂肪の分解が促される(**女性には16時間ではなく、12〜14時間から始めることを勧めている。**女性のホルモンのシステムは、食料難のシグナルに対して敏感に反応する可能性があるためだ。たとえば絶食時間が長くなると、生殖能力に悪影響がおよびかねない)。

12〜16時間のファスティングは、必ずしも必要ではない食事、つまり単に朝食を抜くことで達成できるかもしれない。毎晩、睡眠中に持ちこたえている絶食時間を延ばすとなれば、身体の目覚めのホルモンであるコルチゾールも活用することになる。コルチゾールの分泌は、起床してから30〜45分がピークだ。このホルモンは、エネルギーとして使うために備蓄された脂肪酸やブドウ糖、タンパク質を動員するという、おまけもついてくるので(それについては第9章で)、夕食を抜くよりもお得だ。

**朝食を抜く別の利点は、社交行事として夕食をとる機会が多いため、それより前の時間に食べるのをやめるよりは、食べはじめる時間を遅らせるほうが成功しやすいからだ。**だが、もしあなたが朝食を抜くのが無理なら、夕食を早めに済ますという手もある。これは、ルイジアナ州立大学の最近の研究によって裏づけられている。この実験では、過体重の被験者が午前8時から午後8時のあいだに、つまり大多数の人の平均的な食事の時間帯に1日のカロリーを摂取した。だが研究チームが、夕食を抜いて午後2時に食べるのをやめるよう被験者に指示すると、ブドウ糖ではなく、脂肪の燃焼（つまりケトン）が増加した。また、代謝の柔軟性の改善も見られた。要するに炭水化物と脂肪の燃焼の切り換えを行うスイッチの働きがよくなったのだ。となると週に1、2度、夕食を軽めにしたり、早めに済ませたり、あるいは抜いたりすることで、脂肪の燃焼作用が促進されるということだ（遅い時間に食事をとると、夜中に活動が収まる自然な身体のメカニズムを妨げてしまう）。

**このほかにも、目下研究が進んでいるファスティング法がある。1日おきのファスティング（16：8メソッドのような「時間制限による食事」の方法）や、断続的な超低カロリー食《VLCD》だ。**

このVLCDのもとになる理論は、炭水化物の摂取の有無にかかわらず、身体が蓄えられた燃料を放出してエネルギー不足に対応するというものだ。これは、「断食模倣食《FMD》」といわれ（ヴァルテル・ロンゴという研究者が提唱した食餌療法）、老化や糖尿病、ガン、神経変性疾患、心血管疾患のリスクを減らしたり、バイオマーカーの数値を下げたりといった大きな恩恵にあずかれる可能性があるという[12]。

さまざまあるなかから、あなたはどのファスティング法を選べばいいだろう？

ヘンリー・デイヴィッド・ソローは、「人生は、細部を気にしていると浪費されていく」という名言を残している。どれを選ぶ（そして、それをきちんと実行する）かに関していうなら、男女を問わずほとんどの人が、起床してから1、2時間（かそれ以上）は何も食べず、就寝前の2、3時間は何も食べない、というやり方で恩恵が得られるだろう。この方法は、身体の自然なリズムを活用し、何よりケトンの最適な合成を促すことにつながる。

## Column　クレアチンは筋肉（と脳）の増強剤

まさにドル箱のサプリメント業界を支える派手な宣伝文句がはびこるなか、強力なエビデンスと安全性を兼ね備えた確かなツールとして、クレアチンが注目を浴びている。クレアチンは体内で合成される天然成分で、赤身肉や魚に多く含まれている（約450グラムの生の牛肉には、2.5グラムのクレアチンが含まれている）。クレアチンを摂ると、筋肉のパフォーマンスが大幅に上がる。

そして筋肉が収縮するときに、**細胞のエネルギー通貨といわれるアデノシン三リン酸（ATP）が使われる。**負荷の高い運動をしているときに細胞がATPを使うと、クレアチンが貯蔵されたエネルギーのように働いて、ATPを再生する。追加でブドウ糖や酸素を取り込む必要はなく、ATPによるエネルギー補給は持続する。さらにクレアチンを摂取すると、筋肉細胞のエネルギー貯蔵量が増えて、補給できるエネルギーが増える。

とはいえクレアチンは、単にきついジムのトレーニング中に力をくれるだけではない。**クレアチンは脳にとっても必要な成分で、高エネルギー貯蔵庫として作用し、ATPをすばやく再生してくれる。頭を使っているときATPの供給は安定しているが、クレアチンは脳の**

**エネルギー需要を支えるなかで減る。そして脳のクレアチンが多いほど、記憶力も増すという。**[13]

ベジタリアンやビーガンは赤身肉も魚も食べないため、クレアチンを食事から摂取できない。結果的に血液中のクレアチンの濃度は、動物性の食品を食べる人たちより低くなる[14]（クレアチンは体内で合成できるが、心血管疾患やアルツハイマー病のリスクマーカーである「ホモシステイン」というアミノ酸の血中濃度が増えて、身体に負担がかかる）[15]。ある研究では、ベジタリアンがクレアチンのサプリメントを摂ると（1日あたり20グラムずつ5日間）、認知機能が向上したという[16]。別の研究でも同じ効果が見られ、1日わずか5グラムのクレアチンのサプリメントを6週間摂ったベジタリアンの脳のワーキングメモリと処理速度が増進し、精神的な疲労も減ったという。この研究チームによれば、こうした知見は「脳のパフォーマンスに影響をおよぼす脳のエネルギー生産の重要な機能的役割」をはっきり示しているという。

こうした研究において、若くて健康で何でも食べる人の場合、認知機能はそれほど向上しなかったのに、ベジタリアンはかなり向上した。なぜだろうか？　脳には、追加でクレアチンを補給しても無駄になる飽和点があるのかもしれない。そして、ただ肉を食べるだけで、この飽和点に達するのかもしれない。別の言い方をすれば、赤身肉や魚をあまり食べない人たちは、クレアチンが認知機能にもたらす効果が「頂点に達する」余地があるのかもしれない。とはいえクレアチンの恩恵を受けるのは、あまり肉を食べない人たちだけではない。身体がクレアチンを合成してそれを脳に補給する働きは、加齢にともない衰えるかもしれない。[17] **ある研究では、動物性の食品も植物性の食品もともに食べる高齢者がクレアチンのサプリメントを摂ると、認知機能が向上したという驚くような結果が出ているのだ。**[18] 最後にもう1つ。ApoE4を持つアルツハイマー病の遺伝的リスクのある人たちは、脳のクレアチンのレベルが低いという。[19] こうした認知障害のリスクがある人、あるいはすでに体験している人たちは、サプリメントでクレアチンの神経保護作用や、エネルギーを持続する作用の恩恵にあずかれるかもしれない（クレアチンのサプリメントを摂る前には——特にあなたが腎臓に問題を抱えている場合には、必ず主治医と相談してほしい）。

## ケトン食療法

古典的なケトン食療法は、食べる時間を制限したり、カロリーの摂取量を減らしたりすることなく、ケトンの合成を大幅に増やすためのものだ。この食餌療法は、炭水化物を厳しく制限し、インスリンの分泌を最小限に抑えることを目的としている。**具体的にいうと、カロリーを脂肪から60〜80パーセント摂り、タンパク質からは15〜35パーセント摂り、炭水化物からは5**

**パーセントにとどめる。**[20] **ケトン食療法を実践する人は、甘い果物や穀類、ジャガイモのようなデンプン質の食品など、炭水化物が豊富な食品を食べることが禁じられる。**

ケトン食療法は、てんかんの有効な治療法として、80年にわたり臨床現場で実践されている。発作を劇的に減らし、脳の炎症を抑える効果があるのだ。この療法は、かなり効果的で安全性も高いので、現在は、ほかのたくさんの神経疾患の治療法の選択肢としても評価されている。片頭痛、うつ病、アルツハイマー病、パーキンソン病、筋萎縮性側索硬化症（ALS）はすべて、脳の過剰な炎症と関連している。[21] 理論的には、こうした病気のどれもが治療だけでなく、予防効果もケトンから得られるかもしれない。**ケトン食療法は、軽度認知障害——認知症の前駆状態の患者や、初期のアルツハイマー病の患者の記憶障害を改善することがわかっている。**[22]

このケトン食療法は、ある種のガンの治療にも有効かもしれないと考えられ、研究が進んでいる。そのようなガン細胞は、インスリンの濃度が高い状態で増殖し、ほかの場所のように「ハイブリッド・テクノロジー」の恩恵に預かれない。つまり、ケトン体では生き延びることができない。とはいえ、ガン細胞はかなり有害な環境でも回避したり、変異したり、適応したりするので、効果が長期的に続くかどうかはわかっていない。だが結局のところインスリンと、それと構造がよく似た「インスリン様ペプチド」、つまりＩＧＦ－１とＩＧＦ－２が、どんな細胞にとっても強力な成長因子となる。[23] なぜなら正常な細胞にも、ガン細胞にも、それを取り込む受容体があるからだ。

神経変性疾患の治療であれ、二型糖尿病の患者の代謝のリセットであれ（ケトン食療法は、平均するとわずか1日でインスリンの血中濃度を半減し、血糖のコントロールを改善する）、体脂肪を短期間でごっそり落としたい人であれ、ケトン食はかなり見込みのある療法といえるだろう。[24]

## Column　ケトン食療法におけるタンパク質

**一般的に信じられていることに反して、ケトン食療法は高タンパク質の食事ではない。**なぜならタンパク質を摂りすぎると（筋肉の維持に必要な量を超えると）「糖新生」のメカニズムが働くからだ。つまり、タンパク質が体内でブドウ糖に変換されてしまうのだ。食事からタンパク質を摂ると、炭水化物の場合よりずっと少ないとはいえインスリンの分泌が促されて、骨格筋の修復を促すためにタンパク質のアミノ酸を筋肉組織に運ぶ（この働きは、筋力トレーニングにおいては役に立つ。筋タンパク質合成を促進するためだ）。

# ジーニアス・プラン

**ジーニアス・プラン（詳しくは第11章で述べる）は、ケトン食療法の変形といっていい。これは断続的なファスティングと低炭水化物食を組み合わせて、脳がよりケトンを利用できるようにするものだ。**とはいえ、これは神経学の文献にあるケトン食療法とは、いくつか重要な点で異なる。

まず、標準的なケトン食療法は、次の章で説明するマイクロバイオームにおける科学の急速な発展を考慮していない。マイクロバイオームは、さまざまな繊維質の野菜――種類が豊富で、わずかに炭水化物を含むものもある――をたくさん食べると、その見返りを与えてくれるため、ジーニアス・フードにも含まれている（このような野菜には、けっして節約したくない重要なビタミンやミネラルも含まれている）。

もう1つの違いは、脂質のタイプだ。ケトン食療法の指導書に書かれている摂取すべき脂質は、相当な量だ。これにしたがうと、脳の皮質形成に関わる重要な成分、つまりオメガ3系脂肪酸とオメガ6系脂肪酸の適切な比率を確保できないかもしれない。医療現場のケトン食療法にはこういった条件はなく、昔から濃厚なクリームやチーズなど、カロリーのかたまりのような食品に頼っている（ジーニアス・プランでは、オメガ3系脂肪酸とオメガ6系脂肪酸の比率を考慮し、状況によって調整する）。

そして、**忘れてはならないのが運動だ。これは脳の最適化には欠かせない要素であり、ジーニアス・プランでもそれを考慮している。**長期にわたるケトン食で「慢性的なケトーシス」になった人たちは、負荷の高いトレーニングをするときに、筋力や持久力を思うように発揮できないかもしれない。**筋肉の維持は加齢において重要で、実のところ脳の働きと相関関係がある。**[25]ケトン食療法では、運動後にときどき高炭水化物の食品を食べることは推奨されていないが、トレーニングの能力や代謝、ホルモン、脂質の最適な状態を確保するために、**ジーニアス・プランでは許される**（ただし、代謝の柔軟性が回復している場合に限る）。この食事法については、あとで詳しく述べる。

## Column　運動後の炭水化物はパフォーマンスを強化するドラッグになる？

炭水化物は「悪いもの」ではない。今、炭水化物はかなり誤解されている。あなたが炭水化物を摂ることを選ぶのなら、同化作用の刺激が身体の機能的な目的を果たすように――体重を増やさないでパフォーマンスを強化できるように、タイミングを見計らって摂るようにしよう。では、最高のシナリオは？　負荷の高い運動をしたあとで、貯蔵されていた糖質を筋肉組織に補充することだ。

筋力トレーニングは、インスリンの感受性を改善する方法として知られるが、トレーニング後に、筋肉が血液中のブドウ糖を吸い込むスポンジに変わるという特典もある。これは、GLUT4という輸送体のおかげだ。この輸送体は、ブドウ糖を取り込む管として筋肉の細胞膜の下に隠れているが、筋肉が収縮しはじめると表面に顔を出す（第2章で述べた、神経伝達物質の受容体が表面に顔を出す話を憶えているだろうか？　これは、まさしくそれと同じ無駄のないメカニズムで、筋肉に見事に流用されている。あなたのDNAとゲノムは、いってみればエレクターセット［鉄骨やクレーン、歯車、タイヤなどを模した部品を組み立てる知育玩具］のようなもので、同じパーツでも、組み立て方によって、まるきり違った作品ができ上がるのだ！）。

GLUT4はひとたび細胞の表面に出ると蛇口となり、ダムの水門が開いたようにブドウ糖が細胞に流れこむ。同じ量の炭水化物でも、運動後に摂れば少ないインスリンの量で安全に分配され、処理される。これは、あなたにとって何を意味するのか？　炭水化物を摂っても脂肪として蓄えられる可能性は低く、すぐに脂肪燃焼モードに戻るということだ。炭水化物の食品を食べる最も安全なタイミングは、基本的には運動をしたあとだ。

**ご褒美として、自分に炭水化物をあげよう！**

## 代謝を「初期設定」に戻す

インターミッテント・ファスティングはもちろんだが、厳しい糖質制限を始めることには怖じ気づいてしまうかもしれない。その気持ちはよくわかる。子どもの頃、母はユダヤ教の贖罪日《ヨム・キプル》の慣例として、私に毎年（無駄に）丸1日断食をさせようとした。私には、無意味な自虐的行為にしか思えなかった。とはいえ、今なら何時間だってやすやすと断食ができる。

脳の要求に抗わないでブドウ糖を与え続けると、依存症になる。急に炭水化物を摂らなくなると頭痛や疲労が起きるのは、そのためだ。私はこれを、ピッツァやペストリー菓子ばかり食べていた10代前半の頃に経験した。**だが、あなたが定期的なファスティングと併せて低炭水化物食を断続的に行うと、代謝を「初期設定」の状態に戻す生理的な地固めができる。**インスリンの分泌を減らし、ケトンの合成を促せば代謝の柔軟性を取り戻すことができる。その結果、代謝があなたにしたがって働くようにしつけられ、それに逆らうような働き方をしなくなる。それこそが代謝の理想の姿だ。

次に挙げる7つのステップは、代謝の柔軟性を取り戻すことを目標にしている。具体的には体脂肪からケトンを合成し、それをエネルギー源とする回路に脳を適応させる。このステップは、ファスティングによる連鎖反応を真似たものでもある。3〜7日のあいだに「空腹によるイライラ感」と頭痛が起きるかもしれないが、理論的にはケトンを燃料に変えるための酵素を脳が上方制御しているためだと考えられる。

各ステップに示した時間は、まだケトン回路に適応していない状態での概算だ。

1. 最後に摂った炭水化物によるエネルギーが枯渇する（4～12時間）。
2. 身体に蓄えられたエネルギーが枯渇する。体格によって個人差はあるが、肝臓がおよそ100グラムの炭水化物をグリコーゲンという形で貯蔵できるのを思い出してほしい（12～18時間）。
3. 筋肉を維持するためにアミノ酸の分解を減らす（20～36時間）。
4. 糖新生のためにアミノ酸を分解する（24～72時間）。
5. ケトンの合成と活用を増やす（48～72時間以上）。
6. ケトンをエネルギー源に変える脳の酵素を上方制御する。これは最大で1週間かかるが、激しい運動によって貯蔵されたグリコーゲンを早く使いきったり、低炭水化物食を徹底させたり、あとで述べる「中鎖脂肪酸」を組み入れたりすることで短縮できる（1～7日）。
7. 代謝の柔軟性を得る。この状態になれば、たまに炭水化物を摂っても――特に運動中や運動後に摂る場合、脂肪燃焼モードは妨げられない。

食べ物から本当の意味で自由になるための鍵は、ブドウ糖依存を断ちきり、人類の祖先が持っていた代謝の柔軟性を取り戻すことにある。炭水化物の制限をはじめた数日後には、空腹感や、高炭水化物の食品が欲しくてたまらない状態は徐々に収まり、やがて消える。次に挙げるのは、体内で脂肪燃焼モードが活発に働いているサインだ。

▼数時間、何も食べなくても誰かに八つ当たりしたいと思わず楽に過ごせる。
▼食間に、デンプン質や糖質の食品を無性に食べたくなることがなくなる。
▼頭が冴えわたってクリアになり、精神状態や活力のレベルが安定する。
▼中強度の運動をしても、異常な食欲や疲労感を覚えない。

## Column　炭水化物を断つ？　それなら塩を摂ろう

低炭水化物食《ローカーボ・ダイエット》を始めると、気分が悪くなることがある。その理由として見落とされがちなのが、インスリンの過剰な分泌が抑えられることによって（これは好ましいことだ）、体内のナトリウムが激減する可能性があることだ。ナトリウムには無数の役割があるが、その1つとして、気分や記憶に作用する神経伝達物質の産生に必要なビタミンCを脳に運ぶのを助ける仕事がある。また、炭水化物を摂らない場合、運動パフォーマンスを維持するためには重要なミネラルになる。

心血管の研究者でナトリウムを専門とするジェームズ・ディニコラントニオによれば、炭水化物を制限しはじめて最初の1週目は、気分を安定させるためにナトリウムが余分に1日あたり最大2グラム――食塩だと**小さじ1杯ほどが必要になるかもしれない。**2週目以降は、1グラムに減らせる。ただし、これは個々の実験が重要であることに留意してほしい（この話題についてもっと知りたければ、私のウェブサイトで、私がジェームズにインタビューを行ったときの30分の動画を観てほしい）。

「でも、かかりつけ医から、血圧を下げるために塩分を減らせと言われてるんだ！」と言う人へ。実はナトリウムよりも、インスリンと糖のほうが血圧に影響を及ぼすかもしれない。この2つは体内の「闘争か逃走か」の連鎖反応を刺激して、血圧が上がる可能性がある。また、ナトリウムの排出がうまくいかなくなることもある。

## ケトンは老化していく脳の救命ボート？

さて、脳がブドウ糖ではなく、ケトンを「燃料」にする方法についてはお伝えした。実は、このケトン回路の恩恵は、クリーンな燃料以外にもある。その1つは、ある特定の状態の脳がケトンを燃料にすると「うまく」働くかもしれないことだ。この状態の脳はブドウ糖を適切に取り込めないが、「ケトーデフィシエント」[keto-deficient]食――ケトンの研究者のサム・

ヘンダーソンによる造語――のおかげで、別の代替手段がほとんど、あるいはまったくいらなくなる可能性がある。[26]

代表的な例は、アルツハイマー病のリスク遺伝子として特定されているＡｐｏＥ４を持つ人に見られるかもしれない。この遺伝子を１つか２つ持っている人は人口の４分の１以上を占め、脳のブドウ糖の代謝が衰えていることがわかっている。[27] この症状は年代にかかわらず見られ、一般的に記憶障害が現れる年齢よりずっと早い、20代から30代という時期に始まる。

このＡｐｏＥ４を持っている人は、１つ持っているか、それとも２つ持っているかによって、アルツハイマー病を発症するリスクが２倍から12倍にまで跳ね上がる。ところがリスクが高いはずなのに、ＡｐｏＥ４を持つ人の多くはアルツハイマー病の発症までいたらない。しかも奇妙なことに、アルツハイマー病のかなりの多くの人が、この変異型の遺伝子をまったく持っていないのだ。だが、たとえＡｐｏＥ４を持っていなくても、最終的にはこの遺伝子を持つ人と同じように脳の糖代謝が低下する。これは脳の糖代謝の異常が、この疾患の要因である可能性を示している。また、このパラドックスはこんな問いも投げかけている。ＡｐｏＥ４とアルツハイマー病の悩ましい関係は、私たちが適応を強いられてきた食生活のもう１つの症状ではないだろうか？

このＡｐｏＥ４という遺伝子は「祖先の」遺伝子と考えられ、ほかの変異型よりも長く人類の遺伝子プールに存在していた。早くから農耕生活を始めた（穀類やデンプン質を摂るように

## Doctor's Notes　女性と超低炭水化物食《スーパー・ローカーボ・ダイエット》

私たち医師は、たいていは典型的なアメリカ人の食事よりも、低炭水化物食《ローカーボ・ダイエット》を提唱します。ですが炭水化物への耐性は、遺伝的な違いや男女差が大きいことを考慮すべきです。**特に女性が超低炭水化物食であるケトン食療法を行うと体重が減らなくなり、気分が落ち込み、月経周期が乱れることがあります。**１日あたり、あるいは１週間あたりの炭水化物の適切な摂取量は身体活動のレベルによって異なり、１日あたりで30から150グラムまで幅があります。炭水化物の摂取量とタイミングについては第11章で詳しく説明しましょう。

なった）集団には、この遺伝子はあまり見られない。つまり近代的な食生活によって、この遺伝子の保有者が淘汰された可能性があるのだ。[28]今でも工業化が進んでいない国々に目を向けると、この説が理にかなっていることがわかる。たとえば、ナイジェリアのイバダンに住むヨルバ族の食生活は、先進国のように工業化されていない。彼らにＡｐｏＥ４の遺伝子は比較的よく見られるが、**アフリカ系アメリカ人と比べるとアルツハイマー病との関連はほとんど見られない。[29]ヨルバ族の１人あたりの糖質の摂取量は、アメリカ人の３分の１に満たず、ほとんどがＧＩ値の低い炭水化物を摂っている。[30]**これは、あなたにとって何を意味するだろうか？

もしあなたがアルツハイマー病のリスク遺伝子を持っていたら（統計上は、本書を読んでいる人の４人に１人だ）、あなたの脳は「農耕生活以降の」の高糖質・高炭水化物の食生活には特に適さないかもしれない。

ある人がアルツハイマー病と診断された時点で、脳の糖代謝は健康な人より45パーセント低下している。だが前述したように、どんな脳であろうと記憶障害が現れるよりずっと前から、すでにブドウ糖からエネルギーを得にくくなっている可能性がある。ＡｐｏＥ４はさておき、この状況は二型糖尿病の発症を促す食生活やライフスタイルがもたらす結果と同じかもしれない。[31]ある研究では、インスリン抵抗性によって、認知機能が正常な人の脳の糖代謝の衰え（「代謝低下」という）が予想できるという驚くべき知見も得られている。それについて、『ソシオロジカル・レビュー』誌に掲載された論文には、こう記されている。**「脳の糖代謝の低下や組織の萎縮など、アルツハイマー病の特徴は、末梢組織のインスリン抵抗性と強く関わっている」**（自分のインスリン抵抗性を調べる方法については第４章を参照）

さまざまな知見を総合すれば、ブラウン大学の（神経病理学者のスザンヌ・デ・ラ・モンテが率いる）研究チームが、アルツハイマー病を「３型糖尿病」と称したのも当然といえるだろう。この考え方はたくさんの医学論文に幅広く引用され、アルツハイマー病が代謝性の疾患であることを率直に示している。

ともあれ、これだけははっきりしている——脳のエネルギーが足りないのは、とんでもなくまずい。

実のところ、私たちがごく普通の老化現象だと考える〝物忘れ〟は、脳が燃料を求めて奮闘している最初の兆候かもしれない。だが、対策はある。酸化ストレスと炎症を減らすのはもちろんだが、脳にケトンを補給すれば（ジーニアス・プランや、さまざまなケトン食療法によって）、高齢になっても脳に「エンジンをかけっぱなし」にさせることができるかもしれない。なぜならブドウ糖とは違って、脳がケトンからエネルギーを補給する働きは、加齢やＡｐｏＥ４遺伝子、アルツハイマー病に影響されないと考えられるからだ。[33]

嬉しいことに、研究ではケトン食療法が脳のミトコンドリア（細胞の発電所）の数を増やすことがわかっている。ミトコンドリアの数が増えれば、加齢とともに衰える代謝の働きや、著しい神経変性疾患の症状が改善されるという。[34]

## Column　アルツハイマー病を代謝性疾患として治療する

最も一般的な認知症であるアルツハイマー病の場合、おそらく無数の不確定要素の相互作用によって、運命が決まるのだろう。アルツハイマー病の予防研究を行っている友人のリチャード・アイザックソンは、「アルツハイマー病のケースを1つ見たら、それはあくまでもアルツハイマー病の1つのケースだ」と言っている。この病気は複雑だ。しかも症状が現れるよりずっと前から始まっている。なぜ治療薬の治験の失敗率が99・6パーセントなのか。なぜ誰も回復しないのか。その理由は、そうした事実のなかに見つかるのかもしれない。

バック・インスティテュート・フォー・リサーチ・オン・エイジングの最近の研究発表によれば、アルツハイマー病の患者も含めて、認知障害の程度が異なる10人の患者のうち、9人の症状が、あるプログラムによって「逆転」できたという。そのプログラムは、代謝の改善を目的としていた。具体的にいうと、血液中の糖とインスリンの濃度を下げ、ケトンの合成を促すために「低穀類」食をとるように指導したのだ。[32] また、栄養失調や睡眠障害、座りがちな生活習慣など、代謝に影響をおよぼすほかの要素も考慮された。全部で36種類の介入がカスタマイズされて被験者に「処方され」たが、その多くは本書で勧めているものと一致している。

6カ月後、患者のパートナーの報告によって、ほとんどの患者の思考力や記憶力が改善したことがわかった。また認知機能のテストでも、改善が見られた。論文によれば、認知機能の衰えがひどくて仕事が続けられなくなった人が、仕事を再開できるようになったという。また、脳をスキャンした画像を見ると、ある患者の脆弱な海馬の容積が増えていた。何と10パーセント近く大きくなっていたのだ！

これは、アルツハイマー病の患者を「元に戻せる」かもしれないことを意味しているのだろうか？　こうしたごくわずかな成果から大きな結論を引きだすのは強引かもしれない。また、この臨床試験では、実際にアルツハイマー病を患っていたのは、ほんのひと握りの人数だった。そのため、この問いに答えるには、より厳格な科学的手法による、大規模な比較試験が必要だろう。それでも、この「キッチン・シンク」アプローチは、認知障害に取り組むための、貴重な新しい視点を提供してくれた。つまり、代謝の問題として取り組むことだ。

## ケトンを食べる？

脳にケトンを供給するもう1つの方法については、前にちょっと触れた。ケトンをつくる特別な食品を摂ることだ。**その食品とは「中鎖脂肪酸（MCT）」で、天然の植物に含まれる、珍しい脂質だ。このMCTはココナッツオイルやパーム油、ヤギ乳、母乳に豊富に含まれており、身体に独特の、そして重要な作用をもたらす。この脂質は、摂取すると肝臓に直行して、ケトンがつくられる。**[*] その驚異的な性質は昼夜を問わず、またファスティングをするしないに関わらず、血液中のケトンを増やしてくれるという。[35] 研究者のスティーブン・クネインによれば、ケトン食をとらなくても、また絶食などしなくても、脳はこのMCTから合成されるケトンによって必要なエネルギーの5～10パーセントを補給できるかもしれないという。興味深いのは、これがApoE4を保有する若者の脳の代謝の低下で失われるエネルギーと同等の量であることだ。

**大さじ1杯のココナッツオイルに含まれる脂質14グラムのうち、62～70パーセントが純粋な**

【*】 オリーブオイルであろうと、グラスフェッドビーフでつくられたハンバーガーの脂であろうと、ほとんどの脂質はリンパ管に吸収されてから血管に入り、全身に運ばれていく。

**MCTで、そのほとんどはラウリン酸だ。** 母乳に含まれるＭＣＴも、ラウリン酸の割合が多い。ココナッツオイルには、ラウリン酸のほかにもカプリン酸やカプリル酸などの脂肪酸が含まれている。こうした脂肪酸は、よりケトンに変換されやすいかもしれない。とりわけカプリル酸は、薬剤抵抗性てんかんの治療に使う主な脂肪酸として提唱されている。[36] この種の脂肪酸は、体内でケトンを合成する食品として、純度１００パーセントに近いＭＣＴオイルをつくるために分離されることが多い。

**MCTオイルは、アルツハイマー病やほかの神経変性疾患の患者にとって、特に有益かもしれない。** アルツハイマー病の患者は、味覚が変わって食の好みに変化が起き、甘いものが欲しくなるという。[37] これは、代謝が低下してエネルギーが枯渇した脳が、糖をすばやく吸収できる炭水化物を求める悲痛な叫びかもしれない。だが、この炭水化物こそがインスリンの分泌を急激に増やし、炎症を誘発し、ケトンの合成を妨げてしまうのだ。理論的にはココナッツオイルやＭＣＴオイルを摂れば、この独特の問題を避けられ、炭水化物の摂取も徐々に抑えられるかもしれない。こうしたケトンを増やす食品を記憶障害のある患者に与え、症状が改善したという研究成果はいくつかある。**あるケースでは、進行したアルツハイマー病の患者が1日わずか大さじ2杯を摂取して、よい反応があったことが詳しく報告されている（コラムを参照）。**[38] また、アルツハイマー病の治療を目的としてＦＤＡが承認した、カプリル酸の医療用食品の処方箋を手に入れることも可能だ（アルツハイマー病を予防する目的での服用については、まだ研究段階だ)。

認知機能が正常で、高炭水化物食に慣れている人が炭水化物の摂取量を減らす場合は、**MCTオイルと脂質が脳にエネルギーを補充してくれるかもしれない。**これは今の時点では、あくまでも情報にもとづいた推測だ。初めて低炭水化物食《ローカーボ・ダイエット》を行うと、たいていは倦怠感やブレインフォグが生じ、怒りっぽくなる。この「低炭水化物インフルエンザ」は、最初の数日間に生じることが多い。そのため、あなたの脳を強化して、この時期を乗り越えるのを支えてくれるなら、試す価値はある。試すだけなら害はないし、ブドウ糖依存を減らすという恩恵も得られるかもしれない。自由に実験してみてほしい。ただし承知してほしいのは、まだ実際にテストは行われていないことだ(先ほどのコラムで述べたように、塩を加えるのをお忘れなく)。

あなたはMCTオイルを、パスタにかけたり、朝のシリアルに加えたりするのにもってこいだと思うかもしれない(きっとケーキにもかけて食べたいと思うはずだ)。**だが、高炭水化物食を続けながらケトンを強制的に増やそうとすると、神経変性や脳の老化を引き起こす根本的な問題を見過ごすことになる。**つまり、インスリンの過剰分泌だ。また、オイルによって一時的にケトンが得られても、ケトン食療法やファスティングで得られる量にはけっして及ばない。絶食せずにココナッツオイルや市販の純度の高いMCTオイルを摂るのは、すでに満杯のコップに水を注ぐようなものだ。身体はファスティングや低炭水化物食によって、自分でケトンを合成してくれる。この場合は、満杯になったコップの水を飲むのと同じだ。

**忘れないでほしい。「生化学的な脂肪吸引」、つまり身体が体脂肪を自分で取りだしてエネルギーとして使うのは、食事に脂質を加えたときではなく、インスリンの濃度が十分に低下したときだ。**健康な成人の場合、ケトンはファスティングによって生じる、ほかのすばらしいプロセスの指標にすぎない。あなたが体脂肪を燃やしているときにオイルを加えるとカロリーを増やし――それは問題ないが、注意してほしいのは、わざわざ余分なカロリーを加えれば、それが炭水化物であれ、タンパク質であれ、脂肪であれ、やがては体重が増える。現代人の多くは、脳が脂肪をエネルギー源として使うモードに適応することなく生きている。なぜなら常に食べているからだ。身体と脳に、ぜひ脂肪を燃やすチャンスをあげよう。

そうすれば、あなたの身体のメカニズムは必ず報いてくれるだろう。

次の章では、「忘れられた臓器」――あなたの体内でひっそりと脳の正常な働きを支えている縁の下の力持ちの話をしよう。

## Column　ココナッツオイルの開拓者メアリー・ニューポート

私は、早くからココナッツオイルを研究していたメアリー・ニューポートと親しくなった。彼女の夫のスティーブはアルツハイマー病と診断され、自分の好きな娯楽も含めて、たくさんの日常的な活動が行えなくなった。あらゆる薬を試したものの、どれも大した効果はなかった。メアリーは、もっと効果がありそうなものを探しはじめた。

そして偶然、あるプレスリリースを見つけた。カプリル酸を成分とするMCTの「医療用食品」が開発中だというものだ。アルツハイマー病の被験者の脳にケトンを供給したら、半数近くに記憶力と認知機能の改善があったという。夫は発症してから7年が過ぎており、脳の状態は急速に悪化していた。メアリーは、この治験中の薬を咽喉から手が出るほどほしかったが、FDAの承認はあと1年は下りそうになかった。そのとき彼女は、あることを思いついた。

実はメアリーは新生児学を専門とする医学博士で、小児科医として新生児の医療に携わっていた。だからMCTについては知識があった。なぜならMCTは母乳の成分で、70年代から80年代にかけて、超低出生体重児の体重を増やすため一般的に使われていたからだ。以来、MCTとココナッツオイルは、事実上すべての乳児用粉ミルクに加えられている。そういうわけで、メアリーは医薬品の販売を待つ代わりに、ココナッツオイルを夫に与えてみようと考えたのだ。

そして、1日あたり大さじ2杯強のココナッツオイルをスティーブに与えはじめた。医療品のMCTの投与量に相当する量だ。その後、時計描画テストを受けさせた。この時計描画テストは、認知機能を見極めるためによく使われる（認知症患者の家族には、よく知られているテストだ）。毎日ココナッツオイルを投与して、ちょうど2週間が経った頃から、ス

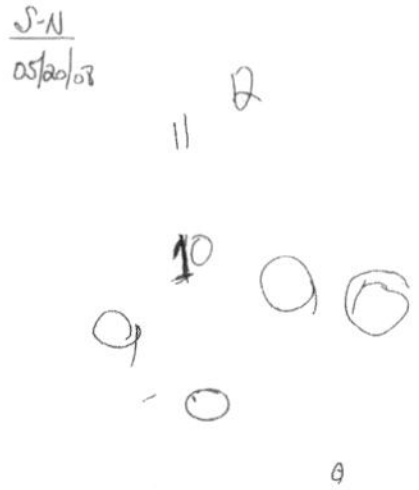

ココナッツオイルを投与しはじめる前の日の時計の絵

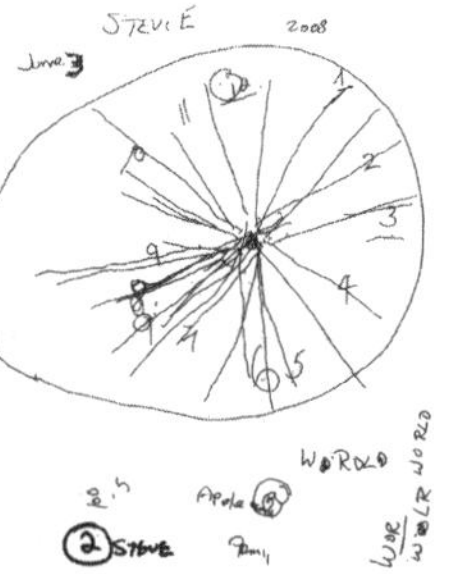

ココナッツオイルの投与14日後

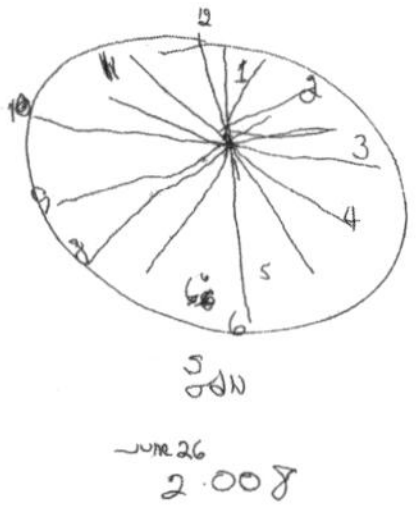

ココナッツオイルの投与37日後

ティーブの書く時計の絵が劇的に変わりはじめた。それを見たメアリーは料理にもココナッツオイルを使いはじめ、できるかぎりスティーブに食べさせた。5週間が過ぎる頃、スティーブの書く時計の絵は、初日と比べて見ちがえるほどになっていた。

それから1年かけて、メアリーはスティーブに与える1日あたりのオイルの量を、MCTオイルとココナッツオイルを合わせて大さじ11杯になるまで徐々に増やしていった（急激に増やすと下痢を起こしてしまうためだ）。メアリーの記録によると、スティーブの認知テストのスコアは上がり、記憶力も改善していた。また、多くの日常的な雑事がこなせるようになり、「少なくとも2、3年前の状態に戻っていた」。スティーブが2日間オイルを摂るのを忘れたとき、彼の状態が明らかに悪化したのを彼女は憶えている。**これは、スティーブの症状がココナッツオイルのおかげで改善した証拠といえるだろう。**彼女はスティーブにココナッツオイルを10年近く与えつづけ、食事やライフスタイルも変えたが、それは本書で勧めているものとよく似ている。

その後、メアリーのココナッツオイルの実験は学術誌『アルツハイマー病と認知症』で、ケーススタディとして発表された。この実験はスティーブが病気を発症して7年経った頃に始められた。だが、今わかっている事実を考えると、実際には、その数十年前から彼の脳で異変が始まっていたはずだ。やがてスティーブはアルツハイマー病との闘いに敗れ、

2015年にこの世を去った。
だが、彼の物語は、メアリーの学説のなかで生きつづけている。

## ジーニアス・フード #6　グラスフェッドビーフ

現代の食肉産業の現状は残酷で、持続不可能で、はっきり言ってとても擁護できない。牛肉の場合、業界が生産する食肉は不健康で、ストレスをため、しかも抗生物質漬けにされたものだ。その上、この牛たちは、ひどく不自然な飼料を与えられている。たとえば廃棄された穀物やキャンディ[*]まで与えられているのだ。だが、このような工業的に肥育された牛と、牧草（本来の食べ物）地に放牧されていた健康な牛——牧場主がよく言うように〝悪い日は1日だけ〟だった牛の肉を混同しないようにしよう。

食肉の栄養価をめぐる論争の多くは、タンパク質に集中している。だが私は、タンパク質以外の栄養素にまで議論を拡げるべきだと思う。こうした栄養素は、私たちの認知機能にとって重要な働きをするものばかりだ。たとえばグラスフェッドビーフは鉄分や亜鉛など必須のミネラルが宝庫で、しかも人体がたやすく使える形で含まれている（ホウレンソウの鉄分や、マメ科植物の亜鉛より吸収されやすい）[1]。グラスフェッドビーフは、オメガ3系脂肪酸やビタミンB12、ビタミンEが豊富で、クレアチン（第6章で述べた）のような独特の栄養素も含まれている。クレアチンは必須の栄養素ではないが、非常に有益だ。研究者は、人間の脳が現代の認知的なスーパーマシンに進化したのは、まさにこういった栄養素を（肉を

【＊】　これは、あなたの見間違いではない。フィードロットで肥育される家畜は、日常的にキャンディやクッキー、マシュマロなどジャンクフードを与えられている。なぜなら、こうした炭水化物の食品を飼料に加えれば、安価に太らせることができるからだ。

調理することで得ていた膨大なエネルギーと共に）摂るようになったためだと考えている。そして、このような微量栄養素のどれかが不足することが知能指数の低さや自閉症、うつ病、認知症などの脳疾患と関わっているという。

食生活とメンタルヘルスとの関係について、ディーキン大学フード・アンド・ムード・センターの所長、フェリス・ジャッカ博士ほど詳しい人はいないだろう。私は、彼女にインタビューする特権を得た。ジャッカ博士は2017年に、健康食品の抗うつ効果を示す世界初のランダム化比較試験の成果を論文に発表した。以前に彼女は、週に牛肉を3〜4サービング食べるのを推奨するオーストラリア政府のガイドラインにしたがわない女性が、したがった女性に比べて、うつや不安、双極性障害を患う可能性が2倍高まるという知見を得ていた[2]（したがわないよりは、したがったほうがよい結果が得られた一方で、必要以上に摂取した場合もよい結果は得られなかった。推奨される量より多く食べた女性たちは、リスクも高くなっていた）。オーストラリアの畜牛は、もともと牧草で飼育される傾向にある。これは重要な警告だ。

食肉の価値は、特に影響を受けやすい集団、つまり子どもたちの認知機能にどんな形で表れるだろうか？　世界中の、フードデリバリーのアプリなどとうてい利用できないさまざまな地域で、栄養不良は未だに公衆衛生問題を提起している。UCLAの公衆衛生大学院の研究者、シャーロッテ・ノイマンは、そうした地域の1つ、ケニアの子どもたちを観察し、肉を多く摂る子どもたちが身体的にも認知的にも能力が優れ、行動面でも好ましい状態にあることに気づいた。ノイマン博士は、肉を食べることが脳の発達に何らかの影響を及ぼすのではないかと考え、それを確かめるため実験を行った。

彼女は、ケニアの12の学校の子どもたちを、４つの集団に分けた。１つは対照群とし、それ以外の３つの集団の子どもたちには、それぞれトウモロコシ、豆、野菜でつくったポリッジを毎朝、朝食として与えた。また、１つめの集団のポリッジにはコップ１杯のミルクを混ぜ、２つめの集団には牛のひき肉、そして３つめの集団には何も加えなかった。すべての食事は同じカロリー量に調整され、研究は２年続けられた。

その結果、肉入りのポリッジを食べた子どもたちは、ほかの集団に比べて筋肉量が多くなっていた。また健康上の問題も、何も加えないポリッジとミルク入りのポリッジを食べた集団より少なかった。[3] その上、遊び場にいるときの態度も自信に満ちていた。これはメンタルヘルスが強化された兆候だ。また認知能力も、ほかの集団より優っていた。成績についてはすべての集団が向上していたが、肉の集団は算数と国語の科目が著しく上がっていた。ノイマンと研究チームは次のように記している。

肉を摂取した集団の認知能力の向上と、身体活動やリーダーシップ、自発的な行動力の増加は、肉に含まれるビタミンB12、鉄、亜鉛をより多く摂取したことと関連していると考えられる。肉は、食物繊維やフィチン酸塩の多い主食の植物に含まれている鉄と亜鉛の吸収を促進する。また肉に含まれる微量栄養素やそのほかの成分、そして上質のタンパク質は、情報の処理速度などの学習に関わる特別なメカニズムを促進する可能性がある。

この研究は子どもたちを対象にしていたが、脳は一生涯変わりつづけることがわかっている。となると、脳に必要な栄養素を供給することを最優先にすべきだ。とはいえ、肉はすべて不健康だと考える人は多い。それに対して、私はこんな言葉を引用したい（カール・セーガンの言葉だ）。「非凡な主張には、非凡な証拠が必要だ」肉とそれに含まれる栄養素は、人類の脳の進化には欠かせなかった、また人類が300万年以上前から食肉処理を行っていた証拠もある。[4] 現代に暮らす私たちには、倫理にもとづいて食事を選ぶという贅沢が許されているが、祖先たちにそのような特権はなかった。彼らは、新鮮な肉に含まれる、自分たちの命を維持する栄養素を摂りいれる機会を見逃しはしなかったはずだ。吸収率の高い栄養素をたっぷり供給してくれる、適切な形で飼育された動物が、どういうわけか私たちにとってよくないという話は非凡な主張であり、それを裏づける証拠はないといっていい。

母が長年、赤身肉を節制してきたことが、記憶障害や、私が子どもの頃にときどきうつ状態になったことと関わりがあったかどうかはわからないが、これだけはいえる。**肉を食べなかったことは、母を守らなかった。**

**●買うときの注意●** 制限のない望ましい環境で飼育された、100パーセントグラスフェッド、およびグラスフィニッシュの牛肉を探そう。現地の農家が有機農産物の飼料で育てたのであれば理想的だ。ただしオーガニックビーフと書かれていても、「100%グラスフェッド」という表示がなければ、たいていはオーガニックの穀物飼料を与えられた牛なので注意しよう。

**●プロの助言●** グラスフェッドビーフのひき肉は、カットされたものよりずっと安価な場合が多い。グラスフェッドビーフが手に入りにくければ、通信販売で取り寄せるという方法もある。

**●食べるときのヒント●** グラスフェッドビーフには、穀物飼育《グレインフェッド》の牛肉の3倍のビタミンEが含まれているため、多価不飽和脂肪酸の酸化を防いでくれる。だが、私はできるだけ低温で加熱することを勧める。複素環アミンのような神経毒の生成を減らすため、ニンニクやタマネギベースのマリネにするという手もある。[5] また、**ケールやホウレンソウ、芽キャベツなどの繊維質の野菜を必ず添えよう。こうした野菜は、腸の酸化物質を中和し、デンプン質の野菜や穀物、ほかの高炭水化物の食品の吸収を防いでくれる。**

**●ボーナスポイント●** 内臓肉を食べ、牛骨のブロススープを飲もう！　どちらにもコラーゲンなど、筋肉にはない大切な栄養素がたっぷり入っている。コラーゲンには重要なアミノ酸が含まれているが、これも現代の食生活では失われている。またグリシンは、睡眠の質を向上させることがわかっており、脳のセロトニン（安定した精神状態や実行機能に欠かせない）の分泌を増やす可能性があるという。[6]

## この章のまとめ　FIELD NOTES

▶ ケトンは、脳の酸化ストレスを減らし、神経可塑性に関わる遺伝子を上方制御することができる「スーパー燃料」だと考えられている。

▶ ケトンは、ブドウ糖をうまく取り込めない脳に、代わりにエネルギーを補給できるかもしれない。

▶ 脂肪をたくさん摂るとケトンが合成されるというのは、よくある誤解だ。実際には、ファスティングや低炭水化物食によってインスリンが減ったときに合成される。

▶ 代謝の柔軟性は、ケトンの合成を持続させるよりも重要な目標だ（ただし医療行為として、神経変性疾患の治療にケトン食が有効な場合を除く）。代謝の柔軟性が得られると、ケトンの恩恵を享受できる。その一方で腸のためになる食べ物を食べ、時たま炭水化物を楽しめば、身体能力を持続させる「燃料補給」ができる。この場合は、脂肪燃焼モードの妨げにはならない。

▶ MCTオイルでケトンを増やしても、炭水化物をたくさん摂れば目的は果たせず、神経変性につながるたくさんの根本的な問題を見過ごしてしまう。

# 第7章 腸とともに生きていく

早く行きたいなら、1人で行きなさい。遠くまで行きたいなら、仲間と行きなさい。
——アフリカのことわざ

私たち人類が太古の時代から感じていたものを、今ようやく科学が解き明かしている。私たちの感情は、消化管とじかにつながっている。怖いときには「ウンチも出ないくらい怖い」とか、「怖くてちびりそう」などという。仕事を前にすると「尻が重くて」さっさと片づけられないこともある。勝負に負けたときは、悔しさを「飲み込み」、その気持ちを「消化」するまでしばらく落ち込んでしまう。辛辣な言葉を口にすれば「後味の悪さ」が残る。恋に落ちると「胃のあたりがそわそわして」落ち着かない気分になる。

——ジュリア・エンダース『おしゃべりな腸』（サンマーク）

あなたが大多数の人と同じなら、身体のなかに何兆もの細菌が住みついているなどと聞けば、一目散に近くのシャワールームに駆けこみたくなるかもしれない。この目に見えない「きたないもの」は、隙あらば抗菌ソープや消毒剤を買わせようと私たちをつけ狙う今の社会では、やたらと悪者扱いされがちだ。だが本当のところ、私たちは細菌について嘘を売られている。なぜなら細菌がなかったら、私たちはここにいないからだ。

ミトコンドリアについては、もうおわかりだと思う。ブドウ糖（または脂肪酸が代謝されるときにできるケトン）を取り込み、酸素を利用してエネルギーをつくる細胞内小器官だ。この重要な器官は、必ずしも私たちのために働いているわけではない。学説によれば、ミトコンドリアは、かつて世界中を漂っている細菌だったが、あるミトコンドリアが別の細菌に取りこまれて、今の姿になったという。ミトコンドリアを取り込んだのは、ミトコンドリアよりもはるかに大きな細胞で、その宿主細胞はミトコンドリアを消化するより、新しくできた友だちが持つエネルギーをつくりだす力を、自分が生きていくために利用しはじめた。これは15億年前の、大気や海に酸素がどんどん増えている環境では、かなり都合がよかった。その見返りとしてミトコンドリアは外部の過酷な環境から守ってもらい、時間制限なし食べ放題の特典も手に入れた。そしてそれきり、もう2度とそこから離れられなくなった。これは、たぶん最古のストックホルム症候群のケースだろう。

やがて、ミトコンドリアと宿主細胞は互いを頼りはじめ、バットマンとロビン、ハン・ソロとチューバッカ、バートとアーニーのような（まあ、バートとアーニーほどではないだろうが）有名なバディたちの仲間入りをした。複雑な「真核細胞」の誕生だ。そして最終的に、私たちのような多細胞生物が生まれた。これほど長い年月が経っても、ミトコンドリアはいまだに細胞内で増殖し、宿主とは完全に別個の、独自のＤＮＡ一式を保持しながら独身貴族の暮らしを続けていることには驚くよりほかない。

私たちは細菌なしでは、おそらくどこにも存在しないだろう。現代の私たちの身体は、太古の単細胞生物とは比べものにならないほど複雑だ。それでも、やはり細菌との共生は重要だ。皮膚や耳、体毛、口のなか、性器、そして腸には無数の微生物がいる。かつて無菌だと考えられていた肺や乳腺なども、微生物の高級カントリークラブであることがわかっている。[1]それぞれの場所には特定の細菌が生息し、その独自の環境と共生している。たとえば、腸に住みついている主な細菌は酸素がなくても生きられるが、あなたの顔にいる、新鮮な空気にさらされるのが好きな細菌の隣に来たら、たちまち死んでしまうだろう。

**この単純な単細胞生物の遺伝情報の集合体は、一般的に「細菌叢《マイクロバイオーム》」と呼ばれている。**あなたの家には、住みついている細菌たちの遺伝情報が集まった固有のマイクロバイオームがある。あなたの家のマイクロバイオームは、あなたが犬を飼っているかどうか、小さい子どもがいるかどうか、また、そこが都会か郊外かによって、隣人のものとはまるきり違うかもしれない。

それどころか、1つの都市全体が、細菌面で独自の特徴を持っているらしいのだ。[2] たとえばロサンゼルスのマイクロバイオームは、ニューヨークのマイクロバイオームとは違う。ひょっとしたら東海岸の細菌たちは、舞台でスポットライトを浴びるのが好きで、西海岸の細菌たちはカメラで撮影されるほうが好きかもしれない。こんな疑問にも、いずれ科学が答えてくれる日が来るかもしれない。

あなたの体外には、そこらじゅうに細菌がいるが、あなたが保有している細菌のほとんどは腸に住んでいる。それが、あなたの腸のマイクロバイオームだ。以前は、腸内細菌は10対1で人間の細胞よりも多いと考えられていたが、今の時点で推定される数はおよそ30兆だ。これは、人間のＤＮＡを持つ細胞とほぼ同じ数だ。ところがおもしろいことに、こうした細菌の総重量はおよそ９００〜１３６０グラムで、脳とだいたい同じ重さになるのだ！

私たちはいちいち電話番号を憶えず、スマートフォンにその仕事を任せているが、それと同じようにマイクロバイオームにも山ほどの仕事を委託している。なぜそんなことができるかというと、マイクロバイオームの遺伝物質は私たちの（いくらか原始的な）２万３０００個の遺伝子を持つヒトゲノムの１００倍ぐらい複雑だからだ。そのためマイクロバイオームは、たとえば体内の免疫システムを正常に保ったり、食べ物から栄養素を取りだしたり、ビタミンなどの重要な化学物質を合成したりと、広範囲の仕事ができるのだ。

意外に思うかもしれないが、腸もやはり脳と密接につながっている。マイクロバイオームは気分やふるまいと関係があり、脳との直通電話ともいうべき迷走神経を通して、脳とコミュニケーションを取っている。また、さまざまな化学物質をつくり、それを血流に乗せて脳にメッセージを送ったりもしている。こんなふうに細菌たちはきちんと家賃を払って私たちの身体を間借りしているのに、それに見合った評価をしてもらえていない。科学者たちが、この無数にうごめく遺伝物質のかたまりを、「忘れられた臓器」と呼ぶのも無理はないかもしれない。

## マイクロバイオームのお宅訪問ツアー

あまり考えたくはないが、人間は実質的には脚のついた精巧な消化管だ。人間の特質のほとんどは、食料からエネルギーをより効率的に得るために進化してきた。

この長く曲がりくねった管は、腸と呼ばれることもあれば、消化管と呼ばれることもある。消化管は口から始まって、それから……あなたがよくご存知の場所で終わる。腸の健康やその働きに関する話は、あまり話しやすい話題とはいえない。結局のところ、腸はたいていの人が気まずくなるような変な音を発し、誰も考えたくないようなものを排泄する。それでも、**私たちが体重の問題に取り組むとき、食べ物とのこじれた関係を取り持ってくれるのも腸だ。**

では、ここで人体の旅に出かけよう。目指すは南だ。まず口に入り、そこから食道を下ると最初に胃が現れる。そこから小腸を道なりに進むと、やがて大腸、またの名を結腸というところにやって来る。それぞれの場所には、特有の風土がある。ちょうどアメリカ北東部から南フロリダの太陽が降りそそぐビーチまで旅をする途中で、いろいろなものに出会うように。南に下るにつれて周囲の植物や葉、野鳥、昆虫がどんどん変わっていくことに気づくだろうが、すべてがその土地特有の気温や食べ物、季節、そのほか数えきれないほどの違いに適応して生き残ったものばかりだ。

　胃腸の旅も同じだ。下のほうに進むと、また違った風土の領域があり、細菌たちはそれを知っている。胃は酸性度が強いので、そこには住めない（大勢のアメリカ人が服用している制酸剤を常用していない場合に限る。これは、たくさんの予期せぬ結果を招く）。そして栄養を吸収している活発な領域、小腸はとても気まぐれだ。このあたりから細菌がたくさん目につきはじめるだろう。胃と小腸には、1グラムあたり約$10^3$〜$10^8$の細菌がいる。その量なら害はないが、問題は細菌がここで過密状態になったときに起きる。SIBO（小腸内細菌異常増殖症）になるとガスがたまったり、宿主の腹痛が起きたり、ひどいときには栄養不良を引き起こすこともある。だが結腸まで下ると、こういった細菌におあつらえ向きの環境が待っている。そこには、何とグラムあたり最大$10^{11}$の細菌が密集している。まさしく消化管のマイアミだ。

　**大腸にこんなにも大量の細菌がいる理由の1つは、豊富な食料の調達が期待できる場所だからだ。**腸のマイクロバイオームを構成している細菌は「共生細菌」「コメンサル」と呼ばれる。これはラテン語で「食卓を共にする」という意味だ。なぜこんな名前になったかというと、私たちが何か食べるたびに、彼らは30兆匹の従順な犬のように大人しく餌を待つからだ。だが、この細菌たちはいったい何を食べるのだろう？

もし共生細菌が現代のレストランに投げ込まれたら、きっとメニューには目もくれず、まっすぐサラダバーに向かうだろう。そこには、この小さな生き物の大好物がある。つまり植物の繊維だ。この繊維は、私たちの身体が吸収できないタイプの炭水化物で、消化されずに胃と小腸を通りすぎていく。この繊維が大腸にたどり着くと、細菌たちは感謝祭のディナーさながらのごちそうにありつくのだ！

宿主が現代特有の食生活を続けていると、細菌との関係はこじれてしまう。前述したように、細菌が本当に食べたいものはただ1つ、繊維だ。これは「プレバイオティック・ファイバー」と呼ばれるタイプの食物繊維だ。この食物繊維には水溶性の繊維や、「レジスタント・スターチ」という、消化されずに大腸まで届くデンプン質がある。あなたの腸内の代表的な細菌は、アメリカ人の定番の朝食、たとえば精製小麦粉でつくったパンケーキ、ベーコン、チーズ入りのスクランブルエッグを勧められても、固く辞退するだろう。

さて、細菌たちの好き嫌いがあんまり激しいので、あなたは彼らと縁を切りたくなるかもしれない。だが人類は何十万年ものあいだ、食物繊維の豊富な食物を食べていたことを思い出してほしい。科学者の推定では、1日あたり、ざっと150グラムの繊維を摂っていたという。**それに対し、現代人の摂取量は平均して1日あたり、たったの15グラムだ。オメガ3系脂肪酸**

**やほかの必須の栄養素が不足しているのと同じく、プレバイオティック・ファイバーも、やはり西洋型の食生活からはすっぽり抜け落ちている。**この「マイクロバイオータ・アクセシブル・カーボハイドレート」（大腸まで届いて細菌の餌になる炭水化物という意味で、スタンフォード大学の微生物学者、ジャスティン・ソネンバーグとエリカ・ソネンバーグによる造語）の消失は、このあと述べるが、消化管下部に深刻な悪影響をおよぼす。だが、プレバイオティック・ファイバーが豊富な食品は山のようにあるので、腸が喜ぶ炭水化物の摂取を増やすのは簡単だ。たとえば、ベリー、ポロネギ、クズイモ、ケール、キクイモ、アボカド、ホウレンソウ、ルッコラ、ニンニク、タマネギ、コーヒー、チコリの根、グリーンバナナ、生のナッツ、フェンネル、オクラ、ピーマン、ブロッコリー、ラディッシュ、ダーク・チョコレート、スプラウトなどだ。

さて、腸内細菌の餌になる繊維がどんな食品に含まれているかはわかったと思う。次は、この食物繊維の力と、メンタルヘルスや認知能力の改善、長寿との関係について語ろう。

## Column　あなたのウンチのなかには何がある？

平均的な便のサンプルの半分以上は細菌で、1グラムに1000億もの微生物が含まれている。つまり、便1グラムのなかに、地球の人口の14倍近い微生物がいるのだ！　このように便には微生物が密集しているので、あなたがトイレに行くたび、腸の細菌のおよそ3分の1が排出されている。でも心配は無用だ。腸の細菌は、1日かけて元の数に戻る。[3]

こうした微生物には山のような情報が含まれており、それぞれが独自の遺伝物質を持っている。私たちの細菌の代表的なDNAの長さは1〜10メガベースで、100万バイトの情報を保有している。その遺伝物質の総数を考えると、人間の便1グラムには10万テラバイトのデータ容量があることになる！　あなたは、このUSBメモリを、かなりいけてると思ったことだろう。[4]

## Column　肉とマイクロバイオーム

数年前に発表された研究論文は、たくさんの健康志向の肉好きたちを震撼させた。ある研究チームがマウスを使って実験を行ったところ、ある種の腸内細菌が赤身肉に含まれるカルニチンというアミノ酸を分解し、それによってトリメチルアミン-N-オキシド（TMAO）という化合物の血中濃度が上がることを発見したのだ。[5]　このTMAOは、動脈にプラークが蓄積するアテローム性動脈硬化を促すと考えられている。次にもたらされた恐怖は、肉がまったく新しいメカニズム——細菌の発酵を介して、心血管疾患を促す可能性が出てきたことだった。これは、ひと昔前に飽和脂肪酸やら何やらで肉がさんざん叩かれていたのとはまったく別の話だ。

この研究内容をよく見ると、いくつかの重要な点が明らかになる。1つは、マウスにかなりたくさんのカルニチンが投与されていたことだ。そのためマイクロバイオームに変化が起きて、TMAOをつくりだす細菌が大腸で増殖した。もう1つは、低穀類食のビーガンとベジタリアンの腸内フローラは、カルニチンを分解してTMAOをつくらないと考えられることだ。これは、マイクロバイオームの研究者のジェフ・リーチが提唱している。[6] 人間を対象にした研究で、ビーガンに8オンス（約227グラム）のステーキを食べさせてTMAOのレベルを調べたところ、やはり同様の結論が出た。小規模の「n-of-1」試験［number of 1の略で、1人のみを対象とした試験のこと］ではあるものの、マイクロバイオームの構成が、何を食べるかよりも重要であることをいくらか示す結果だといえる。手頃な値段のテイクアウトで食事を済ますって？　肉が〝TMAO・アウト〟しないように、とにかく野菜を食べ、穀物は避けよう。

## 若返りの泉

あなたが地中海べニクラゲでもないかぎり、健康に年を取ることにはかなり関心があると思う。かりに、あなたが新たに発見された、地中海のあたりをぷかぷかと漂う「不死の」クラゲなら、思いのままに発達の初期段階まで戻ることができる。だが、この幸運な生き物でないのなら、自分の精神と肉体をできるかぎり長持ちさせたいと思うに違いない。

食物繊維を摂取することでもたらされる結果の1つは、私たちの友だちである細菌が、代謝によってその繊維を「短鎖脂肪酸（SCFA）」という化学物質に変換することだ。[7] 短鎖脂肪酸には酪酸塩や酢酸塩、プロピオン酸塩があり、どれも長寿や健康を促すたくさんの効果に関わっている。こうした脂肪酸は、細菌の排泄物みたいなものだが、私たちはその排泄物から恩恵を得ているのだ。

このSCFAのうち、最も幅広く研究が行われているのが「酪酸塩」だ。グラスフェッドビーフや乳製品には、この脂質がわずかに含まれているが、私たちが食物繊維をたくさん摂るだけで、腸内細菌がこれをたくさんつくってくれる。なぜこの酪酸塩がいいかというと、BDNFを増やすことがわかっているからだ。BDNFにはじかに神経可塑性を促し、神経変性のプロセスを遅らせる作用がある。[8]

**脳のアンチエイジングの奇跡の肥料BDNFを増やすほかに、この酪酸塩のとびきり有益な作用は炎症を減らすことだ。** 一般的には、食物繊維を摂れば摂るほど、腸内細菌は炎症を鎮火する酪酸塩工場になっていく。[9] 認知機能の面では、炎症を減らすと思考が冴え、集中力や記憶力が増す。[10] 炎症を減らすことは思考やパフォーマンスを最適化するほか、老化から自分を守ることにもつながるかもしれない[11]。

長寿について考えるときに重要視すべき点は、「健康」寿命だ。寿命は単に生きる年数のことだが、健康寿命はそのうちの本物の人生の年数だ。健康寿命を延ばすことは、身体の自由が利き、認知機能が正常に働き、精神が安定し、できるかぎり慢性疾患にならないで長生きすることだ。だから長寿と健康寿命が一致するのが理想だ。だが残念なことに、現代では（医学の目をみはるような進歩のおかげで）寿命は延びているものの、**健康寿命はそうとはいえない。私たち人間は、病んだ状態で生き長らえているにすぎないのだ**[12]**。**

だが、いくつか例外はある。命が尽きるぎりぎりまで、ぴんぴんしながら健康に暮らしている人たちがいるのだ。1600人以上の成人を10年にわたって観察した研究では、食物繊維をたくさん食べた人は、あまり食べない人より高血圧や糖尿病、認知症、うつ病、身体の障害とは無縁の生活を送る確率が80パーセント高かったという[13]。実際に、糖質の摂取などさまざまなテーマの研究成果と比べても、食物繊維の摂取が健康に年を重ねられる決定要因だった。食物繊維は、私たちの祖父母が安心してトイレに行けるためにあるだけではないのだ。

## Column　糞便移植療法（FMT）

ある人の糞便を別の人に移植するなど、あまり気持ちのいい話ではないが、ちょっと、あなたがクロストリジウム・ディフィシル感染症にかかったと想像してほしい。クロストリジウム・ディフィシル感染症は、重い下痢や腸炎を引き起こす、抗生物質の効かない病原菌で起きる。CDC［アメリカ疾病予防管理センター］の最新の情報では、毎年50万人が発症し、死者は3万人にのぼると推計されている。このクロストリジウム・ディフィシル感染症は日和見菌による感染症で、成人の2〜5パーセントがすでにこの菌を保菌しているという。この感染症の場合、抗生物質の使用は大きなリスクにつながる。なぜかというと、抗生物質が健康な腸内細菌を殺してしまい、そこに病原菌がつけ込んで毒素が蔓延してしまうからだ。

２０１３年に科学者たちは、ある治療法を試みた。この感染症の患者に健常者の腸内細菌を移植したら、マイクロバイオームが復旧して、自然にこの病原菌を打ち負かすのではないかと考えたのだ。こうして糞便移植療法（ＦＭＴ）による施術が行われ、健全な腸内細菌が豊富なドナーの糞便が、患者の消化管に移植された。結果は90パーセント以上の成功率だった。前代未聞の驚異的な効果だ。

この施術は、内視鏡、浣腸、また鼻腔チューブが必要になることもある。だがその後、凍結した糞便を経口カプセルで投与するという手法に改良され、最初の施術と同じく、安全で効果的な方法として認められた。ああ、甘く香しき進歩よ！

ここ20年ほどのあいだで、食品供給の情勢以外にも変わったものがある。私たちが無菌状態になったことだ。ところが、身のまわりのどこかしらに存在するウィルスや病原菌をすべて抹殺しようとするあまり、私たちはいたずらっ子の細菌たちとのポジティブな交流まで拭い去ってしまったかもしれない。細菌との協力関係は、免疫システムの適応力をしつけるのに役立つが、そもそも、その免疫システムは、ウィルスや細菌だらけの環境のなかで自然選択によってでき上がったものだ。研究によれば、病原菌にさらされる機会（と感染率）は減ったものの、**自己免疫疾患とアレルギー疾患の発症率は逆に増えているという。**この2つの統計には関連があるというのが、「衛生仮説」の基本的な概念だ。具体的に説明すると、私たちとともに進化したある種の感染性の病原体が、免疫に関わる疾患から私たちを守ってくれている。だが現代は、こうした病原体がいなくなってしまい、結果的に免疫システムの能力が損なわれて混乱しやすくなり、一型糖尿病やMS、セリアック病などを発症する土台がつくられるという。[14]

糖尿病、肥満、そしてアルツハイマー病さえもが慢性的な炎症、つまり免疫システムの暴走という特徴を持つことを考えれば、過度の除菌が要因だという指摘はけっして飛躍とはいえない。実際に、最近のある研究では、まさしくこの関連性に焦点を当てて、国の衛生状態とアルツハイマー病の発症率の関係を調べている。公共の下水処理と清潔な飲料水へのアクセスを基準として調査した結果、研究チームが目をみはるような関係性が浮かびあがった。衛生管理のレベルが高い国ほど、アルツハイマー病の発症率が高いことを示す完璧な線形相関が見られたのだ。

## 免疫のチューナー

**自己免疫、つまり人に備わった免疫システムが、その人の身体の一部を攻撃することがある。**これはセリアック病やMS、一型糖尿病、橋本病など、たくさんの一般的な疾患に見られる特徴だ。なぜ、自己免疫疾患になるのか？　なぜ、このような病気が増えてきているのか？　私たちは、味方の誤射によって身体や脳がダメージを受けるように生まれついているのか？　それとも、やはりこれも現代生活の罠に落ちた人間の生物学の1つの側面なのだろうか？　**現代人の食生活とライフスタイルが、どのようにして複雑な免疫システムに影響をおよぼして自己免疫反応を引き起こすのかを理解するには、まず免疫システムが、一生涯「訓練」されつづけていることを理解しなくてはならない。**

大腸の内部がどうなっているのかイメージするため、ちょっとトンネルの横断面を思い浮かべてみよう。内壁の一番内側の層は、「上皮」と呼ばれる組織だ。ここには細胞がびっしり隙間なく並んでいいて、腸の内部、つまり「内腔」と血管のあいだのバリアの役目を果たしている。内腔にあるものは身体の一部ではないため（肺を満たす空気のように）、科学者はこの空間を宿主をとりまく環境の一部としてとらえている。つまり腸は環境と接触している広大なインターフェイスで、皮膚よりもはるかに広い。かりに消化管をそっくり引き抜いて床に広げたら、小さなワンルームマンションの床なら、足の踏み場もなくなってしまうだろう。

こうした理由で、体内のほとんどの免疫細胞は、消化器官で起きていることに集中するよう教えこまれている。そう言うと、あなたは意外に思うかもしれない。それどころか加工食品や3回洗浄済み《トリプルウォッシュ》のカット野菜が売られている今の時代では、資源の誤用にさえ思えるかもしれない。だが、これはしごく理にかなっているのだ。人類の歴史上のほとんどの時代、**そして近代的な食品システムが登場する以前の時代、私たちの食べ物は汚れていた。**ほしいときに買える、この上なく新鮮な（そして見るからにおいしそうな）食料品がぎっしり並んだスーパーマーケットなどなかったし、何か口にするたび病院クラスの無菌を保証するような、おびただしい数の抗菌ソープや「野菜洗浄剤」とともに進化してきたわけでもない。

旧石器時代の祖先たちは病原体を、つまり感染したら死ぬかもしれない微生物を飲み込んでしまう可能性がとても高かった。人類は早くから、このようなとてつもないプレッシャーにさらされていた。そのため危険な細菌が侵入したときに立ち向かえるように、高感度かつ高性能の免疫反応が装備された。とはいえ腸のなかには、外からやってきた微生物がうじゃうじゃしている。もしかしたら私たちの知らない戦いが、そこで繰り広げられているのだろうか?

いや、そんなことはない。正常な免疫システムというものは、サッカースタジアムに配備された、高度な訓練を受けた警備員のようなものだ。彼らは、チケットを手にやって来る何千人もの入場者を、涼しい顔をしながら手際よく検《あらた》めていく。こうした警備員は、不審な人物を見つけるたびにいちいち質問などしない。よく訓練された警備員なら、そんな人物が問題を起こすずっと前に、その兆候を見つけられる。私たちの体内にいる細菌は、ちょうどスタジアムの観客のように、免疫システムが環境のめまぐるしい変化に適応できるよう、警備のスキルを鍛える手助けをしている。そのおかげで、免疫システムは、怪しい訪問者が来たときに簡単に見つけられるのだ。つまり腸とその住人は、免疫システムの「トレーニングキャンプ」のような役割を果たしている。

免疫システムが基準に達していないと、侵入者をうまく見つけられないばかりか、身内の細胞を間違えて攻撃しかねない。つまり、さまざまな腸内細菌は〝免疫システム警備員〟に、誰を警戒すべきかだけでなく、身内には寛容に対処することについても指導しているのだ。健康な腸には、いつでも多様な細菌が無数に住みついていると考えられている。そして正常な免疫システムは、そのたくさんの細菌に助けられているという。じつのところプロバイオティクスは、こうした仕事もしていると考えられている。プロバイオティクスは、マイクロバイオームの細菌とは違う種類から成り、体内の警備員が仕事中に居眠りをしないように目を光らせながら流れている。

免疫システムがミスを犯して宿主を攻撃したときは、アレルギーや自己免疫反応が起きる。科学者たちは、この理由を解明するため、マイクロバイオームに焦点を当てた研究を行っている。免疫システムが暴走する理由はたくさん考えられる。たとえば過度に衛生的な生活や抗生物質の使いすぎ、食物繊維の不足、出産時に赤ん坊が母親のマイクロバイオームを獲得できない分娩方法などだ。理由は何であれ、それがスタジアムの警備員の訓練不足につながり、結果的に自己免疫反応が起きやすくなるという。

グルテンは、混乱した免疫システムが自己免疫反応につながる最適な事例だ。そして、この事例はかなりたくさんの人に見られる。グルテンを構成する主なタンパク質の1つ、グリアジンは、私たちの免疫細胞にとっては細菌のようなものだ。グリアジンが腸に入ると、免疫システムは抗原を追跡するために抗体を送りだす。ちょうど不審者を探すように訓練されたスタジアムの警備員を出動させるようなものだ。問題は、外から入ってきた異物（グリアジンのような）の抗原が、私たち自身の細胞の表面にある目印とそっくりに見えるときがあることだ。これは「分子擬態」というが、もしかしたら病原体は、宿主の環境にうまく適応しようとして擬態するのかもしれない。たとえ病原体でも、生き延びるのに必死だからだ！　そうなると体内の免疫システムが抗原と戦うために抗体をつくりだしたとき、味方である自分自身の組織も誤って攻撃してしまう。

**これは「トランスグルタミナーゼ」という酵素によく起きる。トランスグルタミナーゼは全身に存在している、健康を維持するための重要な成分だ。このトランスグルタミナーゼの機能不全は、アルツハイマー病やパーキンソン病、ALSの発症と関わりがあるといわれている。**[15]
また、特に多く見られるのが甲状腺で、橋本病やバセドウ病などの自己免疫性甲状腺疾患を発症すると、甲状腺が攻撃されてしまう。困ったことに、トランスグルタミナーゼは、グリアジンの抗原ととてもよく似た分子の目印を持っている。そのため、グルテンに過敏に反応してしまう人がグルテンを食べると身体がグリアジンだけでなく、トランスグルタミナーゼも攻撃してしまうことがある。

**グルテンを摂取した人すべての免疫システムが暴走するわけではない。だが、最近の研究では、自己免疫性甲状腺疾患の患者のセリアック病の有病率が、健康な対照群と比べて2〜5倍高いという結果が出ている。**[16] 実際に、自己免疫性疾患（一型糖尿病やMSなど）と同時に発症する別の免疫性疾患は、セリアック病が最も多い。これは不健康な消化管が、一見まったく関係なさそうな2つの病気に関わっていることを示している。そして、どの自己免疫性疾患の場合も、脳が攻撃の脅威にさらされている兆候だと考えられる。なぜなら、このような疾患の患者は、認知症を発症する可能性が高いことが近年の研究でわかっているからだ。[17] 心に留めておいてほしい。**こうした病気は何カ月、あるいは何年もあとで現れ、それまではっきりした症状がないことも多いのだ。** そして、甲状腺疾患とセリアック病の両方にかかっている多くの患者には、消化管の症状はない。これは、「腸とともに生きて」道に迷ってしまう珍しい例だ。[18]

だが、**ただグルテンを食べなければ、この免疫システムの故障を回避したり止めたりできるわけではない。**あるものを食卓に復帰させることが重要だ。だが、それは現代人の食生活からすっかり抜け落ちてしまっている。つまり食物繊維だ。**食物繊維は、ある程度は免疫の混乱から私たちを守ってくれる。**なぜなら酪酸塩などのＳＣＦＡが、結腸の「制御性Ｔ細胞」の発生や分化を促すからだ。この細胞は「Ｔｒｅｇ」とも呼ばれ、炎症を促すほかの免疫細胞の反応を抑制し、正常な炎症反応を促す免疫細胞だ。[19]このＴｒｅｇを、やたらと喧嘩っぱやい若い隊員たちを統制する治安部隊の隊長だと考えてみよう。隊長は、身体が自分と自分でないものをきちんと区別するのを手伝ってくれる重要な人物だ。そして、もしその重要な働きが損なわれたら、免疫システムは自らの身体を攻撃し、自己免疫性疾患へとつながりかねない。

## 腸のなかにある毒素から脳を守る

前述したように、消化管に住みついている細菌のほとんどは結腸にいる。そして、結腸の内側を覆っている細胞には、２つの重要な仕事が割り当てられている。１つは、病原体や細菌が血液中に漏れないように封鎖すること。もう１つは、小腸で吸収しきれなかった水分や栄養素を吸収することだ。この物理的なバリアは、身体にもともと装備されている免疫システムとしても働いている。

この備えつけの免疫システムは、炎症と自己免疫のあいだで大きな役割を果たしている。つまり腸のバリアは、マイクロバイオームと免疫細胞（適応力のある免疫システム）が分離した状態を保ち、いつも宿主の細菌の相互作用を調整し、適切な免疫機能を維持している。スタジアムの比喩でいうなら、このバリアのおかげで試合が予定どおりに行われ、そこにいる全員にとって望ましい1日が保証される。警備員は安全に自分の役目を果たし、ファンはホットドッグをほおばりながらお目当てのチームを応援し、選手は互いに競い合って何百万ドルものギャラを手に入れる。物理的なバリアは、これらすべて可能にできるのだ。

腸管のバリア、つまり上皮細胞は、城の跳ね橋のように開いたり閉じたりする密着結合《タイトジャンクション》によって結びついている。ありがたいことに、この細胞はたいていは閉じている。だが、たとえば小腸に危険な細菌が入りこむと、この結合が緩んで、水分と免疫細胞が腸管の内腔に入りこんでしまうことがある。この場合、たいていはトラブルメーカーを洗い流すために下痢が起きる。これは、急性の感染症にかかったときの重要な防御反応だ。[20] あいにく、現代人の生活のある種の要因によっても腸のバリアが緩んで「逆行輸送」、つまり腸の内容物が内壁深くに運ばれてしまうことがある。これは重大な結果をもたらし、自己免疫性疾患につながる「分子擬態」を誘発するかもしれない。

腸の内壁のバリアを緩ませる可能性があるものの1つは、グルテンだ。これは小麦やライ麦、大麦、そしてたくさんの加工食品に含まれているタンパク質だ。グルテンは、私たちが食べるタンパク質のなかでも独特で、たとえば鶏の胸肉を食べると摂取できるタンパク質とは違い、**人間はこのグルテンを完全に消化しきれない。**たいていのタンパク質は、消化されるときに、その構成成分であるアミノ酸に分解されるが、グルテンはその前の段階の「ペプチド」という大きな断片までにしか分解されない。この断片は腸の緩んだバリアを刺激し、細菌性の侵入者に対する反応に似た免疫システムの反応を誘発するといわれている。

この反応の中心にいるのは、「ゾヌリン」というもう1つのタンパク質だ。これは腸にグルテンがあると必ずつくられる。[21]ゾヌリンは、細胞の門番のように働き、上皮細胞のタイトジャンクションを制御している。そしてゾヌリンがあるところには、透過性がある（このゾヌリンという腸の透過性の重要な門番を発見したのは、マサチューセッツ総合病院セリアック病研究センターの創設者で、セリアック病の権威としても世界的に有名なアレッシオ・ファサーノ博士だ）。この「腸透過性亢進」は誰にでも生じる可能性があるが、セリアック病の人はとりわけその傾向が強い。セリアック病にかかっている人の場合、グルテンを摂取すると過剰な自己免疫反応が起きて、やがて小腸の内壁が損傷してしまう。

透過しやすい腸の危険性の1つは、細菌の「内毒素《エンドトキシン》」（リポ多糖、またはＬＰＳ）が腸壁から漏れて血液中に放出されてしまうことだ。前の章で述べたように、ＬＰＳはある種の細菌の外膜を構成する分子で、普段は大腸のなかでひっそり安全に暮らしている。ところが血液中に放出されると、細菌の侵入を知らせるシグナルが発信される。そして炎症性サイトカインが産生され、酸化ストレスが増進し、体内のさまざまなシステムに大混乱が起きる——脳も含めて。

家畜に炎症が起きるのはたいていは感染症によるものだが、その場合、倦怠感やうつ、不安の症状が見られ、毛づくろいをしなくなるなど行動に変化が起きる。そして身体を癒すためにエネルギーを温存し、健康な仲間に感染させないように群れから離れてじっとうずくまっている。だが、これは家畜だけに見られる現象ではなく、人間も同じような行動を取る。人間の場合は短気になり、食事や他者との交流に興味がなくなり、ものごとに集中できなくなり、つい最近の出来事でさえ思い出せなくなる。[22] このような症状は「病者行動」と呼ばれ、農場主や動物園の飼育係、科学者のあいだではよく知られている現象だ。心理学者は、これを生存のための生物学的な適応戦略だと考えている。

大うつ病は、この疾病行動の極端な形かもしれない。**うつ病は心血管疾患や関節炎、糖尿病、ガンなど、炎症がともなう疾患の患者に多いことがよく知られている。**表面上、こうした症状は脳とは無関係に見えるが、血中の炎症マーカーとうつ病のリスクには強い相関関係がある。つまり炎症マーカーの値が上がるほど、うつ病の症状も重くなるのだ。[23] **世界では、3億5000万人以上もの人がうつ病を患っているといわれている。**そして既存の治療法に挑戦すべく、この病気の原因においてまったく新しい説が生まれた。うつ病は、炎症性サイトカインが原因だという仮説だ。[24] では、うつ病を含めて、炎症がもたらす結果を研究する科学者たちが、その状態を誘発するために実験動物によく注射するものは何か？　細菌のLPSだ。

腸のバリアの透過性を促すタンパク質、ゾヌリンは別の特殊な上皮細胞の層——血液脳関門のタイトジャンクションも緩ませることができる。血液脳関門の破壊は、アルツハイマー病の初期段階と関わっているため、これは重大事だ。**そして当然ながら、グルテン・フリーの食事はゾヌリンのレベルも腸の透過性も抑え、血液脳関門の保護バリアも維持できる可能性がある。**[25]

では、セリアック病や小麦アレルギーでなくとも、食生活から小麦を除いたら脳の機能が改善されるのだろうか？　先頃、コロンビア大学の研究チームが、まさにこの疑問に答えようと、セリアック病でも小麦アレルギーでもない被験者を対象に研究を行った。ところが、この被験者たちは小麦を含む食品を食べたあとで疲労感を覚えたり、認知機能に衰えがあるなどの症状を訴えた。そこで研究チームは、被験者に小麦やライ麦、大麦を除いた食事をとるように指示した。すると6カ月後、免疫細胞が活性化しているのがわかり、腸の細胞のダメージは解消していた。被験者からアンケートを通して詳しい話を聞いたところ、消化管の症状や認知機能も大幅に改善していたという。[26]医学界では、グルテン過敏症の存在そのものについて議論や論争が続いている。だが、この興味深い研究は、客観的な調査によって初めて「非セリアック小麦過敏症」を実証したといえるだろう。

腸のありがたいバリアの話を終える前に、**バリアの透過性を促進する容疑者はグルテンだけではないことにも注意してほしい。**腸を漏れやすくする可能性のあるほかの要因を挙げておこう。

▼**飲酒** 普段アルコールを飲まない健康な人がウォッカを一気飲みすると、血液中のエンドトキシンと炎症性サイトカインが劇的に増える。[28] これはアルコールが炎症を引き起こし、腸の透過性を促進するといわれているためで、常習的な飲酒が肝臓やほかの臓器に与えるダメージについていくらか説明している。[29]

▼**果糖** 天然の果物の食物繊維やファイトケミカルから取りだされた果糖は、腸の透過性を促す可能性がある。市販の甘い飲み物に広く使われている高果糖コーンシロップやアガベシロップは、特に要注意だ。

▼**慢性的なストレス** 大勢の前でのスピーチ（多くの人に共通するストレス要因）は、腸の透過性をたちまち誘発することがわかっている。これは慢性的なストレスが健康を損なう新たなメカニズムを示している。

▼**運動のしすぎ** 持久力が必要なアスリートは、有酸素運動を続けるストレスによって腸の透過性を生じさせるかもしれない。[30] 第10章では、このような長時間にわたる過酷な有酸素運動がまったくいらなくなるという新たな研究を紹介する。

▼**脂肪を糖質と一緒に摂る** 動物実験では、高脂肪食（糖質も含まれていることが多い）は、「リーキーガット」と炎症を誘発することがわかっている。[31]

## ▼加工食品の添加剤

これに関しては、このあとで述べよう。

こういった刺激はすべて、たとえグルテンフリーの食生活を送っていても、エンドトキシンを血液中に漏れやすくする可能性がある。逆に、ケルセチンなどさまざまな**植物由来の成分（タマネギやケイパー［ケッパー］、ブルーベリー、紅茶などに含まれるポリフェノール）や、Lグルタミンというアミノ酸は腸の透過性を減らし、バリアの働きを高めるという研究知見がある。**[32]そして驚異的な作用があるのに過小評価されている栄養素、つまり食物繊維は、何より大事かもしれない。そして、この食物繊維の恩恵は、ぬるぬるした大切な「粘膜」があるからこそあずかれるのだ。

## Column　プロバイオティクスの効果は？

このところ、プロバイオティクスの飲料やサプリメント、プロバイオティクス入りの食品が大はやりだが、このプロバイオティクスはずっと昔から私たちの食生活を支えていた。何千年ものあいだ、私たちは腐りやすい食べ物を保存するために発酵させるなど、生きた細菌の力を利用してきた。最古の発酵食品の記録は、８０００年以上前にさかのぼる。以来、ほぼすべての文明には、祖先より受け継いだ食の遺産に、少なくとも1つは発酵食品がある。日本では納豆、韓国ではキムチ、またドイツ人はザワークラウトが大好きだ（私もだ）。そして、今やどこにでも売られているヨーグルトはトルコが発祥の地で、その呼び名もトルコ語から来ているのだ！

プロバイオティクスは、腸に住みつくので身体のためになると多くの人が信じているが、じつのところ、私たちが摂取するプロバイオティクスのほとんどは、束の間の訪問者にすぎない。彼らは、もともとそこに住みついている細菌と免疫細胞が友好的な関係を築くのを助けてくれるのだ[27]。私たちの免疫システムは、腸内細菌と仲良く調和した状態で最もよく機能する。プロバイオティクスはこの関係を育み、とりわけ南に下る途中で免疫システムを「調節」してくれる。また腸壁の大切なバリアを強化し、上皮細胞のタイトジャンクションが緩んで隙間ができていれば、きっちり「ふさいでくれる」。おかげで全身性炎症を誘発する「エンドトキシン」のような化合物が血中に漏れでることがなくなる。どちらの作用も、プロバイオティクスがもたらす抗炎症効果を説明している。プロバイオティクスが腸にもたらす恩恵は数えきれず、発酵食品をよく食べる人は健康で生活の質もいいという説を裏づけている。

ただし、忘れないでほしい。プロバイオティクスのサプリメントを摂るだけでは、バランスの悪い食生活によるダメージは修復できない。**だが今の時点のデータでは、キムチやコンブチャ、ケフィアなど、プロバイオティクスが豊富な食品を摂ると、本書で述べているとおり、食物繊維が多く炭水化物を抑えた食生活の効果を高めることはわかっている。**サプリメントを摂る必要性はそれほどないが、摂ってもダメージはなく、役立つこともあるかもしれない。もし興味があれば、第12章で高品質のプロバイオティクスのサプリメントの選び方について説明しているので参考にしてほしい。

## 奇跡の粘膜

上皮細胞の層は、日々続く有害物質と細菌の猛攻撃に対して、わざわざ自分で防御する必要がない。

上皮とマイクロバイオームの何兆にも及ぶ細菌細胞のあいだには「粘膜」があって、そこを覆う粘液は「ムチン」という炭水化物でできている。この粘液は上皮細胞がつくりだすもので、マイクロバイオームのために独特の力を発揮する。つまり細菌たちがゆったり過ごせるよう、柔らかなハンモックを提供し、しかも上皮細胞を保護する層を「非武装地帯」にしているのだ。

この粘液の層を正常かつ堅牢に保つメカニズムは、とても重要だ。このメカニズムを通して体内の、そしておそらく脳の炎症を最小限にくいとめることができるためだ。粘膜に関する科学はまだ新しく、今も研究が行われている最中だが、成功間違いなしの戦略は、消化されずに腸まで届くプレバイオティック・ファイバーを食事に加えることだ。この食物繊維が腸内細菌の餌となって酪酸塩がつくられ、その酪酸塩をエネルギーにして上皮細胞が粘液をつくり、その結果、腸壁を保護する力が増す[33]。逆に食物繊維をあまり摂らないと、腸内細菌は飢えて、粘液層を食べるよりほかなくなってしまう。

グルテンをたまにちょっと食べることによって、このタンパク質への耐性ができる人もいるかもしれない。だが食物繊維をあまり摂らず、パンやパスタ、加工食品をどっさり食べる西洋型の食生活において、グルテンは腸の上皮を刺激するものにほかならない。加工食品には、成分を均一にして滑らかにする乳化剤がたっぷり入っている。乳化剤は、サラダドレッシングやアイスクリーム、ナッツミルク、コーヒーフレッシュなどの加工食品によく使われている。動物実験では、乳化剤をちょっと餌に入れるだけでも、腸の細菌叢が大きく変化し、粘膜にびらんができて、細菌と上皮細胞の平均的な距離が半分以上も減ったという。

**炎症のプロセスは、「ワンツーパンチ」でスタートする。**まず腸のバリアの層にびらんができ、それから上皮内に反応が生じる。粘膜が傷つくと腸内細菌——酪酸塩をつくる有益な細菌と病原菌の両方がバリアを通過できるようになる。これらが粘膜を突破し、それに免疫システムが反応すると、腸の炎症が誘発される。先ほどの動物を使った乳化剤の研究では、まさしくこれが起きたのだ[35]。

**この重要な研究成果からわかることは、単に特定のタンパク質（たとえばグルテンや、目下物議をかもしている植物性タンパク質のレクチン）が、たくさんの人に腸のダメージや炎症を引き起こすわけではないということだ。**むしろ問題は、工業的な加工食品かもしれない。このような食品は製造段階で食物繊維を取り除かれ、口当たりをよくするために乳化剤などが添加されている。こうした食品を食べることこそがマイクロバイオームを変化させ、上皮の粘液を奪い去り、ますます特定のタンパク質に弱くなってしまうのではないだろうか。

## Column 「でも、私はマウスじゃない！」

動物実験は、人間の実験の前に、あるいは人間を被験者にするのが倫理に反する場合に行われる。そして実験がうまくいっても、それが人間に適用できるのかという問題が必ず生じる。このパラドックスの完璧な実例がある。マウスによる実験ではアルツハイマー病は何度も治癒できているのに、人間ではそれを再現できないのだ。じつのところマウスは自然にアルツハイマー病を発症しない。そのため、科学者は人工的にアルツハイマー病を再現したマウスを実験に使う。要するに、模擬実験としては不完全なのだ。

一方、基本的な細胞のメカニズムは、進化を経ながらも変わらない。つまり、生物間の違いはわずかしかない。そのため研究が基本的なものであるほど、人間とかけ離れた種で実験を行っても正確な結果が得られる。たとえば酵母菌を観察すれば、細胞分裂の研究ができる。人間の神経細胞の働きを調べたければ、それとよく似たイカの巨大な神経細胞を使うこともできる。また、ショウジョウバエで胎児の脳の発達を調べることもできる。こうしたプロセスは非常に重要で、生物同士の違いはほとんどない。だからこそ、人間に置き換えた場合の結果が信頼できるものになる。

腸の上皮の研究を行う場合、哺乳動物の腸の細胞はどの種もよく似ているので、動物実験でたくさんのことが推測できる。[34] 工業的な化学物質が人間に与える影響は、本当にマウスと同じなのだろうか？　人体のすべてが科学的に解明されるまで、まだ何年もかかるだろうが、**私たちは今日食べるものを決めなくてはならない。**

## Column｜プロバイオティクスの潜在的パワー

パラダイムシフトの準備はいいだろうか？　最近、興味深い研究がいくつか行われ、それによるとプロバイオティクス――生きた細菌が豊富に含まれる食品やサプリメントが、うつや不安、認知症を抱える人たちにとって有益かもしれないという。

オランダのライデン・インスティテュート・フォー・ブレイン・アンド・コグニションの小規模な研究では、腸内細菌の種類が増えるように調合されたプロバイオティクスのサプリメントを摂取した女性の被験者は、プラセボ群に比べて悲観的な考えにあまりとらわれなくなったという。悲観的な考えにとらわれなくなるというのは、メンタルヘルスが強化されたことを意味する。たとえば健全な精神状態なら、悲観的な考えが浮かんだとしても、単にそれを観察するだけで、落ち込むことなく気持ちを切り換えられる。だが、うつ病の場合は、それまで気分が安定していたとしても、悲観的な考えが浮かぶと深く落ち込んでしまうのだ。

では、コンブチャやヨーグルト、ザワークラウト、キムチなどの発酵食品をもっと食べれば、不安がなくなるのだろうか？　その可能性はある。別の研究では、**発酵食品をたくさん食べた学生の社交上の不安が減ったことがわかっている。**神経質な人の場合、この効果は特に強かった。カレッジ・オブ・ウィリアム・アンド・メアリーと、メリーランド大学による研究の論文執筆者のひとりは、こう記している。「発酵食品に含まれるプロバイオティクスが腸内環境を好ましい方向に変え、その変化によって不安障害の症状が軽減したと思われる」

イランで行われた革新的な研究は、プロバイオティクスが、かなり病状が進んだ患者の認知機能さえも改善できる可能性を示している。つまり、アルツハイマー病が進行した患者だ。研究チームによれば、重度の認知症患者に12週間にわたって「ラクトバチルス属」と「ビフィドバクテリウム属」（どちらもプロバイオティクスの一般的な菌属）の混合物をたっぷり与えたところ、プラセボだけ与えられた対照群と比べて、認知機能のテストの結果が30パーセントも改善したという。もっと多い人数の実験で効果を確かめる必要はあるが、希望がわく結果であることは間違いない。

この成果はほんの始まりにすぎない。この先10年のマイクロバイオームの研究において、プロバイオティクスの解明はさらに進むだろう。特定の菌株が特定のガンを撃退したり、心血管の健康を促したり、脳の神経組織の発生を増進したりするかもしれない。また、精神状態さえ変えるかもしれない。これは「サイコバイオティクス」への道をきり拓くものだ（これについては第8章で説明しよう）[36]。

## 餌をあげればよく育つ

腸のマイクロバイオームは都市によく似ていて、少なくとも1000種類の生物が、この上なく複雑な、生存競争の激しい環境で暮らしている。そこには酪酸塩などの有益なSCFAをつくってくれる細菌がいる一方で、潜在的な病原体（実際に病気を引き起こすかもしれない細菌）など怪しげな細菌もいる。そうした細菌すべてを、細菌叢のコミュニティ全体が統制している。

大腸にいる2つの支配的な細菌のグループは、バクテロイデス門とフィルミクテス門だ。もし大腸で『ロミオとジュリエット』が上演されていたら、この2つの門は、ちょうどモンタギュー家とキャピュレット家にあたる。「完璧な」細菌叢の組成について、今のところ科学者の意見は一致していない。だが、異なる健康状態の集団を調べた結果、それぞれの集団と腸内細菌の特性に相関関係があることがわかった。たとえば、過体重の人たちの腸内細菌は、バクテロイデス門よりフィルミクテス門のほうが多いことが、ある研究で示されている（『ロミオとジュリエット』の比喩でいえば、モンタギュー家よりもキャピュレット家のほうが多い）。今の時点では、細菌のどんな特性が宿主の健康と関わっているのか、あるいはほとんど関係ないのか解明はされていない。それでも実験動物を使った糞便移植の研究が、解明へと導いてはいる。糞便移植の研究は、こんな疑問に答えをくれる――マイクロバイオームを変えれば、動物の健康状態や外観を変えられるのか？

１つの例を挙げてみよう。ある研究チームが、インスリン抵抗性のある肥満体のマウスのマイクロバイオームを、細身のマウスの消化管に移植した。すると細身のマウスは、まるで魔法にかかったように体重が増えはじめ、肥満のマウスと同じく代謝機能が低下した。[37] 人間はマウスとは比べものにならないほど複雑だが、少なくとも体重に関しては、多くの点で細菌が采配を振るっていることをこの研究は示している。では、私たちのメンタルヘルスや認知機能に関してはどうなのだろうか？

腸内細菌が、健康な人の脳の構造や認知機能と関係があることを初めて実証したのは、ＬＣＬＡで行われた、ある画期的な研究だった。研究チームは、健康な女性のマイクロバイオームの構成を調べ、脳をスキャンし、うつ病のリスクの検査も行った。**その結果、腸に「プレボテラ属」の細菌の割合が多い女性は、脳の記憶の中枢が小さく、活動も弱かったが、感情と感覚の領域の結合は強かった。**[38] この女性たちにネガティブなイメージを見せると、彼女たちは強い苦痛を感じた。一方、「バクテロイデス属」の細菌の割合が多い女性たちは、同じイメージを見せられても、さほどネガティブな感情はわかなかった。この女性たちの場合、記憶の中枢は、もう一方の女性たちより構造的に大きく、実行機能を司どる前頭前皮質の体積も多かった。**プレボテラ属の細菌が少なくバクテロイデス属の細菌が多い女性は、ネガティブなものに対して感情的に強く、回復力もあった。**

細菌が、この女性たちの脳に影響をおよぼしたのだろうか？　それとも女性たちの脳が、腸内細菌の構成を何らかの形で変えたのだろうか？　それは誰にもわからない。だが、別の研究者の実験では、先ほどのマウスの糞便移植のように、マイクロバイオームを変えただけで、マウスの行動やメンタルヘルスらしきものに変化が見られたという。この結果は、腸内細菌の種類が、脳の機能に影響をおよぼすことを示唆している。[39]

前述したように、最適な腸内細菌の構成はそう簡単に解けないパズルだ。また、私とあなたとでは違う可能性だってあるだろう。おもしろいことに、炭水化物の摂取が多い穀物ベースの食生活を送っている人は、腸にいる「プレボテラ属」の細菌の割合が多い傾向にあるという。[40]

だが、この分野で多くの科学者が認めていることが1つある。変わりやすく厳しい腸の環境で、有益な細菌を上位の座につける最善策は、食物繊維やポリフェノールなどの植物性栄養素を十分に食べ、糖質や精製炭水化物の食品を避けることだ。それが有益な細菌叢によい環境を与え、病原体を兵糧攻めにし、入り乱れた腸の生態系のなかで有害な菌種を増えにくくする。腸内細菌の真実が明らかになるのを待ちながらも、食生活を穀物ベースから食物繊維たっぷりの野菜ベースに変えることが、あなたのマイクロバイオーム（と気分）をより健やかな状態にすることは間違いないようだ。

## 多様性のルール

前に述べたとおり、私たちの免疫システムは、たくさんの細菌の恩恵にあずかっている。ところが、現代のマイクロバイオームに欠けているものがもう1つある。多様性だ。西欧諸国の都会人の腸のマイクロバイオームと、植物をたくさん食べる農村部の村民や狩猟採集民（必然的に食物繊維を多く摂る）のマイクロバイオームを比べた多くの研究では、近代化によって細菌の多様性が大幅に失われていることがわかったという。細菌の種類によって、その餌となる食物繊維は異なるため、多様な食物繊維を摂れば、腸内細菌も多様になる。マイクロバイオームの研究はまだ始まったばかりとはいえ、科学者たちが合意しているのは、この多様性が宿主の健康の鍵になることだ。ある研究によると、**腸内細菌の多様性を劇的に増やしたり減らしたりできるのは、食物繊維だけかもしれないという。**[41] しかも、この多様性は、あなたが自分の子どもに手渡す財産にもなりうるという。あなたの腸内細菌を最大限に多様化する方法はほかにもある。

▼**抗菌ソープや手指の消毒剤は使わない。**病院のような、病原体にさらされるリスクが高い場所を訪れるなど、本当に必要なときにだけ使おう。

▼**自然と親しむ。**公園を訪れたり、キャンプやハイキングに出かけたりして、屋外で過ごす時間を増やそう。

▼**浄水フィルターで濾過した水を飲む。**発展途上国の場合、病原菌に汚染された水から感染病が流行するのを防ぐために塩素を使うのはとてもいいことだが、先進国で供給されている飲料水は、塩素が過度に加えられる傾向にある。

▼**シャワーの回数を減らす。**あるいは石けんを頻繁に使わず、シャワーのたびではなく1回おきに使うことをお勧めする。それによって異性を引きつける匂いの分子「フェロモン」が、あなたのデートを応援してくれるかもしれない。シャンプーは週にせいぜい1、2度にとどめよう――毎日シャンプーする理由はないのだ！

▼**できるだけオーガニックの食品を買う。**オーガニックの食品には抗酸化作用の強いポリフェノールがたくさん含まれており、酪酸塩をつくる細菌や健康な粘膜を維持できる。[42]

▼**本当に必要なとき以外は、広域抗生物質の服用を避ける。**抗生物質は、しかるべきときには命を救える――これは紛れもない事実だ。だが最近の研究によれば、アメリカで処方されている抗生物質の30パーセントはまったく必要がなく、むしろ細菌叢の生態系を荒らしてしまうという。[43]その隙に、クロストリジウム・ディフィシルのような日和見性

の病原体に住み処を占領されてしまうこともある。

▼**ペットを飼う。** 施設に保護されている、何千という行き場のない動物たちは、喜んであなたの腸内細菌の多様性を促進してくれるだろう。犬を飼っている女性が妊娠した場合、アレルギーのある子どもが生まれる可能性が減り、また、犬と一緒に暮らしている子どもは、喘息になる可能性が15パーセント少なくなるという研究データもある。[44] 犬と暮らすことは、家と腸の細菌の多様性を促進するのに最適だ。

▼**ゆったりする。**「安静と消化」という言葉が示すとおり、消化はあなたがリラックスしているときに行われる。何かをしながらせわしなく食べると、体内のストレス反応のメカニズムが作動して消化を邪魔し、栄養素の吸収が損なわれ、あなたの細菌の友だちのいる場所まで届かなくなる。

## 輝かしい未来

腸について知れば知るほど、腸がさまざまな病気の発症において何かしらの役割を演じていることがわかってくる。それと同時に、腸を整えることが、こうした病気の治療に役立つかもしれないこともわかってきている。

たくさんの神経系の病気、また精神疾患でさえも腸の炎症と関わっており、真っ先に腸の症状が出る。**自閉スペクトラム症（ASD）は、腸の炎症と密接につながっていて、この炎症は脳の炎症と同時に起きる。**[45] 自閉症の子どもたちの多くは、炎症性腸疾患などの腸の問題を抱えており、上皮の保護バリアがかなり緩んでいる。腸管の透過性を調べる検査（ラクツロース／マンニトール試験という）では、対照群の子どもの陽性率が5パーセント未満であるのに対し、ASDの子どもは37パーセントだった。これは7倍の有症率だ。この差は、明らかに何らかの因果関係を示している。つまり腸管の透過性が自閉症の行動を引き起こす、あるいは自閉症が腸管の透過性を促す、さもなくば3番目の要因として、環境的な暴露が両者を引き起こす可能性だ。

一方、子どもたちよりもっと高い年齢層に多いパーキンソン病――これは神経変性疾患だが、やはり腸の健康と強く関わっている。この病気の見過ごされがちな初期症状の1つは、便秘だ。これを解明するための研究は今も続いているが、迷走神経を切除した1万5000人の患者を調べた最近の研究で、重要な糸口が見つかっている。消化管は迷走神経を通じて脳に直接メッセージを伝えているが、この迷走神経を切断した人のうちパーキンソン病を20年後に患った人は半分だけで、切除していない人よりもリスクが低いという。これはパーキンソン病が消化管で始まり、迷走神経を伝わって脳に達するかもしれないことを示す強力なエビデンスだ。[46]

科学は糞便移植療法という、わくわくするような進歩をもたらしてくれた。なぜなら、細菌が最大60パーセントの重量を占める健康な糞便を移植するこの療法は、腸のマイクロバイオームの「リセット」ボタンを押すチャンスをくれるからだ。今では何千種類もの細菌が含まれる健康な便を移植することもある。どの細菌にどんな治療効果があるのかは、まだはっきりと解明されていないが、将来的には、すべての患者の状態に見合った細菌を移植できる日が来るにちがいない。

とはいえ腸内細菌は、人間と細菌の共生の1つの形にすぎない。今や、口腔や鼻腔のマイクロバイオームの研究も始まっている。口腔の健康状態は直接ではないにせよ、脳卒中や糖尿病、心血管疾患、認知症など、たくさんの全身性疾患とつながっているという。[47]『プロスワン』誌に掲載された論文によると、歯肉の炎症、つまり歯周炎を起こしている軽度から中等度の認知症患者は、6カ月後に認知機能が低下する率が6倍高くなるという。[48]では、その有害な細菌と一緒に口腔の友好的なマイクロバイオームまで破壊してしまう抗菌性のマウスウォッシュでうがいをしたほうがいいのだろうか？　腸にいるのと同じ日和見性の細菌が、歯と歯茎のあいだに潜んでクーデターを起こす機会を狙っているのだろうか？　未来の研究では、ぜひこうした問いに答えを出してほしい。

鼻腔（副鼻腔）のマイクロバイオームは、とりわけ脳に関わっているかもしれない。鼻腔の空洞には、透過性の高い毛細血管の豪華なベッドが広がり、そのすぐ向こうに脳がある。これは、そこに住んでいる細菌たちの化学工場にとって何を意味するのか？　ハーバード大学の近年の研究によると、アミロイド斑（アルツハイマー病で脳に沈着するもの）は脳が細菌に感染した反応によってたまるのかもしれないという。となると、鼻のマイクロバイオームは、今後の研究材料の胸おどる候補といえそうだ。どんな細菌の構成が、侵入者に居場所を奪われやすいのか？　プロバイオティクスの点鼻薬が、認知機能を改善する治療に使われる日が来るのか？　認知機能が低下すると最初に影響を受ける知覚が嗅覚だというのは、単なる偶然か？　私個人としては、未来に向けて科学がどんどん進歩するのをわくわくしながら見守っている。

## ジーニアス・フード #7

# 緑の葉物野菜

**野菜は、あなたの脳の親友だ。**それについて疑いの余地はない。とりわけ非デンプン質の野菜は。具体的にいうと、ホウレンソウ、ロメインレタス、またキャベツやケール、からし菜、ルッコラ、チンゲン菜などのアブラナ科の野菜だ。こうした葉物野菜には糖質が少なく、脳の機能を保つために欠かせないビタミンやミネラル、ほかの植物栄養素《ファイトニュートリエント》がぎっしり詰まっている。

緑の葉物野菜に豊富な栄養素の1つは、葉酸（folate）だ。このfolateという言葉はラテン語の「葉」が語源で、どうすれば葉酸をもっと摂れるかをそのまま表している。つまり〝葉っぱ〟を食べればいいのだ！　葉酸は、胎児の神経管閉鎖障害を防ぐ力があり、体内のメチル化のサイクルに欠かせない。このサイクルは全身で絶え間なく生じており、解毒や遺伝子の適切な働きを促している。

葉物野菜に含まれるもう1つの大切な栄養素は、マグネシウムだ。健康と最高のパフォーマンスのためには、比較的多い量のマグネシウムを食品から摂らなくてはならないため、マグネシウムは「多量ミネラル」として知られている（多量ミネラルは、このほかナトリウム、カリウム、カルシウムなどがある）。およそ300種類の酵素がマグネシウムに頼っているので、マグネシウムは身体じゅうで引っ張りだこだ。こうした酵素は、エネルギーをつくったり、ガンや老化の根本的な要因であるＤＮＡの損傷を修復したりしている。また、マグネシウムの不足が、アルツハイマー病に関わっているという説もある。ところが人口の50パーセントの人が、マグネシウムを十分に摂れていない。だが幸運にも、このミネラルは葉緑素の分子（これは植物を緑色にする）の中心にあるので、たいていの葉物野菜はマグネシウムのよい供給源となる。最近の研究では、緑の葉物野菜を1日2サービング食べる人の脳をスキャンでしてみたら11歳も若く見えたという。たぶんマグネシウムのおかげだろう！

葉物野菜には食物繊維も含まれているため、私たちにとっては願ったり叶ったりだ。第7章では腸のマイクロバイオームについて語り、それが強力な抗炎症剤である酪酸塩などの短鎖脂肪酸をつくる話をした。このマイクロバイオームに餌を与える（そして酪酸塩をつくってもらう）最もいい方法は、野菜をたくさん食べることだ。そうすればこの細菌の友だちの種類を増やし、彼らに発酵性のプレバイオティック・ファイバーもたっぷり与えられる。また、こうした野菜には新たに発見された「スルホキノボース」（これを3回早口で言ってみよう）という硫黄を含む糖分子も含まれている。これは、そのまま健康な腸内細菌の餌になる。

こうしたことから野菜の摂取、**特に緑の葉物野菜を食べることは、脳と身体の両方にとって有益であり、認知症のリスクや老化のさまざまなバイオマーカーを下げることにもつながる。**

**使い方のヒント**　1日1回、特大の「オイルがけサラダ」を食べよう。これはオーガニックのケールやルッコラ、ロメインレタス、ホウレンソウなどの葉物野菜を、器にどっさり盛りつけて、エクストラバージンオリーブオイルをかけたサラダだ。実質的に水と繊維だけのアイスバーグレタス［玉レタス］のような、栄養素の少ない種類は避けよう。最後のレシピでは、この「オイルがけサラダ」のバリエーションを紹介している

## この章のまとめ　FIELD NOTES

▶ 健康な腸は食物繊維を酪酸塩という、きわめて大切な炎症の消炎剤に変換する。

▶ 酪酸塩は、脳の究極の肥料BDNFの産生を増やす。

▶ グルテンによって自己免疫反応（身体の免疫システムが、正常な細胞を攻撃する）が誘発される人はかなりいる。典型的なアメリカの食生活（乳化剤が豊富に使われている）は、グルテンが招く危険性を増大させる可能性がある。

▶ 腸内細菌の多様性は、正常な免疫システムを「訓練する」ためには欠かせないが、現代のライフスタイルによって大幅に損なわれている。

# 第8章 脳のなかのスイッチボード

　初めて「神経伝達物質」という言葉（と神経伝達に作用するたくさんの薬の名前）を解読しようとしたのは、クリーブランド・クリニックで母を診てもらったあと、頭のなかが真っ白になった状態で、屋外駐車場に停めたレンタカーの座席に座っていたときだった。私は、薬局でもらったさまざまな薬の容器に表示された名前を、声に出して読もうとしていた。

　子音、母音、子音、そして母音、子音、母音と続く滑らかで心地よい音の連なりは、どこか不思議な呪文のようにも思えた。これは、たぶん言葉だ。そうに決まってる。何だかパラレルワールドで英語の本を読んでいるような気がした。ナ、メン、ダ。シ、ネ、メット。アリ、セプト。普段の会話では絶対に耳にしないような言葉だ。

「なあ、今晩何か予定ある？」

「ナメンダ」

「ぼくもだよ。じゃあ、シネメットに行こうか」

「アリセプトはどう?」

どう考えても、テレビの視聴者が喜ぶような名前とはいえない、その科学的な一般名を舌でころがしながら、私はわけがわからず、ただ不安だけが募った。メマンチン、レボドパ・カルビドパ……。この「donepezil」というのは、ドーン・エ・パジールと読むのか、それともドナ・ペゼルと読むのか? アクセントはどこにつく? 私は考えこんだ。いずれ医師から思いも寄らない名前を聞くことになるが、そのときは、これに違いないと思う名前に落ち着いた。医学生でなくてよかった、と思いながら。その後、別の医師の診察室を訪ねたとき、その薬名を正しく発音できる私に医師はさぞかし感銘を受けただろうと思ったが、医師は含み笑いを浮かべ、「ドネペジル」という第3の呼び名を自信たっぷりに言いはなった。そして本当に、それが正式な名前だった。

発音はさておき、こうした薬は実際にはどんな働きをするのだろうか? 実は、この風変わりな名前の薬品は、神経伝達物質の量に変化を与える。そして、このような薬は認知症の薬にかぎらない。抗うつ薬やADHDの治療薬、抗不安薬など、たくさんの処方薬も、大切な化学的メッセンジャーの量をいじくり回すようにできている。こうした薬は、世界でトップの売れ行きを誇っている。だが、その一方で、あらゆる文化圏の人々を引きつけるコーヒーやアルコール、コカイン、MDMAなどの化合物、果ては太陽光までもが、私たちの心の状態を変える力を持っている。こうしたものも、やはり神経伝達物質の働きに影響を及ぼすからだ。
「化学的不均衡」という仮説がある。これは、脳が思うように働かないのは、神経伝達物質の量のバランスが悪いためだという論理による。そして、この仮説で最もよく引き合いに出されるのが、うつ病だ。うつ病に見られる気分の落ち込みは、脳のセロトニンが少ないために生じると考えられている。だが最新の研究は、一般的な脳の問題の多くが、神経伝達物質が少ないから起きるわけではないことを示唆している。つまり別の何かのせいで神経伝達物質が減る、または根本的な機能障害があるため、その神経伝達物質が本来の役割を果たせなくなってしまうらしい。同じように認知症も、アセチルコリンという記憶に関わる神経伝達物質が少ないから発症するわけではないという。アセチルコリンが減るのは多くの場合、それをつくる神経細胞がゆっくりと死滅しているからだというのだ。

先ほど挙げたような薬に「病患修飾」〔疾患の再発を防止したり、進行を遅らせたりする作用〕の効果がないのは、これが理由だ。病患修飾薬は、「認知症」の症状をもたらす根本的な要因をどうにかすることはできない。要するに、傷口に貼る絆創膏にすぎないのだ。注意力の欠如や記憶障害、気分の落ち込みはすべて根本的な要因があって生じているのかもしれないが、薬はまだそれを治すまでには至っていないのが現状だ。

この章では、どうすれば神経伝達物質に本来の力を発揮させて、その働きを最適化できるのかを探っていこう。あなたが気分の落ち込みや記憶力の低下、ストレス、集中力の低下で悩んでいるいないに関わらず、**この章を読めば、脳の主なコミュニケーションの手段を通して生活の質《Q.O.L》や認知機能、脳の健康を最高の状態にするにはどうすればいいかを深く理解できるだろう。**脳が健康な状態であれば生活の中身も改善し、本当の自分でいられるようになる。そして人生が生きる価値のあるものになり、そのなかで感じ、学び、愛し、他者とつながることができる。

## GABAとグルタミン酸：陰と陽の神経伝達物質

古代中国の哲学では、生命は抑制（陰）と興奮（陽）が完全に調和することで成り立つと考えられている。ひょっとしたら、現代の科学的な研究手段が現れるより何千年も前に、古代の賢人たちは、最も基本的な2つの神経伝達物質の初歩的な原理を偶然、見いだしたのかもしれない。

GABA《ギャバ》は脳の代表的な抑制性の神経伝達物質で、脳のシナプスの30〜40パーセントがこれを使っている。GABAは「天然の精神安定剤」といわれ、興奮性の代表的な神経伝達物質であるグルタミン酸の作用を抑制する。つまりGABAが「陰」で、グルタミン酸が「陽」だ。

GABAとグルタミン酸は、脳の神経伝達物質の多くを占め、不眠や不安、筋肉の緊張、記憶機能の調整に関わっている。[1]

## グルタミン酸

神経細胞の半分以上が使うグルタミン酸は、ＧＡＢＡの前駆体でもあり、脳の全般的な興奮を高める作用がある。通常、**グルタミン酸は学習や記憶、シナプス形成（神経細胞と神経細胞が新たに結合すること）に関わっている。**[2] 生物学上きわだって有名な両刃の剣、つまり酸素、インスリン、ブドウ糖についてはすでに説明したが、グルタミン酸もやはり両刃の剣だ。多すぎると、神経細胞に有害な「興奮毒性」が現れることがある。アルツハイマー病では、グルタミン酸の過剰な放出を抑えるメカニズムが正常に働かなくなるという。また、グルタミン酸の過剰な放出がＡＬＳの一因だとする説もある。ＡＬＳは、随意運動を制御している神経細胞が攻撃されて、急速に進行する神経変性疾患だ（認知症の主要な2つの治療薬の1つは、グルタミン酸に関わる脳内の興奮毒性を軽減するものだ。またＡＬＳの患者の延命効果がある薬として唯一ＦＤＡの承認を受けた薬も、やはりグルタミン酸の修飾薬だ）。[3]

## ＧＡＢＡ

ＧＡＢＡは、脳全体の興奮を抑制する。たぶん、このときの感覚を、あなたはよく知っているのではないだろうか。というのもアルコールにはまさにこの作用があり、ＧＡＢＡの働きを高め、同時にグルタミン酸を抑制するからだ。そして抗不安薬も同じ働きをする。問題は、こうした薬は依存性が高く、たくさんの結果がともなうことだ。一方、カフェインにはグルタミン酸の活動を増進し、GABAの放出を抑制する作用がある。**不安やパニック発作、動悸、不眠症はすべてGABAのシステム障害によって起きると考えられている。**

## グルタミン酸とGABAを最適化する

このシステムの機能を正常に保つ1つの方法は、あなたの生活に意図的に興奮のときと抑制のときを組み入れて、グルタミン酸とGABAのそれぞれの作用を調和させることだ。負荷の高い運動は、脳のGABAとグルタミン酸の両方を増やし、バランスを促すことがわかっている。[6]研究では、この効果が運動後も長く続き、1週間経っても安静時のグルタミン酸のレベルが高い状態にあったという。大うつ病は、GABAとグルタミン酸のどちらも減少する疾患だが、運動によって落ち込みの症状が改善することがわかっている。**運動は、脳がグルタミン酸を適切に代謝して蓄積を防ぐのを促すこともわかっている。**[7]

**瞑想、ヨガ、深呼吸エクササイズも、GABAを増やす優れた方法だ。**[8]また、氷風呂《アイスバス》に入ったり、冷水シャワーを浴びたり、冷却療法《クライオセラピー》（液体窒素によって一酸化窒素を発生させた超低温のタンクに、通常は約3分間入る）を行ったりして身体を低温にさらすのも、GABAとグルタミン酸のバランスを正常に保つのに有効だ。[9]強いストレスを受けたり興奮したりすると交感神経による「闘争か逃走か」反応が起きるが、身体を低温にさらすと、それに順応して交感神経の活動がかなり収まり、ＧＡＢＡが増える。（身体を低温にさらすと、学習や注意力に関わる別の神経伝達物質「ノルアドレナリン（ノルエピネフリン）」が増えるという恩恵もある。これについては、あとで説明しよう）。

　グルタミン酸が添加された加工食品を避けることは、この神経伝達物質の重要なバランスを保つためのもう1つの戦略だ。中華料理でよく使われるグルタミン酸ナトリウム（ＭＳＧ）は、グルタミン酸を含むうま味調味料として知られている。また、ノンカロリーの「ダイエット用」甘味料のアスパルテームには興奮作用があり、体内でグルタミン酸の前駆体に変わる。[10]

## Column　神経伝達物質はどのように働いているのか

　神経伝達物質のシステムは目には見えないが、驚くほど精巧にできている。いくつかの神経伝達物質は、神経細胞から放出される。この神経細胞は、情報の送り手としてシナプスの前にあるので「シナプス前細胞」と呼ばれている。放出された神経伝達物質の分子は、2つの神経細胞のあいだの「シナプス間隙」に広がる。それから隙間の向こう側の情報の受け手、つまりシナプス後細胞の受容体と結合する。余った神経伝達物質は、シナプス前細胞に回収される、つまり「再取り込み」されるか、酵素によって分解される。普通なら、この「清掃」によってシナプス後細胞が過度に刺激されないで済むが、これを薬によって操作する特殊な場合、さまざまな効果が表れる。たとえば、特定の抗うつ薬を使うと、セロトニンという神経伝達物質の再取り込みが阻害されて脳内のセロトニンの濃度が増える。また、アセチルコリンという神経伝達物質を増やす薬は、酵素が余ったアセチルコリンを分解するのを阻害することで効力を発揮する。

## Column 「サイコバイオティクス」現る

マウスを使ってうつ病を研究する場合、マウスがどんな状態であればうつ病なのか、しっかり見きわめる必要がある。そして、マウスの幸福度を見きわめるための数ある方法の1つに「強制水泳試験」というものがある。説明しよう。まずマウスを円筒形の水槽のなかに落とす。するとマウスは、すぐさま足場を求めて必死で水をかく。メンタルが正常なマウスは水をかいている時間が長いため、生きる意欲があると解釈される。だが、抑うつ状態にあるマウスは、それよりも早い段階で絶望して水をかくのをやめ、水面から頭を出してじっと浮かんでいる。そんな方法で？　と思ってしまうが、これは実際に抗うつ薬の研究や試験をするときに最初に行われるものだ。

そしてある研究では、この手法に独特のひねりが加えられ、マウスは「ラクトバチルス・ラムノサス」というプロバイオティクスを与えられてから、水槽に落とされた。このマウスは、プロバイオティクスを与えられなかったマウスとは違い、必死に水をかきつづけた。しかも脳の一部には、抗不安作用のあるＧＡＢＡの受容体まで増えていた。実験では迷走神経を切断されたマウスも使われ、同じようにプロバイオティクスを与えられたが、そのマウスにこのような兆候は見られなかった。迷走神経は腸に分布し、脳と直接つながっている。つまり腸内細菌が、迷走神経を通じて脳とじかにコミュニケーションを取り、それが行動に影響をおよぼしたということだ。[4]

プロバイオティクスがマウスのうつ病を改善するなら、ほかの神経病にも効果があるのだろうか？　ファストフードと同等のマウスの餌（脂質と糖質を混ぜた最悪の餌）を１日に何回も食べた母親から生まれたマウスは、自閉症と同じ社会行動の症状を見せた。このマウスの腸内細菌の数を調べたところ、「ラクトバチルス・ロイテリ」というプロバイオティクスが９分の１しかなかった。研究チームは、このマウスにプロバイオティクスのサプリメントを与えてラクトバチルス・ロイテリを増やし、その結果、自閉症による行動障害を「治す」ことができた。しかも、このマウスの脳では、神経伝達物質と似た働きをする「オキシトシン」がたくさんつくられていた。**オキシトシンは、人間同士の絆を深めるホルモンだ。**

興味深いのは、私たちの体内のラクトバチルス・ロイテリの量が、自閉症の割合やファストフードの摂取の増加に伴い減少していることだ。１９６０年代にラクトバチルス・ロイテリが発見されたとき、この細菌は人口の30～40パーセントの体内に存在していた。ところが、今では10~20パーセントにまで減っている。理由としては、たぶん発酵食品や食物繊維をあまり摂らなくなったことや、超加工食品に依存するようになったこと、抗生物質の使用が増えたことが考えられる。[5] このラクトバチルス・ロイテリは、たいていは母乳を通じて子どもに受け渡される。それを考えると、この細菌は、いなくなって初めてわかる大切な友人みたいなものかもしれない。

## アセチルコリン：学習と記憶の神経伝達物質

アセチルコリンは、「コリン作動性システム」の神経伝達物質だ。コリン作動性システムは体内のたくさんの活動に関わっているが、主な役割はレム睡眠、学習、記憶だとされている。アセチルコリンの減少はアルツハイマー病と関係があり、アルツハイマー病の患者は、アセチルコリンをつくる神経細胞がダメージを受ける。今、アルツハイマー病とほかの認知症に使われている主なもう1つの治療薬は、シナプスで余っているアセチルコリンを酵素が分解するのを阻害し、アセチルコリンの濃度を増やすためのものだ*（1つ目の薬についてはすでに述べた。グルタミン酸の修飾薬だ）。

【*】 この薬は「コリンエステラーゼ阻害薬」といい、特に効き目があるとは認識されてはいない。その理由の1つとして、アセチルコリンの濃度の低さは、機能障害の結果であって原因ではないことが挙げられる。この薬では機能障害は治らないため、病気の進行を抑えることはできない。

## アセチルコリンを最適化する

アセチルコリンの機能を最適化する1つの方法は、ごく一般的で種類も豊富な「抗コリン性」の薬を避けることだ。多くの抗コリン薬が広く出まわっており、薬局で簡単に手に入り、アレルギーから不眠症まであらゆる症状に使われている。

この薬は、その言葉が示すとおり、神経伝達物質のアセチルコリンをブロックするものだ。これを使い続けると、わずか60日で認知機能の障害が起きる可能性がある[11]。だが、作用の強い抗コリン薬をたまに使う場合でも、急性中毒症状が現れることがある。この症状を暗記するために、医学生はよくこんな憶え方をする。「コウモリのように目が見えず（瞳孔散大）、ビートのように真っ赤で（顔面紅潮）、野ウサギのように熱く（発熱）、骨のように干からび（ドライスキン）、帽子屋のように気が変になり（せん妄と短期記憶の喪失）、ヒキガエルのようにふくらみ（尿路閉塞）、心臓がひとりで走る（頻脈）」

神経伝達物質は単にメッセージを伝えるだけではなく、神経細胞を正常に保つために欠かせないときもある。『JAMAニューロロジー』誌に掲載された不安をかき立てる論文によると、抗コリン薬の常習者は、脳の糖代謝が低下しており、認知機能障害があったという（短期記憶と実行機能の衰えも見られた）。この被験者の脳をMRIでスキャンすると、脳の構造が変化しており、体積も減り、脳室（脳の内部にある空間）が大きくなっていた。この被験者たちが服用していた抗コリン薬は、夜用の風邪薬や市販の睡眠補助剤、筋弛緩剤などだった。すべて、

## 避けるべき一般的な抗コリン薬

| 薬名 | 効能・用途 | 抗コリン作用 |
|---|---|---|
| ジメンヒドリナート | 乗り物酔い | 強 |
| ジフェンヒドラミン | 抗ヒスタミン薬／睡眠改善薬 | 強 |
| ドキシラミン | 睡眠改善薬 | 強 |
| パロキセチン | 抗うつ薬 | 強 |
| クエチアピン | 抗うつ薬 | 強 |
| オキシブチニン | 過活動膀胱改善薬 | 強 |
| シクロベンザプリン | 筋弛緩薬 | 中 |
| アルプラゾラム | 抗不安薬 | 抗コリン作用が生じる可能性あり |
| アリピプラゾール | 抗うつ薬 | 抗コリン作用が生じる可能性あり |
| セチリジン | 抗ヒスタミン薬 | 抗コリン作用が生じる可能性あり |
| ロラタジン | 抗ヒスタミン薬 | 抗コリン作用が生じる可能性あり |
| ラニチジン | 胃酸分泌抑制薬 | 抗コリン作用が生じる可能性あり |

アセチルコリンをブロックする薬だ。

あなたは、こんなことを思うかもしれない。こうした薬を使いつづけたら、認知症のリスクが増えるのではないか？　答えは「イエス」だ。

3500人の高齢者を対象にしたワシントン大学の研究によると、抗コリン薬を服用していた人たちは、服用しなかった人た

## コリンの豊富な食品

| | |
|---|---|
| 卵(黄身を食べよう!) | 小エビ |
| 牛肉のレバー | 牛肉 |
| ホタテ貝 | 魚 |
| 鶏肉 | ブロッコリー |
| 芽キャベツ | ホウレンソウ |

ちより認知症の発症率が高かった。[12] 実際に、よく使っていた人ほど、認知症のリスクが高まっていた。抗コリン薬を3年以上服用した場合は、同じ量を3カ月以下だけ服用した場合より、認知症のリスクが54パーセント高くなっていた。もしあなたがこの種の薬を定期的に飲んでいたら、認知障害の可能性について、また最終的に認知症のリスクが高くなる可能性について医師としっかり話し合うべきだろう。また、あなたがApoE4の保有者なら(第6章で述べたように、人口の25パーセントがこの遺伝子を持っている)、または近親者に認知症の人がいる場合には、医師と相談して、もっと安全な選択肢を探すべきだろう。

食事も、コリン作動性システムを最適化する要素となる。食品に含まれるコリンは、アセチルコリンの主な前駆体で、血漿中のコリンの濃度が変化すると、脳のコリンの濃度も変化する。[13] また、コリンは細胞膜を構成する主な成分でもあり、身体はあとで使うためにコリンを細胞膜に蓄える。コリンは魚介類や鶏肉に豊富だが、最も多いのは卵だ。Lサイズの卵の卵黄1個には、125ミリグラムのコリンが含まれている。米国医学アカデミーが設定したコリンの摂取基準量は、成人男性なら1日あたり550ミリグラム、成人女性なら1日あたり425ミリグラム（妊婦や授乳中の女性はこれよりも多く摂る必要がある）だ。だが、残念なことにアメリカ人の平均摂取量は、それよりはるかに低い[14]。基準量に達していた人は10パーセント以下しかいなかった[15]（ビーガンとベジタリアンの場合、卵黄1個に含まれるコリンと同じ量を摂るには、ブロッコリーか芽キャベツを2カップ食べる必要がある）。

## セロトニン：心を落ち着かせる神経伝達物質

ニューヨークで育った私は、秋になると必ず気分が落ち込んだ。日差しが弱く、長く暗い冬が近づいてくると、「季節性情動障害（SAD）」といわれるうつ症状に悩まされた。SADは「冬季うつ病」とも呼ばれ、アメリカでは推定で1000万人が患っている。その多くは女性だが、リスクは誰にでもある。

17歳のときに、私は皮膚が日光に当たるとビタミンDができると教わった。そのとき、日差しの弱い季節のあいだ、自分の体内ではビタミンDがつくられていないかもしれないと気づいた。また、自分のうつ状態と日光を十分に浴びないこと、そしてビタミンDの合成が減ることは、何らかの形で関連性があると直感した。そこでビタミンDのサプリメントを飲んで、うつ状態が改善するかどうか確かめてみた。すると何と、気分がよくなったのだ。

あれはプラセボ効果だったのだろうか？　正直なところ自信はない。プラセボ群を使って臨床試験をしたわけではないのだから。それでも、この体験から20年近く経って、科学者たちは、私のうつ状態の改善を見事に説明してくれるメカニズムを発見した。つまりセロトニンの適切なレベルは、本当にビタミンDに左右される可能性があるとわかったのだ。セロトニンは、その前駆体の「トリプトファン」というアミノ酸から合成されるが、ビタミンDはそこに一役買っている。アメリカ国民の4分の3がビタミンD不足だという研究と照らし合わせれば、これは重要な発見だ。

**セロトニンに心の安定や睡眠を促す効果があることは、よく知られている。**セロトニンは、「セロトニン神経系」というシステムの基本的な成分だ。あなたは「選択的セロトニン再取り込み阻害薬《SSRI》」という抗うつ薬が売られているのを知っているかもしれない。この薬は、一旦放出されたセロトニンがシナプス前細胞に回収されるのを阻害するもので、シナプスのセロトニンの量を増やすことができる。

繰り返すが、この神経伝達物質をいじくり回すのは、処方薬だけではない。MDMAは高揚感を増すドラッグとして知られているが、これもセロトニン神経系に影響をおよぼすものだ。MDMAは、セロトニンの適切な放出を制御しているダムを爆破するダイナマイトのようなものだ。これは以前から、心的外傷後ストレス障害《PTSD》など、難治性の精神障害の治療効果を見込まれて研究されていた。だが、大量にセロトニンを放出するこの薬の作用は、リサイクルのシステムを打ちのめし、周囲の神経細胞の酸化を引き起こし、文字どおりに焼きはらってしまう。たぶん、MDMAを長期的に常用すると記憶障害や脳の損傷が起きるのは、そのためだろう（本書で繰り返し浮かびあがるテーマは、あらゆる生物学的なふるまいには、対極的な反応があることだ。生物学の世界には一方だけが得をする無料ランチはない！）。

シロシビンも、やはり精神に影響をおよぼす化学物質だ。シロシビンは「マジック」マッシュルームに含まれている。これはセロトニンの再取り込みを阻害するが、セロトニンと構造がよく似ているため、セロトニンの受容体が活性化してしまうのだ。シロシビンは、体内でつくられるセロトニンでシナプスを満たすMDMAとは違う。そのため、MDMAほど長期的な悪影響はないかもしれない。ニューヨーク大学とジョン・ホプキンズ大学が行なった画期的な研究によれば、進行ガンの患者にシロシビンを投与したら、その後6カ月のあいだ不安が軽減され、生活の満足度が増したという。[16] 目下、シロシビンを少量投与する「マイクロドージング」が認知機能を強化する可能性について研究が進んでいる。

セロトニンは、ただ気持ちを晴れやかにするためのものではない。これは実行機能にも深く関わっている。なぜそんなことがわかったかというと、科学者たちが人間のセロトニンのレベルを一時的に下げる方法を考案し、それを実行した結果、喜ばしくないことが起きたからだ。前に述べたとおり、セロトニンは脳で「トリプトファン」という必須アミノ酸から合成される。私たちがタンパク質を摂取すると、その成分であるトリプトファンが脳まで運ばれていく。ところが脳に入るには、輸送体に運んでもらって血液脳関門を通過しなくてはならない。そして、この輸送体は分枝鎖アミノ酸など、ほかのアミノ酸も利用している。分枝鎖アミノ酸は、脳の機能と筋肉の発達には欠かせない栄養素だ。こうしたアミノ酸を優先して摂取するとトリプトファンが輸送体を奪われ、脳に入れなくなる場合がある。[17]（運動すると気持ちが晴れやかになるのは、筋肉が血液中の分枝鎖アミノ酸を「吸い上げる」ことによってトリプトファンが脳に入りやすくなるためだ。これについては、あとで述べよう）

さて、先ほどの科学者たちはこのようなアミノ酸を被験者に与えたわけだが、それで何が起きたのだろうか？　セロトニンのレベルが一時的に落ちたのだ。それとともに、広範囲にわたる行動的な変化も起きた。たとえば攻撃的になる、学習障害、記憶障害、衝動が抑えられない、目先の欲求に抗えない、長期的な計画を立てて実行する力が損なわれる、利他的な行為が減る、といったものだ。[18]このような特徴が抑うつ状態を悪化させ、暴力的な行為さえ招くこともある。その話はさておき、ある研究によれば、こうした実験のあいだに明るい光にさらされると、先ほど述べたような行動の変化が起きにくくなることがわかった。これは**セロトニンを適切に放出させるもう1つの方法を示唆している。つまり日常的に日光を浴びることだ。**[19]

## セロトニンを最適化する

今この時点で、あなたは体内の炎症を最小限にとどめるには何をしたらいいか、もう理解しているかもしれない。そう、糖質や穀物、酸化した油を避け、植物性の栄養素や繊維を十分に摂るのだ（あとの章で詳しく説明したのち、すべてを「プラン」にまとめる）。あなたがライフスタイルにこうしたアイデアを活かしはじめているなら、セロトニンの濃度を最適化する途中にいる。なぜかというと、小児病院オークランド研究所（ＣＨＯＲＩ）の研究によって、セロトニンが神経細胞から放出されるのを、炎症が阻害する可能性が示されているからだ。[20]これは、慢性的な炎症によって生じたうつ病は従来の治療法では治りにくいが、体内の炎症を抑えることで治る場合がある理由を説明している。ＣＨＯＲＩの研究チームの発見によると、抗炎症作用のあるオメガ3系脂肪酸のＥＰＡが正常なセロトニンの放出を促し、一方、細胞膜の流動性を維持する（第2章を参照）ＤＨＡは、そのセロトニンをシナプス後細胞が正常に受け取るのを促すという。

こういった研究は、「セロトニンの濃度が低い」ことが、うつ病の原因というより、多くの人が抱える根本的な問題によるものだという説を強力に裏づけている。ＳＳＲＩの売れ行きが伸びつづけるなかで、この種の研究はますます重要になってくる。今やアメリカ人の10人に1人が抗うつ薬を服用し、40代から50代の女性では4人にひとりだという。[21]だが、抗うつ薬は本当に効果があるのだろうか？　近年のＪＡＭＡのメタ分析では、次のように結論づけられている。

抗うつ薬の効果は、プラセボ群と比べると症状が重いほど高くなるが、軽症や中等症の患者の場合、その効果は平均して最小限、あるいは皆無かもしれない。重症のうつ病患者の場合は、プラセボ群と比べると、薬物治療の効果が非常に高い。[22]

言い換えれば、重症の患者を除いて、抗うつ薬の効果は大多数の人にとってはプラセボ薬と変わらないことになる（しかも、近年に論文が発表された「ＳＭＩＬＥＳ研究」という臨床試験［コラムを参照］や、ウコンの根茎に含まれるクルクミンという抗炎症作用のある成分の実験など、薬物に頼らない治療法がすばらしい成果を収めている）。[23]

日光やビタミンＤ、オメガ3系脂肪酸のＤＨＡとＥＰＡのほかに、どんな魔法の成分を取り入れれば、セロトニンを増やせるだろうか？　きわめて基本的な材料から神経伝達物質をつくりだす人体の驚異的な機能を考えると、**脳のセロトニンを増やす可能性が最も高い方法は、ただ動くことだ。**前に述べたように、運動は血漿のトリプトファンの濃度を上げ（セロトニンの前駆体）、分枝鎖アミノ酸の濃度を下げる。このアミノ酸は身体にとって大切な栄養素だが、脳に入ろうとしてトリプトファンと競い合うため、濃度が下がればトリプトファンが脳に入りやすくなる。そして脳に入った大量のトリプトファンは、その後も脳内にとどまり続ける。[24]このほかの比較研究でも、うつ病との闘いにおいて、週に3回運動をすること以上に効果のあるＳＳＲＩはないことがわかっている。要するに、運動の圧勝だ！

**実は脳のセロトニンを増やす方法が、もう1つある。あなたは、もう知っているかもしれない。炭水化物や糖質を摂ることだ。**これが一時的に気分を改善するのは、炭水化物の持つ強い依存性によるものだ。食間に炭水化物を摂らずにいるとセロトニンの濃度が下がり、デンプン質や糖質が食べたくなる。となれば、炭水化物の摂取は、けっしてセロトニンを増やすための健全な戦略にはならない。

重要な心理学の研究によれば、被験者が糖質を摂取したら、意志力と実行機能が一時的に向上したという。だが、それが糖質によるものなのか、単にブドウ糖の不足が補われたからなのかは判断できない。もし脂肪を燃料とする代謝モードに適応した被験者にも同じ効果があれば、糖質にそうした作用があると考えていいかもしれない。だが糖質であれ、薬物であれ、セックスであれ、高負荷の有酸素運動の習慣であれ、外部の刺激によって脳の報酬系をショートさせても、望ましい効果が長つづきするようなことはめったにない。しかも糖質は1日中インスリンの急上昇や急降下を招き、体重を増やし、代謝を損ない、あなたをうつ病にするたくさんの炎症性のメカニズムを助長する可能性があるのだ！

## Column　食事で本当にうつ病が治るのか？　SMILES研究

うつ病とバランスの悪い食生活の関係は、はっきりと立証されている。うつ病になると、確かに食生活は乱れる。ではバランスの悪い食生活が、うつ病を招くのだろうか？　それなら食生活を改善すれば、うつ病も改善するのだろうか？　実は、その答えはもう出ている。2017年、オーストラリアのディーキン大学フード・アンド・ムード・センターの所長、フェリス・ジャッカが率いる研究チームが、SMILES研究という臨床試験の結果を発表した。

このチームは、**大うつ病の患者に改良版の地中海食――新鮮な野菜と果物、ローストしていない無塩のナッツ類、卵、オリーブオイル、魚、グラスフェッドビーフを使った食事療法をほどこした。その結果、0〜60までのうつ病の評価尺度において、平均しておよそ11ポイント改善した。**この臨床試験が終わる頃には、患者の32パーセントのスコアが大幅に下がり、うつ病の基準に該当しなくなっていたのだ！　一方、食事療法を受けなかったグループは4ポイントしか改善せず、うつ病が寛解した患者は全体の8パーセントしかいなかった。

このデータは、食生活によって抑うつ症状を改善できるという説を強力に裏づけている。ジーニアス・プランは、この知見を組み入れて調整している。私は、ジャッカ博士にインタビューを行い、1時間かけてこのテーマについてじっくり話を聞いた。このときの動画を、私のウェブサイトにアップしたので、ぜひ観てほしい。

## Column　セロトニンと腸

よく引用される数値によると、**身体が合成するセロトニンの90パーセントは、脳ではなく腸でつくられている。**これは本当の話で、腸の上皮細胞がセロトニンをつくって消化を促しているらしい。それなら、幸福への鍵は腸にあるのだろうか？　それは確かのようだ。ただ、あなたはその理由を知って驚くかもしれない。実は腸がつくるセロトニンは、血液脳関門を越えられない。だが腸で起きていることが、炎症を調整する作用を通して脳のセロトニンの活動にも影響をおよぼしている可能性があるのだ。

第7章では腸の働きを探り、水溶性の食物繊維などの野菜を摂ることによって腸の隙間を「密封」し、バリアを正常に保つ必要性について語った。健康な腸の成分であるリポ多糖（LPS）は、「リーキー」な腸から漏れると潜在的な問題児となる。そうなると免疫システムが炎症を誘発してしまうだけでなく、セロトニンとドーパミンのシステムのどちらにも直接害をおよぼす。実際に、このLPSは動物実験に使われ、マウスにうつ病の行動や神経変性を起こすために注射されている。あなたの腸のバリアを鉄壁の守りで固め、強化する方法については、第7章を読んでほしい。

## ドーパミン：報酬と強化の神経伝達物質

**ドーパミンも、セロトニンと同じように、「幸せな気分」になる神経伝達物質だといわれている。**ドーパミンが、動機と報酬に関わっていることはよく知られている。このドーパミンは性行為をしたり、お気に入りの音楽を聴いたり、おいしいものを食べたり、贔屓のスポーツチームが勝つのを見たりすると放出される。また、新しい仕事や昇進の機会に恵まれたとき、バーで魅力的な人を目にしたとき、ＳＮＳの投稿に「いいね」がついたときにも急激に増える。また、何か目標をつくると、それを達成したときにドーパミンのシステムがたちまち作動し、また同じことをするように動機づける――本人や人類のためになる行動を取るように。だが進化と共に培われたこのシステムも、ほかの多くのシステムと同じく、現代社会では適切に働かなくなることがある。

ドーパミンは動機づけという役割を持つことから、行動の制御、覚醒レベル、行動の強化を司どる実行機能と深く関わっている。ドーパミン依存症の人は、ドーパミンが減ると、物質や行動によってドーパミンの濃度を元に戻そうとする。「アッパー系のドラッグ」がきわめて依存性が強いのは、このためだ。こうした薬物はさまざまなメカニズムを通して、脳のドーパミンの量を増やす。たとえばコカインはドーパミンの再取り込みを阻害して、結果的にシナプスのドーパミンを増やす。メタンフェタミンは、シナプス前細胞からドーパミンを大量に放出させて、やはり再取り込みを阻害する。メタンフェタミンの一種である「クリスタル・メス」はシナプスにとって非常に毒性が高く、脳のドーパミンを産生する細胞を死滅させてしまう。そうなると、ますます薬物を渇望するようになる（かくして麻薬王ウォルター・ホワイトのビジネスは続く）。

　**パーキンソン病は、脳の「黒質」という部位のドーパミン産生細胞がダメージを受ける病気だ。**そのため患者はドーパミン補充薬を服用し、しばらくのあいだは症状が緩和する。だが、こうした薬物療法の効果はやがて薄れてしまう。それは1つには、人為的に神経伝達物質を増やすと、脳内のドーパミンの受容体のダウンレギュレーション（減ること）につながるからだ。[25]これは自己調整のメカニズムで、どの神経細胞も神経伝達物質への感度を減らしたり増やしたりしなくてはならない。だが、ドーパミンの場合には特に危険だ。パーキンソン病においてドーパミンを補充する治療の副作用には、病的なギャンブルや、強迫的な性行動、過度の買物など「危険な行動」が増えるというものがある。

　ドーパミンの作用による行動は、ＡＤＨＤの場合にも減る。**ＡＤＨＤの人はシナプス後細胞のドーパミンの受容体が少ない。**つまり注意力と集中力を維持するために、より多くのドーパミンが必要になるのだ。だが、これは障害なのだろうか？　それとも目新しいものを探せるように脳に組み込まれた特性なのだろうか？

近年、『ニューヨークタイムズ』紙に掲載された記事では、あることが指摘されていた。太古の昔から比較的最近まで狩猟採集民として進化してきた私たち人類にとって、ＡＤＨＤの脳に見られる新奇なものを求める傾向は、明らかに優位に働いていたというのだ。[26] この説は、きわめて理にかなっている。狩猟採集民が生き延びるには、食料を調達する新たな機会を求めるための動機づけが必要で、見つけたときには脳から報酬が与えられる必要がある。そのため組み立てライン的な教育や、職業の選択肢が細分化された現代社会では、ＡＤＨＤの人は私のお気に入りの映画の１つ*から言葉を借りれば、「同じことの繰り返し」によって心が静かに蝕まれていき、やがてはアデロール（デキストロアンフェタミン）やリタリン（メチルフェニデート）などの薬を処方されることが少なくない。このような薬物は、コカインと同じくドーパミンの再取り込みを阻害する。

先ほどの記事を書いたのは、ワイルコーネル医療センターで臨床精神医学に携わるリチャード・フリードマン教授だ。フリードマンは、治療が成功した患者についてこう述べている。「（彼は）単にルーティーンワークから、変化に富んだ予測不可能な仕事に転職するだけでＡＤＨＤを「治療」しました」これは、起業家にＡＤＨＤや学習障害を持つ人たちが非常に多い理由を説明できるかもしれない。[27]

【＊】『Ｖフォー・ヴェンデッタ』――私の考えでは、非の打ちどころのない映画だ。「思い出せ、思い出せ……」

## ドーパミンを最適化する

ドーパミンは、脳内で「チロシン」というアミノ酸からつくられる。そして、ほかの神経伝達物質と同じように、タンパク質が不足していないかぎりはすぐに利用できる。それを考えれば、正常なドーパミン作動性システムは、栄養素の不足よりも私たちの選択と行動に左右されるシステムかもしれない。食べるのがやめられなくなる加工食品を食べたり、危険な活動に手を染めたり、脳の報酬系をハイジャックしてショートさせる物質を摂ったりするような行動は、不健康で自己破壊的な依存をもたらす。私たちの身体は果物が豊富な時期に糖質を摂って脂肪を蓄えるように進化してきたため、糖質や、すぐに消化される小麦などの炭水化物を摂ると、ドーパミンがたくさん放出される。糖質の依存性はとても強いので、先ほど述べた違法薬物と比較されることも多い[28]。ソーシャルメディアから生じるフィードバックループは、多くの点では確かにポジティブな力だが、それでもドーパミンの働きがうまく調節できなくなって依存に陥る可能性も否定できない。

**それとは逆に自分自身の短期、または長期の目標を設定するのは好ましい「ハック」だ。**それによって期待（幸福感が続くという点で重要）と報酬がもたらされる。ぜひ新しいことに挑戦してみてほしい。新たにエクササイズを始める、楽器を習う、慣れ親しんだ居心地のいい領域から抜け出す、恋に落ちる、副業的な起業プロジェクトを立ち上げる、などさまざまある。そして、どれもが健康的な形でドーパミンを増やすことができる。

## Column　あなたは心配性《ワーリアー》？　それとも戦士《ウォリアー》？

特定の遺伝子が神経伝達物質の働きを調整し、結果的にその人の人格の鍵となる側面に影響を与えているという。そうした遺伝子のなかでも特によく研究されているのがCOMT遺伝子だ。この遺伝子は、カテコール－O－メチルトランスフェラーゼ（COMT）を産生する。このCOMTは、高次認知機能と実行機能をつかさどる脳の部位、前頭前皮質でドーパミンを分解する酵素だ。

COMT遺伝子にはAA型、GG型、AG型があって、私たちはみんな、この3つの型のどれかを持っている。このアルファベットは、「アレル」という変異を表している。Aを2つ持っていると、Gを2つ持っている人に比べてCOMTの活動が3分の1～4分の1となり、AとGの両方を持っている人はその中間になる。あなたがどの型を持っているかによって、シナプスでドーパミンが速く分解されるか、ゆっくりと分解されるかが決まる。そのためAA型なら、普段から前頭前皮質のドーパミンの濃度が高くなり（ドーパミンがゆっくりと分解されるからだ）、GG型ならドーパミンの濃度は低くなる（ドーパミンが速く分解されるからだ）。AG型の人の濃度は、そのあいだのどこかになる。

Aアレルは「心配性」アレルと考えられ、これを2つ保有している人は繊細で内向的な傾向にある。心配性の人がドーパミンの急激な増加を体験すると、実際にその感覚がわかる。

Aを2つ保有している人が「絶好調」を感じたり非日常感を得やすかったりするのは、そのためだ。ドーパミンが多いのは好ましいことのように思えるが、シナプス後細胞が過度に刺激されると認知機能が低下する場合もある。そのため心配性の人は、普段の状況なら認知的な力をちゃんと発揮できるのに、緊張するような状況に置かれると発揮できなくなる。またAが2つある人は、「絶不調」にもなりやすく、精神的な回復力も損なわれがちで、不安や落込みを感じやすい傾向にある。その一方で、より創造的だとも考えられている。

一方Gアレルは「戦士」アレルと考えられており、これを2つ持っている人はおおらかで外向的な傾向にある。戦士は、緊張するような状況に置かれても、心配性の人よりはるかにうまく対処し、ストレスの大きい不確かな状況であっても最高の認知機能が維持できる。精神的な回復力や、ワーキングメモリの能力も優れている。また協力的で積極的に人を助け、共感力もある。その反面、この高潔な戦士は、非日常的な感覚を味わうことが少ないようだ。

このように、どちらのアレルのパターンも、それぞれの属性集団が成功するために必要な特性を現している。またAとGを1つずつ持っている人（ヘテロ接合性という）の特性は戦士と心配性の中間になり、2つの異なる世界それぞれの長所と短所を併せ持っている。自分がどのタイプか知りたい場合は、一般消費者向けの遺伝子検査で生データを手に入れ、SNPrs4680という項目を探そう。だが絶対に忘れないでほしい。あなたが戦士でも心配性でも、それはあくまでも一般論にすぎないということだ。誰もが唯一無二の存在だ。あなたの本質は、創造性を備えた戦士だ！

## Column 「快楽順応」（またの名は人間の習性）と闘う

ドーパミンの問題としてよくあるのは、刺激を受けるとその作用に耐性ができてしまうことだ。これは、はっきり自覚できるもので、快楽順応といわれる。たとえば、かつては目標だったけれど、すでに達成してしまったことについて考えてみよう。ずっと欲しかった車を買ったこと、昇進したこと、新しい家に引っ越したことなど、いろいろあるはずだ。確かに、わくわくするようなすばらしい体験だが、そのときの幸せな気持ちは確実に少しずつ冷めていき、やがて基準値に戻ってしまう。このドーパミンへの「耐性」は、特に外部からの刺激で短絡的に報酬系から快楽を得た場合に「快感消失」や、以前には楽しいと感じたことを楽しめなくなる病理学的な「無力感」を味わいやすい。ただし解決策はある。会えない時間が長いほど、ドーパミンの受容体への愛は深まるのだ。

何世紀ものあいだ、仏教僧は節制によって「快楽のトレッドミル」から降りることができるのを知っていた。ドーパミンが放出されない状態が長く続くと、細胞の受容体が増え、その結果、ドーパミンに対する感度が増す。禁欲生活が誰にでも効くとは限らないが、たとえば情報端末の使用など、ドーパミンを放出させるような習慣から意図的に「タイムアウト」

すれば、モチベーションが高まり、健全な関係が回復し、全般的に幸福度が高まるかもしれない。

情報端末をすべて使わない覚悟なんてないって？　幸福になれるシンプルなコツを教えるので、とりあえず1週間試してみよう。つまり、朝起きてから1時間はコンピューターやEメール、携帯電話のメールを遠ざけるというルールを作り、就寝前の1時間も同じようにするのだ。あなたの体内のシステムがリセットされたら、この習慣をずっと続けたくなるかもしれない。

## ノルアドレナリン：集中力の神経伝達物質

ドーパミンとセロトニンは、知らない人がいないほど有名な神経伝達物質だ。そして、ノルアドレナリンという神経伝達物質も、やはり注目に値する。このノルアドレナリンは、集中力と注意力を担当している。集中力が必要なとき、特に長期記憶が形成されるようなストレスを感じたとき、このノルアドレナリンが必ず脳内に放出される。あなたは、あの9月11日、世界貿易センタービルが攻撃されたニュースを聞いたときに、どこにいたか憶えているだろうか？　あの日に起きたことは細かいことまで、記憶にはっきりと焼きついているはずだ。これは、ほかならぬノルアドレナリンの働きによるものだ。

ノルアドレナリンを司どっているのは、脳の「青斑核《せいはんかく》」という小さな部位だ。たとえばテロリストの攻撃や、恋人との大喧嘩、20時間以上の断食など、大きなストレスによる刺激はノルアドレナリンを増やす。進化の見地に立てば、これは重要な適応機能だ。人類が地球上に現れてからほとんどの期間、大きなストレスに見舞われるとすぐさま注意力が必要になり、将来同じような出来事が起きるのを避けられるように、鮮やかで長期にわたる記憶が形成される必要があった（最初の時点で生き延びた場合に限る）。これは「長期増強」といって、ある条件によって恐怖を感じるための重要な働きだ。ノルアドレナリンはこうした強力な作用があるため、一度学習した恐怖を打ち消すには、辛抱強く治療のプロセスに取り組む必要がある。ＰＴＳＤに苦しんでいる人ならよくわかるはずだ。

軽度なストレスも、同じ神経系のたくさんの経路を活性化する。新たに楽器を習ったり、クロスワードパズルを解いたり、知らない町を探検したり、いつもと違った風景を見ながら散歩をしたりといった**「目先の変わった」体験による「ストレス」は、すべて脳内のノルアドレナリンを増やすことがわかっている。**ノルアドレナリンは神経細胞同士の結合を強化するのに役立っているため、これが増えることは非常に有益だ。

## ノルアドレナリンを最適化する

ノルアドレナリンは、私たちを困らせることもある。原始の時代とは違い、現代では強いストレスの刺激があっても、必ずしもすぐに集中力と注意力は必要にならない。それでも脅威が認識されると、それが本物の脅威であろうとなかろうと、生来の生理学的なメカニズムが起動して私たちに注意を促す。実はメディアは、この習性をよく利用する。私はテレビの仕事をしていたので、それについては熟知している。「残酷な事件をトップニュースにする」のが、ニュース番組づくりの鉄則で、最もストレスを誘発する話題が真っ先に伝えられる。すると、それを見た人の脳内で注意を促すネットワークが活性化し、あたかもその事件に自分の生死がかかっているかのように警告が発せられる。実は、ノルアドレナリンが急激に放出されると認知機能が高まるものの、頻繁に放出されるとかえって認知機能にダメージが及ぶ。そのため、集中力と認知能力を高めるには、日常的にニュースを避けることが1つの対策になる。

では、ノルアドレナリンをたくさんつくるにはどうしたらいいのだろうか？　運動は、ノルアドレナリンを量産する方法として、かなり効果的だ。また、その「副作用」によって学習力と記憶力も高まるかもしれない。**これは近頃、立証された知見で、大学生がフィットネスバイクでトレーニングをしながら新しい言語を憶えたら、座りながら憶えた対照群より記憶が定着し、理解も深まったという。**[29]　ＡＤＨＤの治療にノルアドレナリン（とドーパミン）の再取り込みを阻害する薬が頻繁に処方されるなかで、この戦略はＡＤＨＤと診断された何百万もの人に、

### Doctor's Notes　憶えておきたいなら歩きながら話そう

私は初めての患者さんと、よくニューヨークのセントラルパークに行って一緒に散歩をします。**歩くのと同時に周囲の景色が変わっていくことは、患者さんが私の助言を記憶することに役立ちます。**そして私のほうも、その患者さんを忘れることがありません！

認知機能の天然の促進剤をもたらしてくれるだろう。

未来の医師を教育する医学部のカリキュラムのほとんどは、運動の効果を取りあげていない。だが、こうした研究は、運動がＡＤＨＤの脳にとって最良の薬であることを立証している。[30]定期的な身体活動プログラムに参加した子どもたちは、認知能力と実行機能が向上し、算数と読解力のテストの成績が上がり、ＡＤＨＤの症状も全般的に軽減したという結果が、たくさんの臨床試験で示されている。次の学校の予算会議で、体育の時間が削減されそうなときは、この事実を思い出すべきだろう。

おもしろいことに、極端な温度も、運動と同じ効果をもたらすストレス要因となる。ある研究によると、男性の被験者が80℃（華氏176度）に設定したサウナにくたくたになるまで入ったとき、ノルアドレナリンの量が3倍も増えたという[31]（女性の場合も増えたが、その量は男性より少なかった）[32]。冷水に浸ることも神経系を調節する大きな作用があり、何世紀にもわたり健康増進法として、さまざまな文化が利用してきた。精神的な疲労を感じている人は、冷たいシャワーを浴びたり、アイスバスに漬かったりするだけで、症状が改善する。低温の刺激によってノルアドレナリンが5倍を超える量にまで増え、脳が「オンライン」に戻ったような感覚が得られたという論文もある。[33] ロシアでは宗教的な祝日に凍った湖に穴を開けて飛び込む習慣がある。「エピファニー」と呼ばれているものだが、ノンアドレナリンの別名「ノルエピネフリン」に似ているのは偶然ではないかもしれない!

ノルアドレナリンが集中力や注意力、記憶の形成を促すことは研究でしっかり裏づけられているが、このほかにも非常に興味深い側面を示す論文がさまざまある。ある動物実験では、ノルアドレナリンの増加によってストレスから回復する力が生まれ、心に傷を残す出来事から立ち直る力が高まったという。[34] また、脳の抗炎症作用もあり、それによってアルツハイマー病の初期に影響が及ぶ脳の領域を強化できるかもしれないという。[35] 南カリフォルニア大学の研究チームは、ノルアドレナリンを放出する神経細胞が集中する青斑核を、アルツハイマー病の「爆心地《グラウンド・ゼロ》」と呼んでいる。アルツハイマー病では、ノルアドレナリンを産生する神経細胞が、最大70パーセント失われる。ノルアドレナリンの減少は、認知障害の進行や程度と密接に関わっている。[36] 研究チームは齧歯動物の実験によって、**ノルアドレナリンの放出を促せば、神経細胞の炎症や過剰な刺激(どちらもアルツハイマー病の立役者となる)から保護できることを実証している。**[37]

## Column 達人からひと言

この章を執筆しながら、ポール先生と私は、原稿を書くこととケトルベル・スイング［両手でケトルベル（ハンドルがついた鉄球）を持って振り回すトレーニング］を交互にやっている。2人共、学校で難しい試験を受ける前は、勉強中にこの「ハック」を実践していた。図書館で勉強の合間に腕立て伏せやスクワット、2脚の椅子を使ったディップスをすると、延々と勉強を続ける単調さに飽き飽きするのも避けられたし、血流が増えて頭が冴え、その上、同級生たちを怖じ気づかせるという効果もあった。

# システムを最適化する

これで、それぞれの神経伝達物質を最適化する方法はわかったと思う。では、あなたの脳の全般的な機能をいつでも最高の状態にするための、いくつかの実用的なステップを紹介しよう。

## シナプスを守る

神経細胞と神経細胞が出会う場所は「シナプス」と呼ばれている。それぞれの神経細胞は、別の神経細胞とのつながりを最高で1万個も保持し、脳全体で推定数百兆にも及ぶつながりを通してシグナルを伝え合っているという。[38]（この数は子どもの脳と比べると控えめだ。3歳児には1000兆もあるかもしれない！）この接続ポイントを正常に保って認知機能のたくさんの働きを最適化するには、酸化ストレスを最小限に抑えることが鍵となる。シナプスの機能障害は、実際にアルツハイマー病の初期のマーカーになっている。加齢にともなう典型的な認知機能の低下も、やはりシナプスの機能障害によるものかもしれない。[39]次に挙げるのは、あなたのシナプスを酸化ストレスから守るためのポイントだ。

▼ **脂質の多い魚からDHAを摂取する。**または高品質の魚油のサプリメントを摂ることも考慮する。

▼ 多価不飽和脂肪酸の食用油（第2章を参照）を避け、**エクストラバージンオリーブオイルを摂る。**

▼ ビタミンE（アボカドやアーモンド、グラスフェッドビーフに含まれている）、ルテインやゼアキサンチンなどのカロテノイド（ケールやアボカド、ピスタチオに含まれている）、アスタキサンチン（オキアミ油に含まれている）などの**脂溶性の抗酸化物質を十分に摂取する。**

## あなたの内なる「ワンダー・ジャンキー」を表現する

私は、カール・セーガンの小説『コンタクト』を読んでいたときに見つけた「ワンダー・ジャンキー」という言葉が大好きだ。これは、未知なるものへの探求心に突き動かされて宇宙に飛びだそうとする主人公、エリー・アロウェイの人となりを表している。人が何か新しい体験をすると「シナプス形成」が促され、新しい結合ができる。だが結合が失われると、その記憶は消える。[40]慣れ親しんだ居心地のいい場所から飛びだして、新しい未知の世界を探求してみよう。停滞は死だ――特に、あなたの脳細胞に関しては。

## 有毒な化学物質を避ける

毒性のある残留農薬の摂取は、神経伝達物質の働きに悪影響をおよぼす可能性がある。そして現代の食品供給のシステムでは、残留農薬がないものはないといっていい。農薬は、たちまち取り返しのつかないダメージを昆虫の神経システムに与え、特にコリン作動性システムに影響をおよぼす（コリン作動性システムは、学習と記憶形成において重要な役割を持つ）。人間の場合は、よほど濃度の高いものに大量にさらされないかぎり、このような影響は起きない。だが、農薬が残留している食品を通して低レベルの農薬にさらされ続けた場合、まだ科学的に知られていない神経伝達物質に変化を与える可能性は捨てきれない。

また、殺虫剤や除草剤がパーキンソン病と関わっていることを示す強力なエビデンスもある。

パーキンソン病はアルツハイマー病に次いで多い神経変性疾患で、「黒質」にあるドーパミン産生細胞が死んでしまう病気だ。人間を対象にした研究によると、こうした化学物質に大量にさらされた人はパーキンソン病のリスクが劇的に増え、ある種の殺菌剤にさらされた場合、そのリスクは2倍になるという！[41] パーキンソン病発症の原因はまだ解明されていないが、有毒物質への暴露は第一容疑者だ。[42]

農薬は、同じ作用によって胎児の発達にダメージを与える可能性もある。モデル化合物を使った動物実験では、現在使われている多くの農薬が、脳の発達に悪影響をおよぼす可能性があるという。だが、おかしなことに、現在の農薬の使用の安全要求事項には、発達神経毒性*の検証は含まれていない。

**誤解のないように言うと、農薬が人間にどんな影響を与えるかについては、はっきりとした結論は出ていない。**そして科学が具体的な結論を出すまでには、まだ何年もかかりそうだ。この問題が商業的な利益と驚くほど深く結びついていることをふまえれば、この研究が、企業利益と事実の追及との果てしない対立に巻き込まれるのは避けられない。今すぐ企業から答えをもらおうという考えは甘いかもしれない。だが、**はっきりした結論が出るまでは、自分で自分の身を守るために無農薬の食品を選ぶべきだろう。**

## プチ断食をする

【*】 欧米、日本共に農薬の発達神経毒性の検証は必須ではなく、必要に応じて行われることになっている。

バック老化調査研究所の最近の研究によれば、断食がシナプスの活動を「調整」できるという。要するに省エネとして、この活発な接続ポイントに休息を与えるのだ。研究チームが絶食中のショウジョウバエの幼虫の神経細胞を観察してみると、神経伝達物質の放出量が劇的に減って、シナプス間隙がきれいに清掃された状態になっていたという。これは望ましい状態だ。なぜなら、余った神経伝達物質がいつまでもシナプス間隙に残っていると、有害なフリーラジカルが生じる可能性があるからだ。そのため、**断食は脳にダメージを与える酸化ストレスを抑えるのに有効かもしれない（また、脳の糖質依存からも抜けだせる）**[43]。第10章では、もう一度、実用的かつ安全な断食の方法について語ろう。

## 過度な刺激を避ける

さまざま感覚情報の入力と処理には、いくつものシステムが関わっている。感覚に負荷がかかりすぎると、実行機能が大幅に損なわれる。その完璧な例が、映画を観ているときに起きる現象だ。映画を観ているとき、私たちは映像と音に包まれ、その世界に没入する。これは、感覚運動を処理する負荷が大きいため、自己意識をつかさどる脳の部位が抑制されている状態なのだ[44]。私たちは映画を観るとき、まさしくこの状態になるのを望んでいる。映画というものは結局のところ、監督と観客が夢を共有するためにある。だが日常生活の場合、意図しない負荷が生じると実行機能が犠牲になる。現代社会は、音楽や電子掲示板、スマートフォンの画面の光、テレビの画面のちらつき、電車が駅に到着するときの騒音など、過度の刺激にあふれている。こういった刺激が相まって前頭前皮質に負荷がかかると、神経伝達物質の貯蔵が枯渇しかねない。

そうした過度の刺激を減らす方法には、次のようなものがある。

▼ **仕事や勉強など、集中力がいるときに音楽を流すなら、インストルメンタル（歌詞や歌唱のない、演奏だけの軽音楽）にする。**歌詞は脳の言語中枢に関わっているため、作業中に言語処理の能力が低下してしまうのだ。

▼ **デバイス（テレビ、スマートフォンなど）の音量をしぼる。**コンテンツを楽しめる範囲で、できるかぎり音量を落とそう。

▼ **画面の明るさを落とす。**スマートフォンの画面の明るさを最大に設定している人は多い。明るさを、周辺の明るさに応じて自動的に調整されるように設定し、夜は最小限に落とそう。

▼ **自宅の照明は、温かみのある電球色にする。**「オレンジ」の光を発する電球には、ブルーライトが少ない。ブルーライトは、夜の時間帯に脳を過度に刺激してしまう。

▼ **夜は、天井の照明を消す。**天井の照明は、太陽が出ているという信号を脳に送る。目の高さの照明（ランプなど）は、夕方から夜にかけて休息しようとする脳を格段にリラッ

クスさせる。私たちは40万年（もっと長いと考える研究者もいる）のあいだ、夜になると火を灯していたが、頭上に光を灯すようになってからはまだ200年も経っていない。[45]

▼**瞑想する。**瞑想をする場合、適切なトレーニングを勧める。あなたがどんなスタイルを選ぶにせよ、研究によれば、瞑想は非常に賢明な投資になる。ぜひ正しく瞑想を行ってほしい。きっと一生続けていけるだろう！　私のウェブサイトでは、瞑想を一度も経験したことのない初心者のための手引きを（優良なオンラインレッスンのコースも）紹介している。

最適な脳をつくるためのライフスタイルを探る旅の次の目的地は、ホルモンだ。ホルモンは神経伝達物質と共に、私たちのさまざまな意思決定を導き、気分から代謝まで、あらゆることに関わっている。ホルモンを理解すれば、究極の認知的既得権を手に入れる栄養学の最後のピースがはまるはずだ。

ジーニアス・フード
# #8 ブロッコリー

私たちの母親は正しかった。ブロッコリーや、ほかのアブラナ科の野菜（芽キャベツ、キャベツ、ラディッシュ、ルッコラ、チンゲン菜、ケールなど）は、とても身体にいい。その理由の1つは**「スルフォラファン」という成分が含まれていることだ。**この強力な化学物質「スルフォラファン」は、アブラナ科の野菜を噛むことによって細胞が壊れ、別々に保持されていた2つの成分が反応することで生成される。

今、**スルフォラファンの持つさまざまな効果が研究されており、ガンや自閉症、自己免疫性疾患、脳の炎症、腸の炎症、肥満の治療や予防にかなり有望だと考えられている。**ある興味深い研究では、肥満を促す餌とスルフォラファンを一緒に与えられたマウスは、同じ餌でスルフォラファン抜きのものを与えられたマウスに比べて、体重が15パーセント減り、内臓脂肪は20パーセント減ったという。このスルフォラファンは、ビタミンでもなく、また必須栄養素でもない。これには「Ｎｒｆ２」というタンパク質を活性化させて抗酸化遺伝子を発現させる強力な力がある。Ｎｒｆ２は、体内の酸化ストレスを消し去ってくれる強力な化学物質をつくるマスタースイッチだ。植物のポリフェノールもＮｒｆ２の抗酸化経路を刺激するが、スルフォラファンはＮｒｆ２を活性化する作用が非常に強いことで知られている。ここで、こんな疑問がわく。そのスルフォラファンが最も多く含まれている食品は何だろうか？　若いうちが華だ——特にあなたがブロッコリーなら。ブロッコリーの新芽には、成熟したブロッコリーの20～100倍ものスルフォラファンをつくる成分が含まれている（微量栄養素は、成熟したブロッコリーのほうが、ブロッコリースプラウトよりも多い）。そのため、スルフォラファンを生成する能力という点でいえば、454グラムのスプラウトは、成熟したブロッコリーの45キログラム分に等しい。

**使い方のヒント**　アブラナ科の野菜を生で、または調理して食べる。注意してほしいのは、スルフォラファンを生成する2種類の成分の1つ（「ミロシナーゼ」という酵素）は、高温で加熱すると壊れてしまう。そのためブロッコリーやほかのアブラナ科の野菜は加熱すると、咀嚼したときにスルフォラファンが生成される性質がなくなる。だが、加熱後にミロシナーゼを加えることは可能だ。マスタードパウダーには、このミロシナーゼが豊富に含まれている。野菜を加熱したあとでこれを少し振りかけると、スルフォラファンをつくる力がよみがえる！[1]

**プロの助言**　ブロッコリースプラウトの自家栽培は驚くほど簡単につくれる。私は、これをわずか3日で育てる方法を見つけた。私のウェブサイトでは、それをわかりやすく説明しているので参考にしてほしい。スムージーに混ぜたり、グラスフェッドビーフにトッピングしたり、サラダにたっぷり加えたりと、いろいろな使い方ができる。

FIELD NOTES

行の回数を増やしたりする。

**ノルアドレナリン（ノルエピネフリン）**

▶ 常習的にニュースを見るのをやめる。ニュースばかり見ていると、ノルアドレナリンの濃度が必要もないのに急激に増えてしまいやすい。

▶ 長時間にわたって集中力が要るときは、短時間の身体活動を頻繁に行う。

## この章のまとめ

### 陰と陽（ＧＡＢＡとグルタミン酸）

▶ 生物学的な興奮モードと抑制モードを認識し、この2つの状態が定期的に必要であることを理解する。つまり運動と休息、冒険とリラックスだ。

### アセチルコリン

▶ 有害な抗コリン作用性の薬を避ける。

▶ 適切な食事からコリンを摂取する。

### セロトニン

▶ 適量のオメガ3系脂肪酸を摂りつづける（第２章を復習しよう）。

▶ ビタミンDのレベルを最適にするために血液検査を受ける。たいていは、医師にこの検査をしてほしいと伝える必要がある。この場合、費用はさほどかからない。研究者の一致した見解はないが、最新の研究では、ビタミンDのレベルが40～60ｎｇ／ｍＬなら理想的だという（詳しくは第12章を参照）。

▶ 運動をする。運動はトリプトファンをまっすぐ脳に届け、運動後も効果が続く。

▶ 昼間、太陽を直視しないように注意しながら、日光を浴びる。たとえ曇っていても、外の光は屋内のどんな照明よりも明るく、気分を改善するのに十分な効き目がある。

▶ 第７章で述べた、腸を健康に保つプランにしたがう。

### ドーパミン

▶ 新しいエクササイズを始める。

▶ 新たに楽器を習う。

▶ 慣れ親しんだ居心地のいい領域から抜けだす。

▶ 副業的な起業プロジェクトを立ち上げる。

▶ ブログやニュースレターを始めたり、ミートアップに参加したりする。

▶ 「同じことの繰り返し」から離れる。通勤のルートを変えたり、旅

# PART 3

# PUTTING YOURSELF IN THE DRIVER'S SEAT

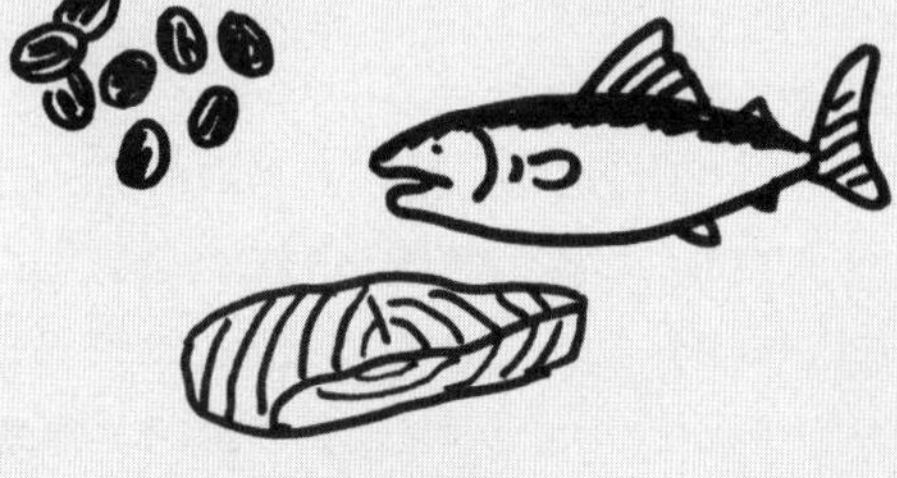

# PART 3

# ハンドルを握るのはあなただ

# 第9章 睡眠侵すべからず＋助っ人ホルモンについて

眠りがどんなにすばらしいものか、考えてみるといい（中略）眠りは、健康とわれわれの肉体をつなぎとめる黄金の鎖なのだ。眠りのなかにあって、貧しさを嘆く者がいるだろうか？　心の痛みを嘆く者がいるだろうか？　不安を嘆く者がいるだろうか？　貴族の圧制を嘆く者がいるだろうか？　捕らわれの身を嘆く者がいるだろうか？　物乞いでさえ、寝床では王様と同じ悦楽をむさぼっている。この甘美なる食物に、われわれが食べあきることなどあるだろうか？

――トマス・デッカー　劇作家

「バイオハック」をお望みだろうか？　では、お教えしよう――眠ろう。
ああ、わかってる。「言うは易く、行うは難しだよ、マックス」「こっちは会社を経営してるんだ！」「大学院生なんだから！」「幼い子どもふたりと赤ん坊がいるんだ！」「ゲーム・オブ・

スローンズだって観れてないのに！」はいはい、わかってますとも。誰にだって仕事やら、友人や家族への義務やら、創造活動やら、観たいドラマやらがあるし、それにインスタグラムやフェイスブック、ツイッター、スナップチャット、婚活アプリをチェックする時間だってはずせない。とはいえ、これから説明するが、睡眠は、あなたの港に停泊している全船舶のために潮流を制御する。そして夜の上質な眠りは、すべての船を元気にする。睡眠は私たちの記憶を固定し、創造性を高め、意志の力を強化し、食欲を調整する。またホルモンをリセットし、神経細胞を水洗いし、この上なく複雑な脳のさまざまな領域をすべて「準備オッケー」にする。私たちは、重要な決断をする前にはそのアイデアを「一晩寝かせる」が、実のところ、それはしごく理にかなったやり方なのだ。

一方、脳が睡眠不足になるのは、潮が引いた浜辺に船が置き去りされるようなものだ。最近の研究によれば、睡眠不足は加工油や糖質と同じように、エネルギーを産生するミトコンドリアに害を及ぼすという。[1] 医学誌『スリープ』に掲載された論文によれば、健康な被験者が一晩、睡眠不足になっただけで、神経細胞損傷の2つのマーカーが20パーセント増加したという。**つまり、たった一度の睡眠不足でも、貴重な脳細胞がダメージを受ける可能性があるのだ。**[2]

25歳～55歳までの成人の半数は、平日の睡眠時間が7時間未満だといわれるため、これは不安をかき立てられる結果だ。[3] 米国心理学会の近年の調査によると、ミレニアル世代の半数以上が、過去1カ月に少なくとも一晩はストレスのために眠れない日があったと答えている。[4]

## グリンパティック系は脳の夜間清掃クルー

解剖学の教科書は、近年ほとんど更新されていない。顕微鏡が登場して以来、生理学者は何かといえば、人体をミリ単位で切りとってスライスし、厚切りにし、染色し、分類し、寄せ集めるようになった。そしてほんの数十年で、探るべきものはすべて探りつくされ、もうこれ以上の進歩はないと思われた。だから、ロチェスター大学のジェフリー・アイリフと研究チームが、「老廃物排出系《グリンパティック》」と呼ぶにふさわしい未知のシステムを発見したとき、生物学愛好者たちは胸を躍らせた。

**このグリンパティック系は、毎晩、私たちが眠っているあいだに脳脊髄液を脳に強制的に流し込んで、無料の水圧洗浄をほどこしてくれるシステムだ。**

脳以外の場所には「リンパ系」というシステムがあり、組織から白血球が処理したものや細菌などを取り込んで、リンパ節でろ過してから静脈に戻している（性質《たち》の悪い風邪をひいたときに、耳の下にできるしこりは、活性化したリンパ節だ）。グリンパティック系は、このリンパ系のようにリンパ管とリンパ節がそっくり備わってはいない。脳は硬い空洞に押し込まれた状態にあるため、そこに大きな物理的ネットワークが入る隙間はないのだ。そのためグリンパティック系は、動脈の排水システムに便乗する。動脈系をうまく利用するという巧みな私物化によって、グリンパティック系は睡眠中の脳を占拠する。このとき神経細胞は自ら縮こまって道路掃除のための排水路をつくり、そのおかげで水路は最大で60パーセント広がる。そして仕上げに脈動を利用して、システム全体に液体を行きわたらせるのだ。

アミロイドについては、すでに述べた。アルツハイマー病患者の脳に集積してプラークをつくる有害なタンパク質だ。誰の脳にも、このタンパク質がつくられている。そしてグリンパティック系が、老廃物を捨ててアミロイドが蓄積するのを防いでくれている。このシステムは、特に徐波睡眠［振り幅の大きい緩やかな脳波が現れる深い睡眠＝ノンレム睡眠］という深い眠りのときに活発になるが、あいにく現代の睡眠パターン（と食生活）が、この活動に悪影響をおよぼしてしまう。そのため質の悪い睡眠は、脳のアミロイド斑を増やしかねない。[5] だが適切な睡眠をとれば、このタンパク質が脳に溜まって問題を起こす前に洗い流せるかもしれない。

では、どうすればグリンパティック系の清掃作業を最適化できるだろうか？　このシステムはまだ発見されて間もないため、それに答えるだけの材料が出そろっていない。だが第6章で述べたように、就寝前のファスティング（血液中のインスリンを減らす）によって、この脳と身体の保全作業を促進できるかもしれない。オメガ3系脂肪酸（天然魚やグラスフェッドビーフの脂肪に多い）も、グリンパティック系の働きを最適化することが研究で示されている。[6] ジーニアス・プランにしたがえば、オメガ3系脂肪酸の最適な量が摂れるだろう。とはいえ染み1つない脳を手に入れる最善策は、1日の終わりに、とにかくぐっすり眠ることだ。

睡眠の質に影響を及ぼすものは無数にある――仕事のストレス、家庭内の義務、明け方までテレビドラマをイッキ見すること（たまにネットフリックス・マラソンをしない人なんているんだろうか？　もちろん私はやっている）。だがここでもやはり、食生活が重要な役割を果たすかもしれない。医学誌『ランセット』と『ニュートリショナル・ニューロサイエンス』に掲載された2つの研究によると、健康な標準体重の男性被験者が2日間、高炭水化物・低脂肪食を続けると、低炭水化物・高脂肪食をとった被験者よりも徐波睡眠の時間が短くなったという。[7]また、男女を対象にした観察研究では、糖質と炭水化物をたくさん摂ると、徐波睡眠の時間が短くなるという結果が出た。別の研究によれば、ある種の栄養素が、睡眠の質を高めるかもしれない――**つまり食物繊維をたくさん摂ると、より深く、より脳がきれいになる睡眠が促されるらしいのだ。**[8]

これほどプラークフリーの脳になると教えても、まだ睡眠習慣を変える気にならない？　それなら、こんな話はどうだろう。睡眠の質を上げるとホルモンに変化が起き、それによって、ほかの習慣を変える意志力も強化され、よりすばらしい結果がもたらされる。あなたがジーニアス・プランを利用してあらゆる変化を起こそうとするなら、良質な睡眠は必須条件だ。

## Column　眠らないと脳は原始時代の脳になる

これまで、すばらしい映画や本、ビデオゲームで「自分を見失う」感覚に陥ったことはあるだろうか？　トレーニングやセックス、あるいはお気に入りの楽器を演奏しているときはどうだろう？　この幸せな気分をもたらす驚くべき没入感を味わえるのは、前頭前皮質からいくらか解放されるためだ。脳の正面、ちょうど額のうしろに位置する前頭前皮質は、計画や意思決定、人格の表現、自己認識を司っているといわれる。先ほどのような活動の最中にひと休みさせているとき以外、この前頭前皮質の機能は日常生活を営む上ではなくてはならないものだ。

だが残念なことに、カリフォルニア大学バークレー校の研究によれば、この領域──加えてそれに関わる働き──は、睡眠が不十分だとダメージを受けるという。そうなると、感情を制御する力が低下してしまう。それは、なぜか？　通常、私たちが何か感情的な体験をすると、前頭前皮質はそれを論理的に解釈し、それによって私たちは適切な反応ができる。だが睡眠不足になると、その機能が損なわれ、代わりに原始的で心配性の扁桃体（脳の「脅威のセンサー」）に采配を奪われてしまうのだ。

この大学の睡眠・神経画像研究所の所長、マシュー・ウォーカーは、プレスリリースでこのように述べている。「睡眠を取らないと、脳が原始的な行動パターンに先祖返りした状態になり、感情的な体験を理性的に解釈して適切な反応をすることができなくなった」扁桃体が前頭前皮質の監視の目から逃れることは、没入型のホラー映画を観るにはいいかもしれないが、日常生活――とりわけ栄養の吸収という点では望ましくない。私たちの脳は、冬が来ても死なないように、糖質を求めるようプログラムされている。前頭前皮質が睡眠不足の影響を受けると、意志力と自制心に別れを告げることになるだろう。あなたが食べすぎたりジャンクフードをやめられなかったりする傾向にあるなら、たった一晩の睡眠不足でも、健康的な食生活を送るための懸命な努力は台無しになってしまうだろう。

## Column　快適に眠るための虎の巻

▼**寝室は低めの温度を保つ。**身体は眠るためには低い温度を好む。

▼**寝る前に温かいシャワーを浴びるか湯船に浸かる。**浴室から出て体温が一旦下がると、寝る時間だという信号が身体に送られる。

▼**ベッドは寝るためだけに使う。**朝、起きたらすぐにベッドから出て、夜に寝るときまで戻らないようにしよう。

▼**アルコール類を避ける。**酒を飲むと早く寝つけるが、深い眠りであるノンレム睡眠の時間が減ってしまう。

▼**夜はブルーライトを避ける。**ブルーライトをブロックする眼鏡を使ってみよう。パソコンやスマートフォンの画面を見るのを避け、自宅の照明はすべて暖かみのある電球色に

しよう。

▼**ベッドから離れた場所にスマートフォンを置く。**手が届かない場所に置くようにしよう。

▼**部屋を暗くする。**たとえ小さな明かりでも睡眠を混乱させる。たった一晩、かなり暗い照明（10ルクス）の下で眠った場合でも、ワーキングメモリと脳の機能が低下したという研究結果がある。[9]

▼**カフェインの禁止時間を設定する。**遅くとも午後4時にはカフェインの摂取をやめる。あなたがカフェイン代謝の遅いタイプなら、それよりも早い時間にしたほうがいいだろう（カフェインの代謝速度は23andMe社などのメーカーの遺伝子検査キットで調べることができる）。

▼**食物繊維やオメガ3系脂肪酸をもっと摂り、炭水化物は減らす。**炎症は睡眠の質に影響をおよぼし、食物繊維の摂取の副産物（酪酸塩など）は深い眠りを促し、元気を回復させてくれる。

▼**寝る前の少なくとも1時間は何も食べない。**夜食は、睡眠を妨げる。[10]

▼**朝、目が覚めたら、20分以内に直射日光を浴びる。サマータイムや旅行中は、特に心がけよう。**明るい光は、睡眠・覚醒の自然なサイクルを促す概日リズムを固定させる。

▼**目覚まし時計のアプリを使う。**「スリープサイクル」などのアプリは、眠りが浅いときにあなたを起こしてくれる。アプリを利用すれば、ノンレム睡眠（深い眠り）の途中で起

こされて最悪の気分にならなくて済む。

## 眠りの助っ人ホルモン

私たちの行動は、しばしば脳に動機づけられるが、身体に動機づけられるときもある。意志力は、多くの点で「ホルモン」という化学的なメッセンジャーが操るマリオネットのようなものだ。神経伝達物質は、神経細胞がすぐそばの隣人に情報を伝える手助けをしている物質だが、ホルモンは長距離専門のメッセンジャーだ。つまり体内の特定の場所で分泌されて、遠く離れた場所にメッセージを伝えている。たとえば「レプチン」というホルモンは、お腹まわりの脂肪細胞から分泌されると、エネルギーの消費を制御する脳の領域に直行する。また、コルチゾールは腎臓の上にある副腎から分泌されて、脳の記憶をつかさどる部位に作用する。

**こういった主要なホルモンと、睡眠不足やストレスとの関係を理解すれば、私たちは意志力を超えた、最も強力なレベルに到達できるかもしれない。**要するに、意志の力がほとんどいらなくなるのだ。

### インスリン：貯蔵を促すホルモン

第4章では、インスリンが過剰に分泌されると、脳がアミロイド斑の埋立地になるかもしれないという話をした。だが炭水化物の過剰摂取だけが、プラークフリーの脳をめぐる闘いの敵ではない。睡眠も、インスリンなどのホルモンを調節する重要な要素だ。ある研究では、たった一晩よく眠れなかっただけでも、健康な被験者のインスリン抵抗性が一時的に高まったという。[11]

睡眠時間が短いと、二型糖尿病のリスクが増すことがわかっている。だが、いいニュースもある。睡眠負債［必要な睡眠時間と実際の睡眠時間の差が借金のように積み重なったもの］の悪影響のいくつかは、終末のキャッチアップ睡眠（一晩につき約9.7時間）で挽回できるらしい。[12]そうはいっても、睡眠時間とのいたちごっこは悪習慣につながり、健康を長期的に維持するための良策とはいえない。

## グレリン：空腹を知らせるホルモン

睡眠に影響するもう1つのホルモンは、グレリンだ。グレリンは胃で分泌され、お腹がすくと脳にそれを伝える。血液中のグレリンの量は、食前や胃が空っぽになったときに増え、食後や満腹になったときには減る。このホルモンは、あなたの行動にも影響をおよぼす。マウスや人間にグレリンを注射すると、食事の回数が増えるらしいのだ。

たった一晩の睡眠負債でも、グレリンは急激に増える。[13]前の晩によく眠れないと、平均で400～500もカロリーを余分に摂ってしまうのは、このためかもしれない。また、そのカ

## Doctor's Notes　睡眠不足はあなたを太らせる！

睡眠の大切さは、いくら言っても言いすぎではありません。私のところには減量や体脂肪を落とす目的で訪れる人もいますが、その人の一晩の睡眠時間が7時間に満たない場合、睡眠時間と質を本気で改善しなければお金を無駄にするだけだと遠回しに伝えます。**何度も同じ結果が出ている最近の研究によれば、一晩睡眠時間が足りないと（6時間未満）、翌日、無意識にカロリーを400～500多く摂ってしまい、その場合のカロリー源は、たいてい炭水化物だそうです。**それが数日続くと何度もカロリーを余分に摂取することになり、数週間で贅肉がついてしまいます。もうすでに太っている？　ルールは同じです――睡眠不足になると、余分な体重を落とすチャンスはありません。

ロリー源はたいていは炭水化物であるため、炎症の増加や高血圧、認知機能の低下も同時に起きる。

睡眠時間を増やす以外に、どうすればグレリンをうまく制御できるだろうか？　1日の食事の回数を減らす（だが量は十分に摂る）と、身体がそれにしつけられて、グレリンの分泌量が減る。食事を少量ずつ何回もとることが「代謝の炎をあおる」、などという助言があるが、今、科学は、それがでたらめだということを明らかにしている。メタボリック・チャンバーを使った研究――さまざまな状況下で、身体に取り込む酸素や食べ物、水分の量を計測する装置が備わった部屋で暮らす実験――によると、1日の食事の回数が2回でも6回でも、新陳代謝率はまったく変わらなかったという。これは、解放感のある結果だ。なぜなら、少ない回数でたっぷり食べるというアプローチは、ライフスタイルに柔軟性が生まれ、満腹感も得られ、食事のたびに何をどのくらい食べるかという悩みも減り、血液中にインスリンが存在する時間も最小限に抑えられる。だが、この方法に身体が順応して、胃が「食べる時間だぞ！」という信号を脳に送るのをやめるまで、少なくとも数日はかかるかもしれない。

## レプチン：代謝を調整するホルモン

睡眠不足は、空腹に関わるもう1つのホルモン「レプチン」にも悪い影響をおよぼす。**レプチンは「満腹感」をもたらすホルモンで、食欲を抑えてエネルギーバランスを調節する役割を果たしているが、睡眠不足になるとこのレプチンの分泌が減る。**具体的にどんな働きをしているかというと、レプチンは脳の代謝の主な調節役である視床下部に働きかけて、エネルギーの消費を制御しているのだ。レプチンは脂肪細胞から分泌されるため、脂肪細胞が多いほど、血液中のレプチンも多くなる。血液中のレプチンが多くなると、脳はもう身体に燃料を取り込まなくてもいいと解釈する。その結果、お腹がいっぱいだと感じるのだ！　だがインスリンと同じように、レプチンの過度な分泌が慢性化するとレプチン抵抗性が生じてしまう。そうなると、「満腹」シグナルも、レプチンが代謝におよぼす恩恵もなくなってしまう。

これは、減量してその体重を維持しようとする人が直面する悲しいパラドックスだ。彼らは、レプチンの減少とレプチン抵抗性のワンツーパンチと闘っている。レプチンが少ないと空腹感が増し、その一方で甲状腺や交感神経系の活動が鈍り、骨格筋のエネルギー消費が減って、代謝が大幅に低下する。体重をごっそり落とした人はみんな、このシステムの不調に思い当たるはずだ。体重約100キロの人がダイエットによって90キロに落とす場合、たいていは90キロからスタートした人よりもカロリー燃焼が1日あたり約300〜400少なくなる。

一方、ハーバード大学で肥満を研究しているデビッド・ルートヴィヒが行った最近の研究によれば、超低炭水化物食によって1日あたり100〜300カロリーが調整され、この代謝の不具合を相殺できることがわかった。これは毎日約4・8キロメートル走るのと同じだ！　さらなる朗報として、本書で勧める手順にしたがえば、この「代謝のボーナス・ポイント」が得られる。

ファスティングや超低炭水化物食を実行すると、レプチンは減る。これには視床下部のレプチンの受容体の数を増やすという利点もある。そのためファスティングをすると、結果的にレプチンの感受性が回復する。そこに高炭水化物・低脂肪食を定期的に「再供給」すれば、代謝は60年代のマッスルカーのように働きつづけてくれるだろう（詳しい内容は、レプチンのハッキングのコラムを参照）。

**レプチンは、認知機能でも重要な役割を演じているため、レプチンのレベルを正常に保つことはとても重要になる**（つまり低カロリー食や睡眠不足が続くことでレプチンが減るのを避け、定期的な「再供給」によってしっかり分泌させる）。レプチンの最もよく知られる役割は、視床下部と連絡を取ることだが、脳の感情をつかさどる部位でもレプチンの受容体が見つかっている。**実はレプチンが少ないことと、うつや不安とは密接につながっている。**進化の見地に立てば、これはかなり筋が通っている。レプチンはインスリンとともに働いて、脳に食料があるかどうか認識させる。そして食料が枯渇していたら、脳に行動を抑えてエネルギーを節約するように伝えると思われる。これは集団から離れ、喜びを感じなくなり、意欲が失せるという症状として現れる。レプチン抵抗性がうつ病の要因かもしれないという説もあるが、まったくありえない話ではない。近年のある研究によると、過体重や肥満の女性は痩せている対照群と比べて、レプチンのレベルが高いにも関わらず、うつや不安の症状が重いという[16]。つまり、レプチンは分泌されていても、脳がそれを感知できないのだ。

このほかにも、レプチンは記憶を固定して長期記憶をつくる部位、海馬のシナプス可塑性に関わっている。齧歯《げっし》類モデルを使った老化やアルツハイマー病の研究では、レプチンによって記憶力が改善されたという知見がある。つまり、アミロイドβの清掃を強化している可能性があるのだ。**あなたがレプチンの感度を維持するほど、健康に（そして幸せに）なれるだろう。**

## 成長ホルモン：組織を修復し、維持するホルモン

**成人の場合、成長ホルモン（GH）は、主に修復を担当している。GHは結合組織の修復を**

**加速させるため、運動選手がこの力を活用してパフォーマンスを高めることはよく知られている。**とはいえGHは、強力な認知機能のモジュレーターでもある。このホルモンは脳下垂体から分泌され、処理速度や精神状態など、脳のたくさんの働きを増進しているのだ。高齢者を対象にしたある研究によれば、軽度の認知障害（認知症の前駆状態で、アルツハイマー病を発症する場合が多い）の患者のグループと健常者のグループに成長ホルモン補充療法を行うと、5カ月後に認知機能が改善したという。[17] とはいえ、分泌不全でないかぎり成長ホルモンを注射するのは違法であり、副作用の危険もある。だが、この強力な化学物質を自分の手で、体内の自然な作用によって増やすハックはいくつかある。

子どもの場合、成長ホルモンが不足すると発育や身長の伸びが損なわれるが（この原因として特定され命名につながった）、成人の場合、成長ホルモンはまったく異なる役割を持つ。つまり、飢饉の時期や絶食状態のときに除脂肪体重［体脂肪を除いた体重。筋肉や骨、内臓、血液などの総重量］を維持することだ。**これをふまえると、断続的なファスティングを行えば、成長ホルモンを増やせることになる。**[18] **女性なら14〜16時間、男性なら16時間〜18時間の範囲で断食をすると、成長ホルモンが増えはじめる。**ある研究では、24時間の断食をしたのちに、成長ホルモンが2000パーセントまで増えたという！[19]

ファスティングのほかに、環境温度を変える（たとえばサウナを利用する）という方法もある。若い男子学生に協力を求めた小規模の研究では、被験者が80℃のサウナに30分のクールダウンをはさんで20分ずつ入ると、成長ホルモンのレベルが2倍になったという。また、100℃のサウナに15分ずつ2度入ったら、成長ホルモンが5倍に増えたという。[20] これとは別の研究では、若い男性が80度のサウナに1日1時間ずつ2度入ったのちに、成長ホルモンが16倍になったが、3日後以降は同じ条件でも増える量は少しずつ低下した。これは身体が順応したためで、効果を保つにはセッションの間隔を空けたほうがいいかもしれない。

このように成長ホルモンは簡単に増やせるが、減らすのはもっと簡単だ。**特に現代では。慢性的なストレスは、成長ホルモンの巨大な敵の1つであり、私たちの大切な筋肉組織を狙い撃ちしてくる。また、炭水化物の食品を食べると、たちどころに成長ホルモンの産生が鈍る。**これは、炭水化物を制限しない低カロリー食を実践した場合、体脂肪が減ると同時に筋肉量も減る理由を説明している。

最後にもう1つ。睡眠時間が7時間に満たないと、成長ホルモンの産生に悪影響が及ぶことがわかっている。実は、成長ホルモンのほとんどは、徐波睡眠のときにつくられる。そのため、2〜3サイクルの周期は確保しなくてはならない。**一晩に8時間の睡眠を目指そう。**

### コルチゾール：今を生きるホルモン

**コルチゾールは、体内時計のリズムにしたがって分泌される代表的なホルモンで、起床時にピークを迎え、身体が一時的なカタボリック状態［トレーニングや運動では「分解」の意味。**

**古くなったタンパク質を分解し、アミノ酸にすること」になる。つまり筋肉が分解される状態だ。ストレスホルモンとして有名なコルチゾールは「目覚め」を手助けするホルモンでもあり、1日のはじまりに必要なエネルギーがつくれるように糖質や脂質、アミノ酸が解放される。**ところがインスリンとコルチゾールが同時にあると（つまり、炭水化物が豊富な朝食をとったあとは）、コルチゾールによる脂肪分解の作用が中断し、筋肉の分解のみが行われる。これは、明らかに望ましくないシナリオだ。

朝、早くに朝食を抜くと、コルチゾールの仕事がしやすくなるかもしれないが、朝食をとるなら脂質やタンパク質、また食物繊維が豊富な野菜を摂り、炭水化物は外したほうがいいだろう。これは、1日のはじまりには栄養満点のオートミールやシリアルを食べよう、という一般的な定説には反している。もちろん、朝によく食べられているベーグルやマフィン、パンケーキ、ペストリーは言うまでもない。

## Column　脱いでもいけてる身体になりたいならレプチンをハックしよう

**身体が脂肪を燃焼するモードに適応したら、定期的に高炭水化物食の補給をすると、レプチンの正常な作用を維持できるだろう。**なぜなら、炭水化物を摂ってインスリンが分泌されると、それに刺激されてレプチンもしっかり分泌されるからだ。[14] レプチンは視床下部にメッセージを送り、代謝エンジンの回転数を上げるように伝える。だが高炭水化物食が続くと、このシステムがきちんと働かなくなり、レプチン抵抗性が生じる。それでも運動を習慣づけて、高炭水化物食を週に一度「再供給」すれば、エネルギーの消費が増え、精神状態が安定し、減量が行き詰まっていた人でも脂肪の減少が加速する。

再供給のときは、炭水化物を１００〜１５０グラム摂れば、成果が出るはずだ。とはいえ、この量は典型的なアメリカの食事の摂取量に比べれば、はるかに少ない。西洋人の炭水化物の摂取は、１日あたり平均で３００グラムを超えると推定されている。これもジャンクフードを食べる言い訳にはならない。このように炭水化物の摂取量が多いと、脂質の摂取量は少ないはずだ。第2章で述べたように、こうした食事はインスリンの分泌を急激に増やし、一時的にインスリン抵抗性を生じさせる（高脂肪食による肥満の場合も、レプチンが血液脳関門を通過するのを妨げる）[15]。再供給のための炭水化物には、米（寿司は、理想的な再供給食だ）、ジャガイモなどデンプン質の野菜、あなたの好きな糖質たっぷりの果物も含まれる。

## コルチゾールのダークサイド

『ナショナルジオグラフィック』のジャーナリスト、ダン・ビュイトナーは、世界の5つの地域の調査を行った。その地域は**ブルーゾーンと呼ばれ、元気に長生きをするの人が多いことで知られている。**では、その健康長寿の秘密は？　その仮説となりそうなものが、**住民のライフスタイルだ。**たとえば、ブルーゾーンの住民の多くは、仕事から離れる時間帯を必ず日常生活に組み入れている。これは昼休みのことではない。ビュイトナーは著書『ブルーゾーン　世界の100歳人に学ぶ健康と長寿のルール』（ディスカヴァー・トゥエンティワン）で「世界で最も長生きしている人たちには、ストレスを減らす習慣がある」と述べ、次のように記している。

沖縄の人たちは、それを「生き甲斐」と呼び、コスタリカの人たちは「生きる目的《プラン・デ・ヴィーダ》」と呼ぶ。どちらの場合も「朝、目覚める理由」を意味している。ブルーゾーンで暮らす人たちはみな、仕事以外の生きる理由を何かしら持っていた。研究では自分の目的を意識をすることによって、平均余命が最高で7年延びることがわかっている。

ストレス（現実を受け入れよう。これは21世紀に生きているかぎり避けられない）を和らげる効果的な手立てを考えないかぎり、コルチゾールの値はずっと上がりっぱなしになって、生理学的に深刻な結果につながるだろう。

だが、その手立てを考える前に、まずは慢性的なストレスと、そうでないものの違いをはっきりさせておこう。慢性的なストレスは、あなたがプレゼンテーションをするときや、運動しているとき、遅刻しながら交通渋滞に巻き込まれたときに感じるものとは違う。一般的に、慢性的なストレスとは次のようなものだ（このうちのどれかに心当たりがあるだろうか）。

▼ **毎日、やりたくない仕事に取り組む**
▼ **経済的な困窮が長引く**
▼ **嫌いな上司の下で働かなくてはならない**
▼ **冷えきった人間関係にずっとはまり込んでいる**
▼ **学校でいじめを受けている**
▼ **兵役についている**
▼ **常に騒音にさらされている**
▼ **毎日の通勤手段が大きな負担になっている**
▼ **メディカルスクールで学んでいる**（これはポール先生の意見だ）

慢性的なストレスは、長いあいだ自分を苦しめる。ここに挙げたような種類のストレスは、進化の過程ではごく最近生じるようになったものだ。それでも脳の原始的な部位、つまり怖れを処理して生存を促している扁桃体を活性化してしまう。扁桃体の仕事は、生化学的な連鎖反応をスタートさせることだ。だが、そもそもこのプロセスは、私たちが物理的な脅威に出くわしたとき、すぐ逃げだせるように発達したものだ——たとえば、サバンナでライオンに襲われないために。ちょっとここで想像してみよう。あなたは狩猟採集民で、東アフリカの照りつける太陽のもと、のんびりベリーを探している。ふいに、近くにライオンが現れた。わかりやすいように、このライオンの名前をムファサとしよう。ムファサは、もう何日も何も食べていない。お腹を空かせて彼の帰りを待っている子ども（シンバと呼ぼう）も同じだ。ムファサは、あなたを見て考える。これは、久しぶりに食事にありつけるぞ。家で待っている子どもも大喜びするだろう。なにせ、あなたはタンパク質も、カロリーも、オメガ3系脂肪酸もたっぷりのごちそうなのだ。そして、ムファサは全速力であなたに向かってくる。

この瞬間、あなたの脳の見張り台である扁桃体は、身体がすぐに行動できるように交感神経の反応を始動させる。具体的にいうと「視床下部-下垂体-副腎（ＨＰＡ）軸」という経路を活性化させ、その結果、副腎がコルチゾールとアドレナリン（エピネフリン）を分泌する。一瞬にして、小さな実を摘んでいた和やかな日は、生き延びるために全力疾走する日に変わる。

このとき、あなたの体内をほとばしるコルチゾールとアドレナリンは、いくつかの生理学的な作用をもたらす。心拍数と血圧が上がる。瞳孔が開く。唾液の分泌が止まって、消化のスピードが落ちる（消化は、どちらかといえば負荷が大きいプロセスだ。ムファサから逃げるときに、栄養の吸収に貴重な資源を使う余裕はない）。このとき血液は消化を行う場所から離れてもっと大事な場所、つまり筋肉へとコースを変える。肝臓は、ブドウ糖を血液中に放出する。筋肉がそのブドウ糖をしっかり取り込めるよう、逃走に不必要な部位はインスリンの作用を受けつけない。そして免疫システムは抑えられ、血小板（凝固に関わる血液細胞）が出血を予防するために凝集しはじめ、血液が粘り気を増す。

近年、ライオンに追いかけられる確率は非常に低い。あなたの運がよければ、このような本物の自然の脅威による肉体的な危機は、そうちょくちょくあるものではない。**ところが、ストレスの原因は変わっても、それに対する反応は変わらない。**そのため、あなたが職場の同僚と言い争ったり、電車に間に合わなくて地下鉄のホームに取り残されたり、巨大トレーラーが警笛を鳴らして真横を通りすぎたりしたときに、原始の時代と同じドミノ効果が体内で発動する。**もし立てつづけに大きなストレスに見舞われたら、この反応が深刻な事態を招きかねない。**だからストレスは邪悪な無差別殺人者なのだ。かつては命を救ってくれた、この時代遅れのシステムが作動しつづけると炎症が促進され、血糖が増え、インスリン抵抗性が生じ、栄養不足となり、腸のバリアが傷つき、そのほかさまざまな問題が生じる。**こうした慢性的なストレスに、炭水化物の負の作用が加わったらどうなるか？　まさに災難のレシピだ。**

この時点で、胴まわりが太くなるにつれて脳が萎縮すると聞いても、もうあなたは驚かないかもしれない。[21] この仰天する研究知見を説明してくれそうなさまざまな要因については、すでに述べている。ただ、１つを除いては。つまりストレスによって、コルチゾール値が慢性的に高くなることだ。

胴まわりには贅肉がたっぷりついているのに、腕と脚は驚くほど細い人を見たことがあるだろうか？　**これはまさしく、その人が慢性的なストレス下にあることを表している。**これは脚にも腕にもお尻にも同じ割合で贅肉がつく、一般的な肥満とはまったく違う。なぜこのような体型になるのかというと、心臓や肝臓など主要な臓器のまわりについた、胴の深層部にある脂肪は、血液がより多く流れ込むだけでなく、皮下脂肪（「つまむ」ことができる皮膚の下の脂肪）の4倍もコルチゾールの受容体があるからだ[22]。コルチゾールの血中濃度が高いときに炭水化物を摂ると、すぐに脂肪の貯蔵が促される。この胴の深い場所にある「内臓脂肪」と呼ばれる脂肪は、炎症を誘発する最も危険な脂肪だ。そのため高炭水化物食は、ストレスでまいっている人に独特のダメージを与えてしまう（コルチゾールの分泌が自然な形でピークに達する朝、最初に炭水化物を摂るのがよくないのは、このせいでもある）。

あなたがストレスを抱えているなら、取るべき対策は2つある。

**1つめは、そのストレスに対処すること。2つめは、ブドウ糖や果糖を多く含む食品の摂取量を低く保つこと。**このほかストレスを和らげる重要なヒントを挙げておこう。

▼ **薬を飲む《メディケイト》のではなく、瞑想をする《メディテイト》。** 瞑想は、初心者には敷居が高いかもしれないが、習慣にするだけの価値はある。あるタイの小規模な研究では、ストレスを抱える医学生が

４日間瞑想したら、コルチゾールの値が20パーセント減ったという。[23]

▼**屋外で過ごす時間を増やす。**現代人は自然と触れあう機会があまりないが、緑の草木を見るだけで、ストレスに対する生理学的な反応が和らぎ、認知機能が改善する。[24]自然のなかで過ごすと、悲観的な思考が抑えられ、ＢＤＮＦも増えるという。[25]

▼**より賢く運動する。**軽めの緩やかな有酸素運動（自然のなかで自転車をこいだり、ハイキングをしたりする）と、それよりも負荷が高い運動を交互に行う。強度が中程度の有酸素運動を続けると（たとえばトレッドミルで45分ランニングをすると）、コルチゾールが増える場合がある。これについては第10章で詳しく述べよう。

▼**誰かにマッサージをしてもらう**（または代金を払って専門家にしてもらう。これは、けっして悪い投資ではない！）。２０１０年に、ロサンゼルスのシダーズ・サイナイ医療センターが行った研究では、スウェディッシュ・マッサージを5週間受けた被験者は、「軽くさする」マッサージを受けた対照群と比べて、血清中のコルチゾールが大幅に減ったという。

▼**深呼吸する。**単純だが効果のある方法だ。息を吐くと、「休息と消化」のプロセスをつかさどる副交感神経系が活性化する。

コルチゾール値が長期的に高くなると、脳のＢＤＮＦの供給が損なわれたり、ストレスに弱い海馬が萎縮したり、樹状突起のトゲ（記憶が形成されると伸びる）が縮んだりすることは、以前から知られている。[26] 海馬は、普段は不適切なストレス反応を「拒否」しているため、コルチゾール値が高いとその負荷が増える。**そのため、ストレスが繰り返されると、ストレスを制御する力が損なわれる。**これは、研究で裏づけられている。マウスが「社会的敗北」を何度も体験すると、つまり同じケージのなかにいじめっ子のマウスがいると、**記憶機能が大幅に損なわれるという。**何かを学ぶと脳に神経経路がつくられるが、それがおもちゃの線路に新しい線路をつなぐようなものだとすれば、この痛めつけられたマウスは、新しい線路を上手につなげなくなった状態だ。

慢性的なストレスが脳の健康を長期にわたって損なう新しいメカニズムも、研究で明らかになっている。慢性的なストレスによって脳の免疫システムが活性化し、感染症に反応したかのように炎症が生じるという。本書で述べてきたように、炎症は多くの神経変性疾患の土台となる。ところが、ストレスホルモンに慢性的にさらされることが、アルツハイマー病の特徴である脳プラークと関わっているという。サルにコルチゾールを長期にわたって投与したところ、脳内のインスリンを分解する酵素（ＩＤＥ）の値が下がったのだ。[27] ＩＤＥは、脳内でインスリンやアミロイド$\beta$を分解する役目を担っている（ＩＤＥについては第4章をもう一度読んでほしい）。

これまで見てきたとおり、慢性的なストレスは認知機能の大きな脅威だ。とはいえストレスはすべて同じではない！　次の章では、ある種のストレスが、あなたの脳の親友になるかもしれない話をしよう。

## Column　ストレス反応のスイッチボード「ＨＰＡ軸」

ＨＰＡ軸の反応は、脳の視床下部（ＨＰＡのＨ）で始まる。**この視床下部のきわめて重要な働きの１つは（代謝のマスターコントローラーの役割に加えて）、下垂体を介してホルモンのメカニズムと脳をリンクさせることだ。**視床下部は「コルチコトロピン放出ホルモン（ＣＲＨ）」を分泌して、下垂体（ＨＰＡのサンドウィッチの真んなか）を刺激する。下垂体は、視床下部から危機の知らせを受け取ると、「副腎皮質刺激ホルモン（ＡＣＴＨ）」を血液中に分泌する（ホルモンは長距離メッセンジャーだという話を思い出してほしい。これは、神経細胞から神経細胞へと情報を伝える神経伝達物質とは異なる）。血流に乗ったＡＣＴＨは、腎臓の上にある副腎を刺激する。すると副腎からコルチゾールとアドレナリンが分泌される。

ＨＰＡ軸：視床下部↓下垂体↓副腎
扁桃体↓視床下部（コルチコトロピン放出ホルモン［ＣＲＨ］）↓下垂体（副腎皮質刺激ホルモン［ＡＣＴＨ］）↓副腎（コルチゾール）↓血液

## ジーニアス・フード #9

# 天然のサケ

長らく、天然の魚を食べれば心血管疾患やガン、そのほかあらゆる原因による死亡のリスクが減ると考えられてきた。じゃあ、脳にはどんな影響があるかって？　よくぞ聞いてくれました。天然の魚をよく食べる人は、年をとっても認知機能が損なわれず、記憶力もよく、しかも脳の体積も減らないという！[1]　近年の研究によると、魚介類（魚、エビ、カニ、ロブスターなど）を週に2回以上食べる認知機能の正常な高齢者を、5年にわたって調べた結果、週に1サービング（一食分として食べる量）未満の人と比べて、言語の記憶の衰えがあまり見られず、知覚速度のテストでもスコアの低下は緩やかだったという。魚介類をよく食べる場合、脳を保護する作用は、アルツハイマー病のリスク遺伝子といわれるＡｐｏＥ４を保有する人の場合でも強かった。

**このような恩恵をもたらす魚の王様は、天然のサケだ。**サケには水銀が少なく、オメガ3系脂肪酸のＥＰＡとＤＨＡがどちらも豊富で、「アスタキサンチン」という強力なカロテノイドもたっぷり含まれている。このカロテノイドは、オキアミなどの甲殻類（天然のサケの主な食べ物）に由来している。養殖のサケの場合は、「サーモンピンク」になるようにカロテノイドが餌に加えられる。だがカロテノイドは、天然のサケのほうがはるかにたくさん含まれている（そのため色も濃い）。アスタキサンチンは、身体全体に恩恵をもたらし、主に次のような利点がある。

- ▼**認知機能を向上させ、神経発生を促す**
- ▼**皮膚を日光によるダメージから保護し、美肌を保つ**
- ▼**目の炎症を減らして保護する**
- ▼**血液中の脂質を正常に保って心血管疾患を防ぐ**
- ▼**抗酸化作用によってフリーラジカルを除去する**

こうした恩恵のいくつかは、アスタキサンチンの持つ独特の分子構造によるものと思われる。それが細胞膜を酸化ストレスから守る作用をもたらしている。また、第4章で説明した**長寿の経路、FOXO3のような遺伝子の「スイッチを入れる」こともわかっている。この遺伝子は、DNAの損傷や老化のストレスから守ってくれる遺伝子だ。**エビ、カニ、ロブスターにも、アスタキサンチンが豊富に含まれている。魚ばかりでは飽きてしまうというなら、こうしたものがよい選択肢になるだろう。

**使い方のヒント**　直火、あるいはフライパンで焼く。ゆでる。生で食べる（刺し身用に限る)。

**プロの助言**　**イワシ、ニシン、サバ、カタクチイワシなど、脂質の多いあらゆる種類の魚が好ましい選択肢となる。**私は旅行のときにイワシの缶詰を持っていき、ちょっとした軽食にしたり、食事に加えたりしている。また、ベター・ブレイン・ボウル（レシピで紹介）にも加えている。**どんな魚の缶詰でも、必ずオリーブオイル漬け（エクストラバージンオリーブオイルが理想的）か、水煮を選ぼう。**

## この章のまとめ　FIELD NOTES

▶ **睡眠は神聖だ。**あなたのホルモンを正常に保ち、脳が感情を適切に制御できるようにし、体重を落とすことにまで手を貸してくれている。

▶ 睡眠は、毎晩、脳を無料で水圧洗浄してくれる。これは、新たに発見されたグリンパティック系というシステムだ。

▶ 食物繊維をたくさん摂り、炭水化物の摂取を減らすことで、睡眠とグリンパティック系を最適化できる。

▶ **ファスティングは、除脂肪体重を維持する成長ホルモンを劇的に増やす。**

▶ 糖質を制限して脂肪をエネルギーにする食事法を実践している人は、たまの「チートデイ」に高炭水化物・低脂肪の食事をとると、レプチンの分泌が増えて、脂肪燃焼や気分の改善が促される。

▶ **ストレスの管理は、健康のために何より重要だ。慢性的なストレスはウエストを太くし、脳を萎縮させ、認知機能を低下させる炎症を招く。**

# 第10章 ストレスの美徳

## 〜もっと丈夫な生き物になるために〜

母なる自然は〝安全なだけじゃない〟。破壊や置き換え、選択や改造を積極的に繰り返す。ランダムな事象に関していえば、「頑健」なだけでは足りない。長い目で見れば、ほんのちょっとでも脆弱なものはすべて、容赦ない時《とき》の洗礼を受けて、壊される。それでも、私たちの地球はまあ40億年くらいは生きている。とすれば、頑健さだけじゃない、何かがあると考えるのがふつうだ。小さな亀裂がシステム全体の崩壊につながらないためには、完璧なる頑健さが必要だ。だが完璧な頑健さなどありえないことを考えると、ランダムな事象、予測不能な衝撃、ストレス、変動性を敵に回すのではなく、味方につけ、自己再生しつづける仕組みが必要なのだ。

——ナシーム・ニコラス・タレブ

『反脆弱性　不確実な世界を生き延びる唯一の考え方』望月衛監、千葉敏生訳／ダイヤモンド社

もっと簡潔にいうと、

われわれを殺さない試練が、われわれを強くする。

――フリードリヒ・ニーチェ

宇宙で停滞を見つけるのは難しい。というより、単に存在しない。天体はゆっくりと生まれ、ゆっくりと壊れていく。ここ地球の場合、停滞は水流のない池と同じで、腐敗や衰退につながる。そして脳の場合、停滞は死刑宣告に等しい。

宇宙のあらゆる物質と同じように、私たち人間は、熱力学の第二法則にしたがって生きている。つまり、エントロピー増大の法則だ。この基本的な物理の法則によると、あらゆる仕組みは、この上なく複雑な状態から時間をかけて単純な状態に衰えていく。この、秩序から無秩序へと向かうゆっくりとした変化は、恒星、惑星、すべての銀河、そしてもちろん人間の老化のプロセスでも起きる。

とはいえ、人類の生命は、この法則に逆らっているようにも見える。たとえば、子どもの回復能力には目をみはるものがある。それに心血管疾患を発症する子どもは、あまりいない（異議あり！　アメリカ型の食生活のせいで、8歳児の心血管疾患が増えつつあるが）。子どもは認知症にならない。また、小児がんは九割近くが治るともいわれている。だが、こうした「超人的」な力も、年を取ると失われるようだ。

では時を戻して、子どもの頃に発揮していた回復力を取り戻せるとしたら？　いってみればディラン・トマス［ウェールズの詩人および作家］の詩にあるように「消えゆく光に対して怒る」のだ。私は、できるかもしれないと思っている。長らく一般常識や医学書が危険視してきたもの――つまりストレスを利用して、停滞に対抗するのだ。

さて、あなたが面食らうあまり、もうついていけないと言いだす前に、説明させてほしい。**ストレスには2種類ある。1つは慢性的なストレスだ。**これは、たとえば仕事の問題、人間関係の悪化、長引く経済的困窮、そして私の友人でフィットネス作家、そして類いまれなるアスリートでもあるマーク・シソンが言うところの「常習的な有酸素運動」（これについては、あとで述べる）などで生じるストレスだ。この種のストレスは、エントロピーと衰退を加速させる。つまりコルチゾール値の上昇が長引き、結果的に筋力が奪われ、体脂肪がお腹に再分配され、脳の大切な部位が萎縮し、果ては老化が加速する。

**もう1つのストレスは、一時的な（短期間の）ストレスだ。**これはストレスの意味合いがまったく違う。このストレスはエントロピーと闘うための、とびきり威力のある武器になるかもしれない。このタイプのストレスには、たくさんの形がある。たとえば楽器を練習するとき、難易度の高いリアルなゲームをプレイするとき、難しい講義をじっと座って聴講しているときなどの、忍耐力を要する精神的ストレスかもしれない。または運動や短期的なファスティング、過酷な気温、ある種の「ストレスフル」な食べ物による肉体的ストレスかもしれない。

**私のお気に入りの言葉の1つに「ホルミシス」がある。**これは短期的なストレス、たとえば激しいトレーニングをしたり、サウナでいい汗を流したり、一時的にカロリー制限（断続的なファスティング）をしたりすることで細胞が活性化し、それが長期的な健康を促すメカニズムだ。大きなストレスにどっと襲われたらダメージをこうむりかねないが、小さなストレスの場合は、細胞がそれに適応して強くなる。では、**このホルミシスの力をどうやって活用すれば認知能力が最大化し、強く長く生きられるのかを探っていこう。**

## 動く

よいか、ここではじゃな、同じ場所にいるだけでも、あらんかぎりの早さで走らねばならぬ。どこかほかの場所にいきたければ、少なくともその2倍の早さで走らねばならぬ。

――ルイス・キャロル

『鏡の国のアリス』柳瀬尚紀訳／ちくま文庫　赤のクイーンの言葉より

私は、ずっとスポーツが苦手だった。夏になると両親は大胆にも、私を何度かキャンプに送り込んだ。だが、私はフットボールやらサッカーやらドッジボールやらの競技には近寄らず、もっぱらアーチェリーやロケット実験、陶芸にいそしんだ（水泳の時間が来ると、みんなより成長が早かった私は、いつも恥ずかしくてシャツが脱げなかった）。高校に入ると、同級生たちのようにバスケットボールのチームに加わるより、コンピューターのプログラムを組み立てるほうを選んだ。

ジムに興味を持ったのは、エクササイズをすると強くて引き締まった身体になると知ったからだ。そして食べ物と運動は、身体に組み込まれたプログラムと対話するための「コード」だと思うようになった。今考えると、処理を単純化したりバグを修正したりといった、自分をプログラミングに引き寄せたのと同じフィードバック・ループが、フィットネスにもあることに気づいたんだと思う。こうしたフィードバック・ループは、シャイで内気な16歳のコンピュータープログラマーを夢中にさせるだけのドーパミンを与えてくれた（クラスの女の子から注目されるようになったのも、悪くない変化だった）。

**運動が認知機能を高め、精神状態を改善し、神経可塑性を促すという話は有名だが、それも当然だ。要するに、私たちは動くためにできている種なのだ。**ところが、食生活とともに私たちのライフスタイルも、今やすっかり変わってしまった。狩猟採集民だった時代は何千マイルもの距離を歩いて移動し、歩かないときには走っていた。デスクの前や電車の座席に座っているのではなく、交通渋滞で立ち往生する車のなかでじっとしているのでもなく。

では、人体が動くのに適したつくりになっているのなら、それは具体的にはどういったものなのか？　**近年、古代のアボリジニーの足跡の化石が発見され、それを分析した結果、人類の**

**祖先は平均して少なくとも、あのオリンピックの陸上チャンピオンのウサイン・ボルトと同じくらい速く走っていたことがわかった。**足だけではない。汗によって熱を逃がすメカニズムも、抜群に優れている。さらには長い脚、大きな膝、そしてバネのようなアキレス腱も備わっている。弱点の代名詞でありながら、ヒトのアキレス腱は、動物界でもとびきり強くて柔軟な構造になっている。また臀部が比較的大きいことや、疲れにくい遅筋線維の割合が多いことを考えると、人間は動物界において持久力が抜群のアスリートかもしれない。

ところが、現代の私たちはランチの包みを持って出かけ、自分のデスクに座り、1人でそれを食べる。仕事中も通勤中も、ほとんど座りっぱなしだ。帰宅すればカウチにふんぞり返って、連続ドラマをイッキ見。**ここ数年の研究では、座ってばかりいる生活がいかに身体に悪いかが立証されている。じつのところ、相当悪いらしい。**座りっぱなしの生活は、喫煙と同じレベルで危険視すべき新たな問題だと言いきる専門家さえいる。大げさに聞こえるかもしれないが、座りっぱなしの生活と早期死亡率には実際に相関関係があり、全世界の年間死亡者数の4パーセント近くが、これにあたる。[1] とはいえ、この相関関係は1日にほんの少し動くだけでも、かなり解消できるらしい。[2] ユタ大学の研究によれば、座りっぱなしでも1時間ごとにほんの2分ほど歩くだけで、早期死亡のリスクが大幅に（33パーセント）減ったという。一方、ケンブリッジ大学の研究では、1日に1時間、中強度の運動をすると、そのリスクが完全になくなるという結果が出ている。[3]

脳にとって、運動は万能薬のようなものだ。これは認知機能が正常でも障害がある場合でも、臨床研究によって何度も立証されている事実だ。運動には、薬と強壮剤の両方の作用がある。そしてダメージを受けやすい人体の臓器を、強力な抗酸化物質や神経成長因子などの多彩な「ハイテク」分子の混合物でしっかりと保護してくれる。この章を読んだのち、あなたは、どんな運動をすれば認知機能を最適化できるかを知るだろう。

## BDNFを増やすには

さて、あなたはもう運動については納得済みだ。では、どこから始めようか？

あなたが鍛えられるエネルギーの供給システムは、主に2つある。有酸素と無酸素だ。大まかにいうと、有酸素運動は長距離のサイクリングやハイキングなどで、無酸素運動はウエイトリフティングや短距離走などだ。有酸素運動は、酸素を使って脂肪をエネルギーに変え、無酸素運動は糖をエネルギーに変えると考えよう。

有酸素運動のトレーニングは心拍数が上がり、長時間続けることができる。身体は1日のほぼすべての時間、酸素呼吸によって機能している。有酸素「運動」は、その代謝を盛んに働かせている状態だが、あくまでも同じ代謝の状況下にある。

あらゆる形式の運動は、体内の制御センターに酸素と栄養をどんどん送り込んで脳の血流を増やす。**そのなかでも有酸素運動は、脳由来神経栄養因子《BDNF》を増やす方法として知られる。**本書では、このBDNFが神経可塑性を促して脳細胞を守る強力な作用について、「脳の奇跡の肥料」という言葉を繰り返し使ってきたが、それでもまだBDNFのすごさは伝えきれていないと感じている。（あいにく海馬の変化を鏡で見ることはできない）だが、かりにあなたがMRIを使えたなら、海馬が本当にBDNFの力で成長した姿を目にできるだろう。

２０１１年に発表された独創的な研究では、実際に科学者がこれを行っている。[4] 被験者は認知機能の正常な１２０人の成人で、その半数が1年にわたって週に3回、有酸素運動を行った。そしてMRIで脳を調べたところ、研究を開始したときより海馬が2パーセント大きくなっていた。なあんだ、それだけか、とあなたが笑う前にお知らせしよう。**海馬は通常、40歳を過ぎる頃から年におよそ1~2パーセントずつ小さくなっていく**。そして実際に、対照群の被験者たちにこれが起きていた。彼らの脳をスキャンした結果、脳の体積が同じ割合で減っていたのだ。この研究チームの論文によると、有酸素運動によって記憶形成の中枢である海馬の時計の針が、実質的に1~2年戻っていたという。本書を執筆している時点で、この世に、これほどの力を発揮する薬はほかにない。ここまで言っても、まだあなたが驚かないなら、こんな話はどうだろうか。海馬が大きくなっていた被験者たちは、慣れ親しんだ空間を移動するときの記憶力、つまり空間記憶も改善していた。

とはいえ海馬を強化すると、単に老化に逆らえるだけではない。海馬はアルツハイマー病になると最初に攻撃される脳の部位の1つだが、慢性的なストレスからもダメージを受けやすい。コルチゾール値が常に高い状態が続くと、体内の「闘争か逃走か」メカニズムが過度に刺激されて、海馬が損傷してしまう。海馬は、何か出来事が起きたときに、脳に落ち着いて（あるいは即座に）反応するように指示する。そのため海馬が損傷すると、厄介なフィードバック・ループが生じる。というのも、どう反応すべきかは怖れと情動をつかさどる脳の部位が、海馬と「相談」して決めるからだ。そして**研究が示すとおり、運動をすると、海馬が強化され、その結果、脳が鍛えられて精神的なストレスに強くなる。**

## Column｜お勧めの有酸素運動

低い負荷で、ゆっくりと！

▼ハイキング

▼サイクリング

▼歩幅を大きくとり、早足で歩く

▼軽いヨガ

## Column　長寿のタンパク質クロトー

「クロトー」は寿命を延ばす作用のあるタンパク質で、ギリシャ神話の運命の3女神のうちの、命の糸を紡ぐ女神クロトにちなんで名づけられた。クロトが本当にいれば、この「老化抑制物質」との提携を知って喜んでいるかもしれない。このタンパク質は、脳の神経系のあらゆるプロセスを発生させるミクロの接合部、つまりシナプス結合をより強固にしてくれるのだ。

脳の健康的な加齢において、クロトーは認知機能にすばらしい恩恵をもたらす[5]。およそ5人にひとりの幸運な人が、このタンパク質をより多くつくる遺伝子多様体を持っている。最近の研究で、被験者に言語や実行機能、視覚・空間的知能、学習、記憶など幅広い認知機能のテストを受けさせたところ、この遺伝子を持つ人は平均で6ポイント、スコアが高かった。「ほらね、すべては遺伝子で決まるんだ」と言いたくなるだろうか。そんなあなたに朗報だ。クロトーは有酸素運動で増やせる。しかもBDNFのように、その発現は、その人の健康状態で決まると考えられている。そのため、一旦運動を習慣づければ（そして健康になれば）、たった一度の運動だけでもクロトーのレベルが上がるという[6]。

## Column　運動は認知症スレイヤー？

ApoE4は、本書で何度も登場する遺伝子だ。この遺伝子を持っているからといって、必ずしも認知症を発症するわけではない。それでもアルツハイマー病の遺伝的な危険因子として唯一特定され、この遺伝子を1つか2つ持っている人は認知障害のリスクが高まる。研究では、この遺伝子の脳に与える影響を、運動によっていくらか無効にできることが指摘されている。その理由として、ApoE4の保有者の糖代謝の低下を（第6章を参照）「正常化」することや、ApoE4の保有者において加速すると考えられるプラークの蓄積が減ることが挙げられる。興味深いことに、このApoE4は、ApoE遺伝子の「先祖伝来」（つまり最古の）の多様体で、私たちが狩りをして食料を手に入れなければならなかった時代に現れたと考えられている。この遺伝子と現代の疾患との望ましくないつながりは、私たちがあまり身体を動かさなくなったことや、工業化によって食生活の質が低下したことの結果かもしれない。

だとすれば、もっと身体を動かせば認知障害は改善するのだろうか？　2013年に、ある研究チームがこの問いに答えようとした。その結果、普段から座りがちな軽度の認知障害（MCI）のある被験者のグループが、定期的な運動をわずか3カ月続けると、記憶障害と脳細胞の働きが改善したことがわかった。[7]この研究には認知機能に問題のない被験者も参加していたが、やはり同じ効果があった。さらに、被験者たちの心肺機能も10パーセント向上していた。この結果は、健康状態をいくらか改善するだけでも、認知機能は大幅に改善されることを示している。

この研究は、2015年に追跡調査の結果が発表されている。それによると運動によって、健康な高齢の被験者とMCIの被験者のどちらも、脳の外層である「皮質」の体積が増えていた。皮質は、アルツハイマー病の後期に萎縮が大幅に進む部位だ。かなり単純なたとえになるが、皮質が脳のハードドライブで、海馬が脳のキーボードだとすると、海馬はそのハードドライブに保存するために記憶をインプットしている。健康面で大きな改善が見られた被験者は、最も皮質が大きくなった。MCIはアルツハイマー病や、ほかの認知症につながる認知障害の重大な段階とされているため、こうした研究成果は非常に意義がある。

## 代謝の機能を高めるには

肉体の鍛練において、素人でいる資格は誰にもない。凛々しく強靭な肉体を得ずして老いるのはじつに残念である。

——ソクラテス　紀元前およそ400年

**有酸素運動が新しい細胞を増やして脳を強化するなら、無酸素運動はその細胞の働きや代謝を正常に保つための最善策となる。**

何時間も続けられる有酸素運動（軽いものから中強度のものまで）とは違い、無酸素運動は、短時間かつ集中的な高強度の活動による代謝モードだ（そのため、長く続けるのは難しい）。たとえば10～20秒間（または30秒間）、極限に近い負荷をかけ、休憩をはさんでそのプロセスを繰り返す短距離走がこれにあたる。ウエイトリフティングなどの筋力トレーニングも無酸素運動だ。無酸素運動の限界には個人差があるが、原理は同じだ。つまり身体に瞬間的に高い負荷をかけて細胞に強い刺激を与え、それに適応させて強化し、さらに効率的に機能するように促すのだ。

無酸素運動の目に見える効果の1つは、続けるうちに筋肉が発達することだ。筋肉が発達すると、体重を維持しやすくなる。無酸素運動の消費カロリーは、有酸素運動（たとえばトレッドミルで長時間走る）よりずっと少ないが、少しずつでも筋肉が増えると長い期間をかけて体重が落ちていく。なぜなら、身体に筋肉がつくほど運動能力が高くなり、より強度のある身体活動が続けられるようになって、摂取カロリーが体脂肪として蓄えられずエネルギーとして消費されるからだ。トレーニング中に「乳酸性閾値《いきち》」に達すると、筋肉に焼けるような痛みを感じたり痙攣が起きたりして、それ以上は動かせなくなる。このとき筋肉に蓄えられた糖質（グリゴーゲン）は枯渇しているため、身体はエネルギーを吸い取るスポンジと化す。この状態で米やサツマイモなどのデンプン質を摂ると、糖質が筋肉細胞に運ばれ、次のトレーニングでエネルギーを供給するまで待機する。筋肉量が増えれば、その筋肉にエネルギーを補給するためにカロリー消費量はさらに増える。たとえ、あなたがスーパーマーケットのレジの列に並んでいるときでも。

自分を生物学的限界まで追い込んで得られる恩恵は、水着の季節だけにとどまらない。顕微鏡レベルでは、細胞のエネルギーをつくる小器官ミトコンドリアが、負荷が増えたのを感知する。これは、1つには代謝の副産物である活性酸素種（ROS）の産生が急激に増えたためだ。あなたは、このROSの別名をすでに知っているかもしれない。そう、フリーラジカルだ。普通の状況なら、このフリーラジカルを最小限にとどめたいと考えるだろう。だが、運動中はちょっと違う。フリーラジカルが増えると、強力なシグナル伝達メカニズムが始動し、私たちを守るために遺伝子や細胞レベルの連鎖反応が起きる。そして、未来のストレスに対する耐性が高まるのだ。

無酸素運動を行っているとき、「AMP活性化プロテインキナーゼ」（AMPK）という酵素が活性化する。AMPKは細胞内のエネルギー・センサーとして働く代謝の「マスタースイッチ」で、脂肪の燃焼やブドウ糖の取り込みを促したり、不要な細胞を取りのぞく老廃物処理のメカニズムを作動させたりする（これには、損傷した古いミトコンドリアのリサイクルも含まれる）。**AMPKの活性化は、細胞を元気にする強力な手段だ。**糖尿病の治療薬メトホルミンには、このAMPKを刺激する働きがあるため、アンチエイジングの効果を見込まれて目下研究が進んでいる（予備研究によると、アルツハイマー病の初期症状を改善したり、発症リスクを減らしたりすることができるかもしれない）。とはいえ、AMPKを活性化するための、薬に頼らず副作用の心配もない方法がある。短時間で身体に強い負荷を与える運動だ。

AMPKは、ミトコンドリアを増産させるプロセス、つまり「ミトコンドリア新生」によって代謝の働きを増進する。一般的には、ミトコンドリアは多いほどいいと考えられている。なぜなら筋肉をあまり使わない場合や座っている時間が長い場合、そして加齢がミトコンドリアの減少や機能の低下につながるからだ。

筋肉で新しいミトコンドリアが産生されれば健康が促進され、インスリン感受性などの代謝の働きもよくなる。そのため、無酸素運動（ウエイトリフティングや短距離走）によってAMPKを刺激することは、食生活を変えることと同様に、インスリン抵抗性を改善する方法としてよく知られている。[*] だがAMPKによってミトコンドリアが劇的に増えるのは、筋肉組織だけではない。脂肪細胞にも同じように作用する。このプロセスは「褐色化（ブラウニング）」と呼ばれている。褐色脂肪は、以前は新生児にだけあると考えられていた。褐色脂肪組織にはミトコンドリアがたくさんあり、主な役割は寒いときに脂肪を燃焼して熱をつくり、体温が下がらないようにすることだ（これを「熱産生」という）。

【*】肥満やインスリン抵抗性のある患者の多くは、減量するために「もっと有酸素運動をする」ように指導を受ける。だが目標にすべきは筋肉量を増やしてインスリン感受性を取り戻すことであり、このような指導はそれを見落としている。

## Doctor's Notes　身体の生物学的要求にしたがう

人間の状態として、ときどき憂うつな気分になることはまったく正常であり、健康的でさえあります。ただし憂うつがネガティブな独り言になったら、思い出してください——定期的な運動をしていないのなら、自分の思考や精神状態をジャッジしてはいけません。飼い犬を毎日散歩に連れていったり、外で遊ばせたり、走らせたりしなければ動物虐待だと見なされます。それなのに、自分は動かなくても平気だと私たちは思っているかもしれません。あなたが忙しいときや落ち込んでいるときには、絶対に運動を見過ごしてはいけません。**複数の抗うつ薬と運動を比較した研究によって、週に3回の中強度の運動が、薬物治療と同等の効果があるとわかりました。**しかも副作用はゼロです！　少なくとも、愛犬と同じように自分を大切にしましょう。あなたはそれにふさわしいのですから。

そして動物実験では、運動で促進されるミトコンドリア新生が、脳細胞でも起きることがわかった。[8] これは、精神的疲労や認知機能の老化、またアルツハイマー病やパーキンソン病、ALSなど、ミトコンドリアの機能不全と関わっている神経変性疾患とのつながりを意味している。キングス・カレッジ・ロンドンによる大規模な双子の研究による成果は、これを裏づけるものかもしれない。具体的にいうと被験者の脚力（脚には大きな筋肉が複数ある）と、脳の体積や認知機能の老化が10年にわたり抑えられていたことには明らかに関連性があることがわかったのだ。[9]
すべての事実を合わせれば、無酸

素運動は明らかに脳の正常な働きと認知機能の最適化に欠かせない運動だ。シャーロッツビルのバージニア大学で運動生理学研究室を率いるアーサー・ウェルトマンは、ウェブサイト『サイエンスニュース』のインタビューで、これをきわめて端的に言い表している。**「生理的システムを適応させるには、過度に負荷をかける必要がある」**それが、ウエイトトレーニング室に行って「重いものを持ち上げる」ことであれ、フィットネスバイクで断続的に自分を限界に追い込むことであれ、いつもの有酸素運動に短距離走を加えることであれ、あなたの認知機能を最適化する絶好の機会になるはずだ。

**Column　お勧めの無酸素運動～ハードに、そして速く！～**

▼あらゆる「バースト」タイプの運動（短距離走、ハードな自転車トレーニング、ローイング、バトルロープなど）
▼ウエイトリフティング
▼険しいコースのヒルクライム
▼インターバル・トレーニング
▼アイソメトリック・トレーニング
▼高負荷のヨガ

## Column　ビタミン剤をたくさん摂るのは身体にいいのか？

運動でフリーラジカルによるストレスを一時的に増やすと、細胞のメカニズムが強化される。このプレッシャーがなくなると、運動の効果は薄れる。これは、バレンシア大学による実験で証明された事実だ。アスリートがトレーニングを行う直前に、高用量の抗酸化物質、つまりビタミンCを投与した。その結果、パフォーマンスが低下しただけでなく、前に述べた運動の効果――抗酸化作用の範囲とミトコンドリア新生の増加が阻害されたという。[10]

こうした研究の成果が示しているのは、高用量のビタミンを投与しても、望ましい効果は得られないかもしれないこと――つまり、身体が強くなるために必要な刺激が奪われてしまうことだ。だから、私はビタミンのサプリメントを過剰に補給することは勧めない。それよりも運動して、アボカドやベリー類、ケール、ブロッコリー、ダーク・チョコレート（幸い、すべてジーニアス・フードだ）などの食品を摂り、自然な形でサプリメントよりも強力な抗酸化物質がつくられるように刺激しよう。

## 運動から最大限の効果を得るには

ここまで述べたように、有酸素運動も無酸素運動もカロリーの消費にとどまらない独特の効果を脳と身体にもたらしてくれる。では最大限の効果を引きだすには、どのくらい頑張ればいいのだろうか？　驚いたことに、あなたが思うよりも労力はずっと少ない。最新の研究によると、有酸素運動は時間をかけてゆっくりと行い、無酸素運動は短時間で強い負荷をかけて行う必要があるという。**絶対に避けたいのは「常習的な有酸素運動」だ。つまり、45分のハードなランニングを週に何回も行うといった高出力トレーニングを続けることだ。**身体が適応できるストレスにはピークポイントがあり、それ以上刺激を与えても必ずしもよい結果は得られない。たとえば長距離ランナーなら、筋肉量が減り、テストステロンの濃度が下がり、腸の透過性が高まる。また、心筋と電気信号のシステムが損なわれると、命に関わる不整脈につながる。長く走りつづけることで生じる関節の軟骨の摩耗はいうまでもない。

では、スイートスポットはどこか？　基本的には、しかめっ面で45分走りつづけるより、**にこやかに会話しながら1時間半〜2時間ハイキングをするほうがいい。**ハイキングのような低強度のゆっくりとした動きはリンパ液の流れをよくし、毛細血管を増やし、関節を傷めることもない。また、最大限の労力の90〜95パーセントで行う短距離走は、一定のペースで走る長距

## 1週間のサンプル

| | | |
|---|---|---|
| 月曜日 | **筋力トレーニング** | |
| | メニューA: スクワット、デッドリフト、ケトルベルスイング、ベンチプレス、プッシュアップ[腕立て伏せ]、ディップス、プルアップ[懸垂]、ロウ、ランジ | メニューB:「プッシュ系」エクササイズ:ベンチプレス、インクラインベンチプレス、オーバーヘッドプレス、バトルロープ |
| 火曜日 | **ヨガ** | |
| 水曜日 | **自転車で通勤する** | |
| 木曜日 | **筋力トレーニング** | |
| | メニューA: スクワット、デッドリフト、ケトルベルスイング、ベンチプレス、プッシュアップ、ディップス、プルアップ、ロウ、ランジ | メニューB:「プル系」エクササイズ:プルアップ、ロウ、アームカール、スティッフレッグド・デッドリフト、バトルロープ |
| 金曜日 | **ヨガ** | |
| 土曜日 | **公園で短距離走をする** | |
| 日曜日 | **長距離のハイキングがウォーキング** | |

離走の5分の1の時間で、心肺機能と持久力が同じくらい上がるという！

有酸素運動（長距離のウォーキングやハイキング、自転車通勤など）と、集中的に行う無酸素運動を含め、**適度な運動習慣をライフスタイル全体に浸透させるべきだろう。**それによって有酸素運動でBDNFを増やし、神経可塑性の働きを最大化し、その一方で無酸素運動によって代謝を強化できる。

1回のトレーニングに、両方の形式を組み入れることもできる。たとえば、あなたがウエイトトレーニングは好きだけれどランニングは嫌いなら、ウェイトトレーニングをするとき単に休憩時間を短くするだけで有酸素運動の効果は得られる。また週の何日かは無酸素運動を行って、それ以外の日には有酸素運動をするという方法もある。どんなやり方で行うにせよ、自分が楽しめるものにしよう。ただし、運動の強度には変化を持たせよう。また、週に1日か2日休息日をもうければ、身体にダメージを与える過度のトレーニングを避けられる。

代表的な1週間のサンプルを前ページで紹介している。

## ヒートコンディショニング

温熱（つまり熱いこと）を1つの文化に押し上げたことで評価される民族がいるとしたら、それはまさしくフィンランド人だ。フィンランドでは、サウナは日常生活に欠くことができない。平均すると、どこの家にもサウナが1つあるという[11]！　しかも、ありえない場所に設置されていることもある。たとえば廃棄された電話ボックス、ボートの上、固定したキャンピングカー。『サウナのあるところ』という、ちょっと変わったドキュメンタリー映画では、こうしたちょっとかび臭そうな国民的娯楽がたっぷり紹介されている。だが、これ以外の場所でサウナがあるところといえば、たいていはスパや高級ジムだ。

あなたは、サウナなんてただの「汗をびっしょりかく」娯楽じゃないか、と思っているかもしれない。ところが科学によって、サウナが健康を強力に増進することが立証されはじめているのだ。**近年の研究によると、温熱療法はメカニズムの面でも数値の面でも、脳を効果的に鍛えて老化から守る強力な効果があることが裏づけられている。**

## ヒートショック・プロテインはボディガードだ

熱いサウナの中にじっと座っていると、ある種のストレスが身体にかかる。その名も「熱ストレス」だ。もともと東アフリカの気候で鍛えられた人間の身体は適応力が高く、熱で死ぬ可能性があるのを知っているため、結果的に身を守る予防策を講じる。その1つが「HSP《ヒートショック・プロテイン》（熱ショックタンパク質）」の発現を活性化することだ。そして名前が示すとおり、HSPを刺激する主な因子は熱だ。とはいえHSPは、運動や寒さによっても発現する。

タンパク質が「誤って折りたたまれた」場合、その影響は広範囲に及ぶ。そのためHSPは、ほかのタンパク質が誤って折りたたまれないように保護する。そもそもタンパク質は固有の立体構造、つまり三次元構造に折りたたまれることによって、それぞれの受容体に認識される。要するに「鍵と鍵穴」がぴったり合って受容体と結合できる。そうなって初めて、体内のたくさんの重要な仕事が行えるようになるのだ。だが誤って折りたたまれた変性タンパク質は、機能を発揮できなくなるだけではない。免疫システムから見知らぬ訪問者と見なされ、自己免疫反応が起きてしまう。

誤って折りたたまれたタンパク質は、いくつかの疾患に直接関わっている。本書でたびたび名前が出る疾患――アルツハイマー病、パーキンソン病、レビー小体型認知症だ。このような疾患はすべて「プロテオパチー」に分類される。つまり、誤って折りたたまれたタンパク質が凝集してプラークになるのだ。アルツハイマー病の場合はアミロイドβタンパク質だ。一方αーシヌクレインというタンパク質は、パーキンソン病やレビー小体型認知症と関わりがある。だが、こうしたプラークの形成は、認知症と診断された患者だけでなく、誰にでも起こる。そのためプラークの形成を防げる方法があるなら、それは実行に値する――それがサウナに座っているだけでいいというなら、なおさらだ。

このテーマにおいて、2016年に医学誌『エイジ・アンド・エイジング』で発表された研究が、初めて集団レベルのエビデンスを与えてくれた。**定期的にサウナを利用すれば、脳を衰えから救えるかもしれないというのだ。**この研究には2000人を超える被験者が参加し、20年にわたって調査が行われた。その結果、二型糖尿病や社会経済的地位（収入や職業、学歴など）、心血管疾患のリスク因子など、ほかの変数を制御しても、**週に4〜7回サウナを利用するとアルツハイマー病やほかの認知症の発症リスクが65パーセントも減ることがわかった。**

## 脳を強化するＢＤＮＦ

無料ランチをありがたがらない人がいるだろうか？　運動は、脳のＢＤＮＦを増やして強化するすばらしい方法だが、熱ストレス（たとえば運動後のサウナ）は、運動でつくられるよりさらにたくさんのBDNFが産生されるかもしれない。[12]

ヒューストン大学の研究チームは、運動と温度の相乗効果を探るべく、マウスが低温、あるいは高温の環境で走った場合、神経系にどのような影響があるかを調べた。[13]その結果、低温でも高温でも、室温で走った対照群のマウスに比べて走行距離はかなり短かったが、海馬で神経細胞が多数発生していた。つまり、**寒かったり暑かったりすると、たとえ短時間でも運動が脳に与える恩恵が増えるということだ。**そのため、効率マニアであれ、行動が制限されている人であれ、この恩恵にあずかれる可能性がある（だが実行する前に、必ず医師と相談してほしい。特に持病がある場合は慎重に）。

## ミエリンのために

プロラクチンは、男女どちらにもある、幅広い役割を持つホルモンだ。とはいえ最もよく知られている役割は、女性が母親になるとすぐに母乳を分泌させることだ。**このプロラクチンは、脳にもなかなか興味深い影響を与えているようだ。実はプロラクチンは、ミエリンを再生することがわかっている。**ミエリンは、神経細胞の軸索を取り囲んで絶縁体の役割を果たす鞘だ。このミエリンのおかげで、脳は作業を滞りなく進めることができる。[14]妊婦の体内では、プロラクチンが急増する。ミエリンが攻撃を受ける自己免疫疾患であるMSの患者の場合、妊娠中はその症状が緩和されることが多いという。

心配はいらない。妊娠しなくてもプロラクチンは増やせる。温熱療法も、プロラクチンの産生を劇的に増やすことがわかっているのだ。ある研究によると、80℃のサウナに入った男性は、プロラクチンが10倍増えたという。別の研究では、サウナに入る習慣のある女性がドライサウナに20分入ると、プロラクチンが510パーセント増えたという。[15]

では、サウナに入ってプロラクチンを増やせば、MSを治療できるのだろうか？　**実は温度に敏感なMSの患者がサウナに入ると、一時的に認知機能が低下することがわかっている。**そのため、この病気をすでに発症している場合は、非常に慎重になるべきだ。またMSを予防するという意味では、サウナの活用はまだ未知の領域だ。だが、前述したデータにもとづけば、期待が持てそうだ。

## Column　気温のコントロールは身体に悪いのか？

何百万年ものあいだ、初期の人類とほかの霊長類は、気温の変化など生理学的なストレスを経験していた。ところが現代は、そうした「気温によるエクササイズ」がないために健康や脳機能が損なわれているかもしれない。そうだとしたら、身体からポジティブな反応を引きだすには、過酷な気温が必要なのだろうか？　いや、実は、それほど過酷である必要はないらしい。

ちょっと肌寒い環境にいると、「非ふるえ熱産生」というものが誘発される。これは、外気に体温を奪われないように、身体そのものが熱を発生させる働きだ。具体的にいうと、褐色脂肪のなかのミトコンドリアが、脂肪をもっと燃やしてエネルギーをつくり、熱を産生する。褐色脂肪は代謝の正常な働きを促すので、もっと欲しくなるタイプの脂肪だ。また、熱心にエネルギーをつくってくれるので、非ふるえ熱産生は代謝率を最大で40パーセントにもすることができる。つまり、これは身体を動かさない強力なエクササイズだ！

低温にさらされることで得られるホルモンの恩恵の好例を紹介しよう。二型糖尿病の患者が1日6時間、中くらいの寒さ――15・6℃にさらされた。すると、わずか10日後に、インスリン感受性が40パーセントも改善したという。[16] 第4章の、インスリン感受性は脳の健康や機能と強い相関関係があるという話を思い出してほしい。また別の研究では、熱発生（身体を温めるためにカロリーを燃焼する）と代謝の改善は、それよりも穏やかな気温――18・9℃で起きるという。

ちょっと肌寒いとき、何か羽織らなきゃ風邪をひく、と思ったら安心してほしい。低い温度にさらされるほど、健康上の利益は増える。その利益は、低い気温に気持ちが慣れていくにしたがって増えていく。次に温度自動調節器《サーモスタット》の前に立って何度に設定しようか迷ったときは、思い出してほしい。常に心地よい気温は、糖質と同じように代謝の働きを混乱させるかもしれない。

## 断続的なファスティング

断続的なファスティングは、生命力と活力を増進する有効な方法として、たちまち広く知られるようになった。第6章では、断続的なファスティングがインスリンの分泌を抑え、ケトン（脳の完璧な燃料）の燃焼を促す話をした。だが、ファスティングの効果はそれだけにとどまらない。ホルミシスの作用より、前述したようなDNA修復酵素をたくさん活性化し、抗酸化の範囲を拡げたりBDNFを増やしたりできる。

身体は何も食べない時間帯を利用してみずからのなかを掃除し、損傷したタンパク質をリサイクルし、機能不全に陥った免疫細胞を全滅させると考えられている。古代では、単に食料が年間を通して十分に供給されなかったので、断食の期間はいわば織り込み済みだった。食べ物を目につくところに置かない方法によって「食べない」ほうが、多忙な生活にファスティングを組み入れるよりはるかに簡単なのは認めるが、**やってみる価値は十分にある。次に断食の利点をリストアップした。**

時間制限の断食であれ、断続的な低カロリー食（これについては後述する）であれ、ファスティングの恩恵は数えきれないほど多い。

▼**意思決定の力が向上する。**[17]　これは、進化の見地に立つと筋が通っている。もし食料がないときに頭がぼんやりしていたら、生き延びられるだろうか？　食料難のときに頭が働かなかったら、私たちの種はこれほど長くは続かなかっただろう！

▼**インスリンの感受性が改善する。**ファスティングは、糖や脂肪を燃料として効率的に使う働きを含めて、代謝のマーカーを改善する。

▼**脂肪が落ちる。**朝になるとコルチゾールの分泌が自然に増え、貯蔵された脂肪酸と糖が動員され、臓器が使うための燃料となる。ファスティングは、コルチゾールの働きを最適化する。

▼**抗酸化作用と修復に関わるサバイバル遺伝子を活性化する。**断続的なファスティングは、抗酸化作用の範囲を拡げる遺伝子のマスタースイッチ「Ｎｒｆ２経路」を活性化するのにもってこいの方法だ。

▼**オートファジーを活性化する。**オートファジーは体内の老廃物の処理システムだ。この働きによって不要な細胞（ガンにつながる損傷した細胞も含まれる）が除去される。[18]残骸のほとんどは炎症を誘発するもので、動物実験では、これを掃除するプロセスにより劇的に健康寿命が延びることが示されたという。

▼**ホルモンの数値を改善する。** ファスティングは神経細胞を保護し、徐脂肪の筋肉組織を維持する成長ホルモンを増やすのに最適だ。

▼**BDNFを増やし、神経可塑性を促進する。** ファスティングは年齢を問わず、BDNFを増やして神経可塑性を促す強力な方法だ。神経可塑性は、新しい脳細胞を成長させたり、今ある細胞を維持したり、精神状態を改善したりする作用がある。

▼**コレステロールのリサイクルを促進する。** ファスティングを始めると間もなく、余分なコレステロールが胆汁酸に分解されはじめる。[19]

▼**炎症を抑え、酸化ストレスに対する抵抗力を高める。**[20] 人間を対象にした研究では、1カ月間、毎日断食を行う宗教儀式ラマダンのあいだ、炎症のマーカーが大幅に下がることがわかっている。

▼**シナプスの保護を強化する。** 最新の研究では、ファスティングが神経伝達物質の過剰な放出を防ぐことによって、シナプスの興奮を抑える可能性が指摘されている。[21]

**最もよく行われている断続的ファスティングは、「16：8断食」という、時間制限によるメソッドだ。つまり16時間は絶食するが、8時間（あるいは10時間）の「摂食」時間には何を食べてもいいというものだ。** しかも摂食時間は、自分に都合のいい時間帯に設定できる。[*] ただし女性は、断食の時間がそれより短くても同じ効果が得られるかもしれない（前に述べたように、

【＊】朝、起きてからすぐに食事をするよりも、もっとあとで食べるほうが、ホルモンの恩恵にあずかれると思うが（コルチゾールが、燃料として蓄えられた脂肪酸を解放する）、就寝前には必ず消化の時間を設けるべきだ（2〜3時間）。食べてからすぐに寝ると、睡眠や脳のメンテナンスを妨げてしまう。

女性のホルモンのシステムは、食料が足りないというシグナルに対して、男性よりも敏感に反応する可能性があるためだ。これは仮説だが、女性の場合、何も食べない時間が長引くと、男性とは異なる反応が生じると考えられている）。

忘れないでほしいのは、摂食時間に節制はしないということだ。この時間枠で、1日に脳と身体が必要とする健康的な脂質やタンパク質、繊維質の野菜をしっかり摂らなくてはいけない。最終目標は、断じて栄養不良ではない！　目標は、同化作用（貯蔵）と異化作用（分解）の大切なバランスを取り戻すことだ。断食のあいだは、ノンカロリーのお茶やブラックコーヒーも含めて、水分は摂りたいだけ摂っていい。

もう1つのメソッドは、イリノイ大学の研究者、クリスタ・バラディが提唱する隔日ファスティングだ。これは、**1日おきに非常に短い時間枠（たとえば正午から午後2時まで）に食事をとるというものだ。**この方法だと、断食の日には1回のみ、しっかり食事をとり、摂食日には制限なく何でも食べられる。[22]このほか、超低カロリー食を連続でとるというメソッドも効果的だ（研究者のヴァルテル・ロンゴが「断食模倣食」と名づけたもの）。また2、3カ月ごとに24〜36時間の断食をすると、生物学的な「春の大掃除」をしたような感覚があると言う人もいる。

断続的なファスティングのメソッドはさまざまだが、メカニズムはみな同じだ。結局は、個人の好みによる。案ずるより産むが易しで、いろいろ試してみるといいだろう。断食をした人が口を揃えて言っているのは（著者も含めて）、1日何時間か何も食べないやり方のほうがカロリー計算をするより楽だということだ。

## ストレスフルな食品

*Sola dosis facit venenum* ――あらゆるものは毒であり、毒なしにはありえない。害になるかどうかは服用する量によって決まる

――パラケルスス

えっ、ストレスフルな食品？　確かに、聞いたかぎりでは、あまりいいものには思えない。だが、**あなたが毎日食べている身体にいい食品のほとんどは、「細胞の」レベルではストレスフルだ。**

あらゆる生物が考えるのと同じように、植物だって食べられたくはない。ところが植物は、ちょっと不利な立場にある。彼らは捕食者から走って逃げることも、噛みついたり武器を振りかざしたりして闘うこともできないからだ。代わりに植物は、昆虫や菌類、細菌にとって有毒な物質を合成し、化学的な力で身を守っている。つまり自然界の植物の多くは、前に述べた化学物質で身を守っているのだ。たとえば、オリーブオイルに含まれる「オレオカンタール」、

## ポリフェノールが含まれる食品

| | |
|---|---|
| カテキン | 緑茶、白茶、ブドウ、ココア、ベリー類 |
| フラバノン | オレンジ、グレープフルーツ、レモン |
| フラバノール | ココア、野菜、タマネギ、ベリー類 |
| アントシアニン | ベリー類、赤ブドウ、赤タマネギ |
| レスベラトロール | 赤ワイン、ブドウの皮、ピスタチオ、ピーナッツ |
| クルクミン | ウコン |
| オレオカンタール | エクストラバージンオリーブオイル |

赤ワインの原料となるブドウに含まれる「レスベラトロール」、ウコンに含まれる「クルクミン」などだ。実をいうと、私たちは野菜をたくさん食べることで、このような化学物質をふんだんに身体に取り入れている。そして、これらの物質が身体に与える影響は少しずつわかってきてはいるものの、そのほとんどは、まだ名前さえついていないのだ！

こうした化学物質の1つに、ポリフェノールがある。これは、身体にいいことで有名な植物成分の総称だ。近年の研究によると、ポリフェノールには幅広い抗酸化作用があり、加齢に関わる炎症、ガンや心血管疾患、認知症などの慢性疾患から守ってくれる働きが注目されている。ポリフェノールが人体におよぼすはっきりしたメカニズムはわかっていないものの、ホルミシスがそれを説明するものとして浮上している。

代表的ないくつかのポリフェノールと、それが豊富な食品を挙げよう。

こうした成分が身体にいいのは、細胞レベルでわずかなストレスが生じるためでもある。ポリフェノールを摂ると、抗酸化物質の産生を促す遺伝子の活動スイッチが入り、細胞が防御態勢をとる。ポリフェノールに誘発された抗酸化物質は、フリーラジカルに対しても、有名なビタミンEやCのように優れた除去作用を発揮する。

こうした抗酸化物質は「1対1」で作用する。たとえば、ビタミンCの1つの分子が、1つのフリーラジカルを無毒化する。ところがポリフェノールに誘発されてつくられるグルタチオンのような抗酸化物質は、数えきれないほどのフリーラジカルを無毒化できるという[23]。

要するに、ポリフェノールが豊富な食品を摂ることは、細胞に対してストレスを解毒し、適応し、抵抗力を高めるトレーニングをさせるようなものだ（**ブロッコリー、ニンニク、タマネギ、ポロネギ、卵、ホウレンソウ、ケール、グラスフェッドビーフ、魚、ナッツ類など、硫黄が豊富な食品をたくさん食べることによって、「あらゆる抗酸化物質の母」といわれるグルタチオンのさらなる産生が期待できる**[24]）。

ポリフェノールにはそれぞれ固有の利点があるが、科学はとりわけ有益なものを明らかにしている。たとえばエクストラバージンオリーブオイルに含まれるオレオカンタールは、前述したオートファジーによる自浄プロセスを促進し、脳が自らプラークを掃除するのを助けることがわかっている。またパセリやセージ、ローズマリー、タイムに豊富な「アピゲニン」という

| フェノール | 豊富な食品 | 利点 |
|---|---|---|
| レスベラトロール | 赤ワイン、ダーク・チョコレート、ピスタチオ | 脳の糖代謝や認知機能の改善 |
| ケルセチン | タマネギ | 腸壁のバリアを強化し透過性を低くする |
| アントシアニン | ブルーベリー | 脳の老化やアルツハイマー病のリスクを軽減する |
| フィセチン | イチゴ、キュウリ | 脳の炎症や認知機能の低下を防ぐ |

フェノール類は、神経発生を促し、シナプスの結合を強化する。たぶん、サイモン&ガーファンクルのあの名曲は、アピゲニンが霊感を与えてくれたおかげで生まれたのだ！

ほかにも、よく知られているポリフェノールと、それぞれの利点を上の表に挙げておこう。

植物の防御物質としてよく知られるもう1つの成分は、グルコシノレートだ。グルコシノレートはブロッコリーやキャベツ、ケールなどアブラナ科の野菜に豊富に含まれている。そのなかでもトップクラスといわれるのがブロッコリーの新芽で、成長したブロッコリーのつぼみに含まれる量の20〜100倍も含まれている。ブロッコリーやその新芽を咀嚼すると、そのなかの酵素がグルコシノレートと混ざり合って、口のなかで「スルフォラファン」という新たな成分が生まれる。

あなたが昆虫ではないことをダーウィンに感謝しよう。

なぜかというと、もし昆虫だったら、スルフォラファンは毒になるからだ！

**だが人間の場合、スルフォラファンは抗がん剤になる。**また、抗酸化作用の経路であるNrf2を活性化し、グルタチオンの量産も促してくれる。[27]動物実験では、炎症性の強い毒素の影響を受けていても、**スルフォラファンが脳の炎症を直接抑えてくれることが、繰り返し証明されている。**[28]**そのためスルフォラファンは、脳の過度の酸化や炎症とつながりのあるパーキンソン病やアルツハイマー病、外傷性の脳の損傷、統合失調症、うつ病の治療薬や予防薬としての効果を見込まれて、研究が行われている。**若者を対象にした興味深い研究では、スルフォラファン（ブロッコリースプラウトから抽出した）が、中等度から重度の自閉症の症状を大幅に軽減することがわかった。だがスルフォラファンによる治療が終わると、この効果は弱まった。[29]

**さて、適切なストレスは、あなたの友だちだということが、これでわかってもらえたと思う。**こういったポジティブなストレッサーは、頑健な脳と身体をつくるためには欠かせない働きをもたらしてくれる。だが、このようなストレスにリスクがないわけではない。

何を試すにしても、身体に聞くことを忘れないでほしい。それでも、ゆっくり慎重に身体に抵抗力をつけていけば、いくらもしないうちに、あなたは自分がどれだけすばらしい人間かを知るだろう。

## Column　オーガニックを選ぶ、もう1つの理由

オーガニックの食品を選べば、合成殺虫剤や除草剤などの農薬の暴露を避けられることは、はっきりしている。農薬は神経伝達物質を妨害し、ある種の神経変性疾患のリスクを増やす可能性が指摘されている。[25] だがオーガニックのラベルを探す理由は、もう1つある。農薬を使って作物を育てることにより、植物が自らを守るメカニズム――私たちに必要なポリフェノール――が劇的に損なわれる可能性があるのだ。[26] 多くの研究が従来の方式で育てた農作物と、有機栽培の農作物のビタミンの含有量を比較しているが、この植物の防御メカニズムは見過ごされている。こうした植物の、最も健康を増進する栄養素は、必ずしもビタミンではない。それは、食べれば遺伝子の修復経路が活性化する天然の防御成分だ。

## Column アブラナ科の野菜と甲状腺

生のブロッコリー、カリフラワー、ケール、チンゲン菜、キャベツなど、アブラナ科の野菜は、無実の罪をきせられている。なぜかというと、そこに含まれる成分が甲状腺の機能を阻害すると考えられているためだ。その成分はグルコシノレートで、生で咀嚼すると有益なスルフォラファンを生成する。

問題となっている点は、ヨウ素が甲状腺に取り込まれるのをグルコシノレートが一時的に阻害することだ。ヨウ素は甲状腺ホルモンの産生に必要な成分なので、これは望ましいとはいえない。50年代にヨウ素欠乏症が広がったとき、本来は身体にいいはずのアブラナ科の野菜を食べて、多くの人が甲状腺機能低下症になったため、政府はすべての食卓塩にヨウ素を添加するように義務づけた。それなら問題は解決したのでは？　確かに、当時はそうだった。ところが今、健康志向の人たちが、海塩など、ヨウ素が添加されていない塩を選ぶようになってきている。そして皮肉にも、またもやヨウ素欠乏症の危機が訪れているのだ。この問題と闘うには、海藻（乾燥した海苔やケルプヌードルのヨウ素の含有量はトップクラスだ）や、ホタテ貝、サケ、卵、七面鳥などヨウ素の豊富な食品を食べることが重要だ。約85グラムのエビや焼いた七面鳥の胸肉で、それぞれ34マイクログラムのヨウ素が摂れる。これは、アメリカ人の1日あたりの推奨栄養所要量（ＲＤＡ）の23パーセントにあたる。また、約7グラムの海藻なら、４５００マイクログラムのヨウ素が摂れる。これはＲＤＡの30倍にあたる量だ。

ヨウ素欠乏症でないなら、アブラナ科の野菜は生で食べてもまったく安全だ。憶えておいてほしいのは、こうした成分の多くは一般的な生物学上のテーマに忠実だ。つまり、いくら身体によくても限度はある。アブラナ科の野菜を生でたくさん食べよう――ただし摂りすぎは禁物だ。

## ジーニアス・フード #10 アーモンド

手頃なおやつであるほか、アーモンドは脳にいいといわれるが、その理由は3つある。まず、アーモンドの皮は、プレバイオティクスとして作用する。プレバイオティクスは、あなたも知るとおり、**大腸の細菌叢を育てる有益な物質だ。ある研究では、被験者にアーモンドの皮か粒を与えたところ、腸内細菌の有益種が増え、病原菌が減ったという。**2つ目の理由は、アーモンドには、身体にも腸内細菌にも抗酸化作用をもたらす植物の防御成分、**ポリフェノールが豊富に含まれていることだ。**[1] そして3つ目の理由は、**脂溶性の抗酸化物質であるビタミンEが特に豊富なことだ。**ビタミンEは、シナプス細胞膜を酸化から守り、結果的に神経可塑性をサポートする。[2] 科学者の見解では、ビタミンEの血中濃度減少と、高齢者の記憶力の低下とには関連性が見られるという。[3] また、2013年の臨床試験では、アルツハイマー病の患者に高用量のビタミンEを投与したところ、病気の進行を遅らせることができたことが（最大で6カ月相当の期間）、米国医師会の医学誌『JAMA』で発表されている。

アーモンドは多価不飽和脂肪酸の占める割合が多いが、すでに述べたように、この脂質は酸化しやすい。そのため、私はアーモンドなどのナッツ類は生で食べている。だが、アーモンドの脂質はローストしても比較的酸化しにくいと聞けば、ローストしたものが好きな人は安心するだろう。これはナッツ類に抗酸化物質がたくさん含まれていることを示す証拠だ。[4]
ただし、必ず「ドライ」ローストのものを選ぼう。実は「ロースト」は、たいていは質の悪い植物油で揚げたものを意味している！

**使い方のヒント**　おやつとして生で食べたり、ダーク・チョコレートやベリーとの「お試しミックス」で味わいを楽しんだり、サラダに混ぜたりしよう。注意してほしいのは、ナッツ類は脂質を含むため高カロリーで、あっという間にカロリーの摂取量が増えてしまう。1日ひと握りか、多くてもふた握りにとどめよう。

**プロの助言**　ナッツはどれも身体にいい。アーモンドは間違いのない選択肢だが、マカダミアナッツ、ブラジル・ナッツ、ピスタチオも同じようにすばらしい選択肢となる。ピスタチオは、ルテインとゼアキサンチン（この2つのカロテノイドは脳の処理速度を上げる）がほかのナッツよりも豊富だ。また、記憶機能を守り、強化するといわれている強力な抗酸化物質、レスベラトロールも含まれている。[5]

## この章のまとめ　FIELD NOTES

▶ 有酸素運動によって神経発生を促すには「常習的な有酸素運動」でコルチゾールの濃度が高くなるのを避け、「低負荷でゆっくり」行おう。

▶ 無酸素運動によって筋肉と脳に代謝の適応を促すには、「高負荷で速く」行おう。

▶ **両方のタイプの運動をしよう！**

▶ 脳を強化するという目的において、サウナは運動の効果をさらに高めるが、**サウナだけでもすばらしい効果がある。**

▶ ファスティングは、体内の同化作用と異化作用のバランスを回復し、修復遺伝子や酵素のスイッチを入れ、貯蔵された燃料を燃やし、酸化ストレスを減らすことに役立つ。

▶ 野菜と低糖質の果物を食べよう。野菜や果物には、細胞に強力な解毒作用をもたらすポリフェノールなどの物質が豊富に含まれている。

# 第11章 ジーニアス・プラン

ここでは、第10章までの要点をすべて考慮し、1つのガイドラインとしてまとめた「ジーニアス・プラン」を提案する。このプランは、究極の認知機能を手に入れるための基本的な栄養の摂り方を、いくつかの段階に分けて具体的に示している。また、あなたの体質や認知機能、目標とする体型に合わせてアレンジできるよう、さまざまなヒントも紹介している。

**脳に最高のパフォーマンスを発揮させる重要なポイントは、栄養価の高い食品（卵、アボカド、緑の葉物野菜、ナッツ類など）を食べること。そしてホルモンの正常な分泌を阻害し、酸化ストレスや炎症を引き起こす食品（加工油脂、穀物を原料とする加工食品）を避けることだ。**

糖質たっぷりの加工食品や加工油脂に別れを告げれば、間もなく次のようなことが起こるだろう。

①**体重が落ちる。**インスリンの分泌量がぐっと減るため、貯蔵されている脂肪をエネルギー源として燃やす代謝モードに変わる。インスリンは、脂肪細胞の一方弁のように働く同化（合成を促す）ホルモンだという話を思い出してほしい。血液中のインスリンを減らすことが、脂肪を燃やすための必須条件だ。

②**エネルギーとスタミナが増す。**普段から炭水化物をたくさん摂っている人は、糖分を摂ると気分がよくなることが多い。だとすると、糖はパフォーマンス増強剤になるのだろうか？　答えはノーだ！　糖分を摂って気分がよくなったとしても、それは単に糖質の離脱症状が収まっただけだ。糖質依存のサイクルから抜けだすことが、高いパフォーマンスを持続させる鍵となる。

③**糖尿病予備軍やメタボリックシンドローム、本格的に二型糖尿病を発症するリスクを最小限に抑えられる。**[1] 膵臓のインスリン需要量が減ることにより、インスリン感受性が最適化する。

④**すでに糖尿病予備軍か二型糖尿病を発症している場合は、炭水化物の摂取量が減ることによってインスリン抵抗性が改善する。**研究では、インスリン抵抗性のある人は、代謝機能が正常な対照群よりも脳にプラークの蓄積が多く、認知機能も低下していた。穀物を除いた食事（代わりに野菜や、身体にいい脂質を摂る）と、一般的な「抗糖尿病」食（パスタや低脂肪トルティーヤなども摂る）を比較した研究では、穀物を除いた食事の

ほうが健康状態を大きく改善することがわかった。

⑤ **終末糖化産物《AGE》の生成が減る。** ＡＧＥは、老化を加速させる毒性の強い生成物だ。目、腎臓、脳、肝臓、心臓が保護される、と聞いて心が動かなくても、皮膚のしわやたるみを防ぐ、と聞けば、きっとその気になるだろう！

⑥ **体内の炎症が減るため、炎症が引き起こす病状も和らぐ可能性がある。** 炎症は、アルツハイマー病やパーキンソン病、ＡＬＳなど、多くの神経変性疾患に共通して見られる症状だ。炎症は老化を促す大きな要因となり、遺伝子レベルで作用して、あなたの見た目や気持ちを老け込ませるだけでなく、本当に実年齢より年老いてしまう。

⑦ **気持ちが晴れやかになり、社交的になる。** 炎症は、「病者行動」を生じさせる。つまり、病状の悪化を防ぎ、癒やし、集団と距離を置く行動だ。この行動は認知機能の低下、うつ病、倦怠感、集中力の欠如、不安という形で表れやすい。

⑧ **空腹は過去のものになる。** 普段から炭水化物をたくさん摂っていた場合、このプランにしたがうと人によって最初に頭痛が起きるかもしれないが、そのうちに治まる。常にブドウ糖をエネルギー源として補給している場合、そのブドウ糖を使い果たすと、脳は「燃料を補給しろ！」と叫ぶ。だが脂肪をエネルギー源として使う状態になると、身体は事実上、無制限に脂肪を蓄えられるようになる。つまり、エネルギーはいつも十分にあるのだ！

⑨ **野菜の摂取量がぐんと増える。**野菜とその栄養素を摂ると、脳の処理スピードが上がり、認知症の発症リスクが低下する。

## キッチンを空っぽにする

**まずはBGMとして「ロッキー3」の主題歌『アイ・オブ・ザ・タイガー』をかけよう。**「ロッキー4」の『ザ・ファイナル・カウントダウン』のほうが好きだって？　それも効きそうだ。では、これからキッチンの在庫をチェックし、もう役に立たなくなった食材を一掃しよう。ゴミ袋の用意はいい？　なかなか楽しいぞ！　さあ、次に挙げるものを袋に放り込んでいこう。

▼**精製された炭水化物の加工食品すべて**：これにはトウモロコシ粉（とコーンシロップ）、ジャガイモ粉、米粉も含まれる。こういった粉は、別の形に姿を変えていることも多い。たとえばチップスやクラッカー、クッキー、シリアル、オートミール、ペストリー、マフィン、ピッツァの生地、ドーナッツ、グラノーラバー、ケーキ、甘いスナック菓子、キャンディ、エナジーバー、アイスクリーム、フローズンヨーグルト、ジャム／ジェリー／プリザーブ、市販のグレイビーソース、ケチャップ、ハニーマスタード、市販のサラダドレッシング、パンケーキミックス、加工されたチーズスプレッド、ジュース、

ドライフルーツ、スポーツドリンク、ソフトドリンク／ソーダ、揚げ物、冷凍食品など。

▼**小麦とグルテンを含む食品すべて**：パン、パスタ、ロールパン、シリアル、焼き菓子、麺類、醬油、小麦粉が含まれるもの、栄養を強化した小麦粉、全粒粉、原料表示にマルチグレイン粉が含まれるもの。ほとんどのオートミールには「グルテンフリー」という表示がないかぎり、グルテンが含まれている。

▼**工業用グレードの乳化剤が含まれるもの**：ポリソルベート80やカルボキシメチルセルロースが原料表示に含まれるもの。アイスクリーム、コーヒーフレッシュ、ナッツミルク、サラダドレッシングなどによく入っている。

▼**工業生産による食肉やチーズの加工品**：穀物飼育牛の赤身肉、フィードロット方式で肥育された鶏の肉、プロセスチーズ。

▼**濃縮された甘味料すべて**：蜂蜜、メープルシロップ、コーンシロップ、アガベシロップや花蜜、シロップ、ブラウンシュガー、白砂糖（大丈夫、あとで安全なノンカロリーの甘味料をいくつか紹介しよう）。

▼**市販の食用油**：マーガリン、バタースプレッド、クッキングスプレー、キャノーラ油、大豆油（「植物油」と表示されていることもある）、綿実油、ベニバナ油、グレープシードオイル、米油、小麦胚芽油、コーン油。こういったものは、たとえオーガニックであっても処分しよう。これらは、さまざまなソースやマヨネーズ、サラダドレッシングに含ま

れていることが多く、口に入れても酸化して傷んだオメガ6系脂肪酸とオメガ3系脂肪酸を取り込むだけだということを忘れないでほしい。オメガ6系もオメガ3系も自然食品から摂ろう。

▼ **ノンオーガニック・非発酵の大豆食品**：豆腐

▼ **人口甘味料**：アスパルテーム、サッカリン、スクラロース、アセスルファムK（アセスルファムカリウム）。

▼ **清涼飲料水**：フルーツジュース、炭酸飲料（ダイエットとレギュラー）、市販のフルーツスムージー。

## いつも食べるものをストックする

これは、プランの全段階を通して自由に食べられる食品だ。カロリー計算はほぼ必要ないが、あなたの目標に減量も入っているなら、脂質（油、バターなど）の少ないものを選ぼう。体重を維持、あるいはもっと増やしたい場合は、脂質の多いものでもいいかもしれない。ただし注意してほしい。エクストラバージンオリーブオイルを除いて、純粋な油はそれほど栄養価が高くないため、食事にたくさん加えることは勧められない。

▼**油と脂**：エクストラバージンオリーブオイル、グラスフェッドビーフの牛脂、オーガニック、あるいはグラスフェッドビーフのバターやギー、アボカドオイル、ココナッツオイル。

▼**タンパク質**：グラスフェッドビーフ、放し飼い《フリーレンジ》の鶏の肉、放牧飼育の豚や羊、バイソン、シカ、全卵（身体にいい卵については第5章ジーニアス・フード#5を参照）、天然のサケ、イワシ、アンチョビ、甲殻類や軟体動物（エビ、カニ、ロブスター、ムール貝、二枚貝、牡蛎）、低糖質のビーフジャーキーやサーモンジャーキー。

▼**ナッツやシード類**：アーモンド、アーモンドバター、ブラジルナッツ、カシューナッツ、マカダミアナッツ、ピスタチオ、ピーカンナッツ、クルミ、フラックスシード、ヒマワリの種、カボチャの種、ゴマ、チアシード。

▼**野菜**：緑の野菜サラダ、ケール、ホウレンソウ、コラードの若葉、からし菜、ブロッコリー、チャード、キャベツ、タマネギ、マッシュルーム、カリフラワー、芽キャベツ、ザワークラウト、キムチ、ピクルス、アーティチョーク、アルファルファの新芽、サヤインゲン、セロリ、チンゲン菜、クレソン、アスパラガス、ニンニク、ポロネギ、フェンネル、エシャロット、ネギ、ショウガ、ヒカマ、パセリ、シログワイ、海苔、昆布、ダルス。

▼**非デンプン質の根菜**：ビーツ、ニンジン、ラディッシュ、カブ、パースニップ。

▼**低糖質の果物と野菜**：アボカド、ココナッツ、オリーブ、ブルーベリー、ブラックベリー、ラズベリー、グレープフルーツ、キウイ、ピーマン、キュウリ、トマト、ズッキーニ、カボチャ、ペポカボチャ、ナス、レモン、ライム、カカオニブ、オクラ。

▼**ハーブ、薬味、調味料**：パセリ、ローズマリー、タイム、コリアンダー（生の葉、スパイス）、セージ、ウコン、シナモン、クミン、オールスパイス、カルダモン、ショウガ、唐辛子、オレガノ、フェヌグリーク、パプリカ、塩、黒コショウ、酢（リンゴ酢、ホワイトビネガー、バルサミコ酢）、マスタード、ホースラディッシュ、タプナード、サルサ、栄養酵母《ニュートリショナル・イースト》。

▼**オーガニックの大豆発酵食品**：納豆、味噌、テンペ、グルテンフリーのたまり醤油。

▼**ダーク・チョコレート**：カカオの含有率が少なくとも80パーセント以上のもの（理想的には85パーセント以上）。

▼**飲み物**：浄水器で濾した水、コーヒー、紅茶、無糖アーモンドミルク、無糖フラックスシードミルク、無糖ココナッツミルク、無糖カシューナッツミルク。

## たまに食べてもいいもの（ほどほどに摂ること）

次に挙げる食品は、超低炭水化物食に慣れるための最初の2週間が過ぎてから、午後の時間枠のなかで、ほどほどに摂ること。ほどほどというのは、週に多くて3～4サービングを意味する。**何度も言うが、できるだけオーガニックのものを選ぼう。**

▼**デンプン質の根菜**：ジャガイモ、サツマイモ。

▼**グルテンフリーの未加工の穀物**：ソバ、米（玄米、白米、ワイルドライス）、雑穀類、キヌア、モロコシ、テフ、グルテンフリーのオートミール、非遺伝子組み換えのトウモロコシやポップコーン。オーツ麦にグルテンは含まれていないが、小麦を扱う工場で加工されるときにグルテンが混じることが少なくない。そのため、パッケージにグルテンフリーと明確に表示されているオーツ麦を探そう。

▼**乳製品**：グラスフェッドで、抗生物質やホルモン剤を一切使わずに飼育された乳牛の全脂肪のヨーグルトや生クリーム、ハードチーズが望ましい。

▼**天然の甘い果物：天然の低糖質の果物がいつでもベストチョイスだ。**リンゴ、アプリコット、マンゴー、メロン、パイナップル、ザクロ、バナナからは、いろいろな栄養素や、さまざまな種類の食物繊維が摂れる。ただしドライフルーツは製造過程で乾燥させるため糖分が凝縮している。つい食べすぎてしまうので注意が必要だ。トレーニングのあとで食べるのが無難だろう。

▼**マメ科の植物**：ソラ豆やインゲン豆、レンズ豆、エンドウ豆、ヒヨコ豆、フムス、ピー

ナッツ。

▼**甘味料**：ステビア、非遺伝子組み換えの糖アルコール（最もいい選択はエリスリトール
で、次がカバの木から採れる天然の甘味料キシリトールだ）、モンクフルーツ（羅漢果）。

トウモロコシや大豆食品を食べる場合、オーガニックで非遺伝子組み換えであることが必須条件だ。なぜならトウモロコシと大豆は、殺虫剤や除草剤を大量に散布されても育つように遺伝子を操作されている代表的な作物だからだ。

脳が脂肪をエネルギー源にする状態に適応したら、たまに炭水化物を多く摂っても（特にエクササイズのタイミングで）元のモードには戻らないことを憶えておいてほしい。脂肪燃焼モードに変わった時点で、〝たまに食べていいもの〟の摂取は増やせるが、一般的には1日に摂る正味の炭水化物（炭水化物の総重量から食物繊維の重量を引いたもの）は、75グラム未満に抑えなくてはならない。

## 食事のプラン

### 朝食

生物学的には、朝、起きてすぐに何か食べる必要はない。最もよくある朝食のメニューは、

脂肪を蓄えることにしか役に立たない。[2] **最高の朝食は、コップ1杯の水、ブラックコーヒー、砂糖なしの紅茶といえるだろう。もしあなたが朝食をとると言うなら、必ずタンパク質と脂質、食物繊維をメインにしよう**（たとえば、レシピページで紹介している「チーズ風味」スクランブルエッグなど）。

## 昼食

ランチにお勧めのメニューを紹介しよう。

▼ **グリル焼きチキンの大盛りサラダ**（この章の〝毎日食べる大盛り「オイルがけ」サラダ〟のルールを参照）。
▼ **放牧豚のバラ肉と天然のサケ、またはグラスフェッドビーフ入り焼き野菜ボウル**
▼ **イワシの缶詰とアボカド**

## 夕食

野菜と適切に飼育された家畜のタンパク質をふんだんに採り入れた料理を好きなだけ食べよう！　エクストラバージンオリーブオイルをソースとして、たっぷりかけるのもお忘れなく（1人あたり大さじ1～2杯）。夕食にお勧めのメニューをいくつか挙げよう。

▼焼き芽キャベツのエクストラバージンオリーブオイルがけと、グラスフェッド・ピカディージョ（レシピページ）。
▼緑の葉物野菜炒め（レシピページ）と、塩コショウで味つけした天然のサーモン。
▼「チーズ風味」大盛りケールサラダ（レシピページ）と、グルテンフリーの超ぱりぱりバッファローチキンウィング（レシピページ）

軽食

▼ブルーベリー
▼ヒカマ・スティック
▼ダーク・チョコレート
▼アボカド半分に塩を振ったもの
▼ナッツとシード類
▼低糖質のビーフジャーキーやサーモンジャーキー
▼セロリの生アーモンドバター添え
▼エクストラバージンオリーブオイル漬けの天然のサケの缶詰（私のお気に入りだ！）
▼ニュートリショナル・イーストを振りかけた放牧飼育の豚の皮揚げ《ポークラインズ》（これも最高だ！）

## ジーニアス・ウィーク・メニューの一例

次に挙げるメニューの多くは、レシピページで紹介している。

**月曜日**

**朝**：水、ブラックコーヒーか紅茶
最初の食事：卵2、3個、アボカド半分
**軽食**：アボカド半分に海塩を振って、EVOO（エキストラバージンオリーブオイル）をかけたもの
**夕食**：天然のサケの切身、大盛り「オイルがけ」サラダ

**火曜日**

**朝**：水、ブラックコーヒーか紅茶
最初の食事：ベター・ブレイン・ボウル（レシピページ）
**軽食**：少量の生のナッツ、ブルーベリー、板状のダーク・チョコレートを溝に沿って割ったもの数片
**夕食**：グラスフェッドビーフのハンバーガー、フムス、緑の葉物野菜の炒めもの

**水曜日**

**朝**：水、ブラックコーヒーか紅茶。空腹時のエクササイズをする
最初の食事：大盛り「オイルがけ」サラダ、サツマイモを多めに食べる
**軽食**：イワシか天然のサケの缶詰
**夕食**：絶品レバー炒め（レシピページ）、焼き芽キャベツ

**木曜日**

**朝**：水、ブラックコーヒーか紅茶
最初の食事：両面を焼いた半熟の目玉焼にキムチを添えてEVOOをかけたもの
**軽食**：セロリに生アーモンドバターとカカオニブを添えたもの
**夕食**：ジャマイカン・ミー・スマーター（レシピページ）、緑の葉物野菜の炒めもの

**金曜日**

**朝**：水、ブラックコーヒーか紅茶。空腹時のエクササイズをする
最初の食事：「チーズ風味」スクランブルエッグ（レシピページ）、多めのサツマイモ、アボカド半分

**軽食**：低糖質のビーフジャーキー、ボトル入りコンブチャ
**夕食**：グルテンフリーの超ぱりぱりバッファローチキンウィング（レシピページ）、緑の葉物野菜の炒めもの

## 土曜日

**朝**：水、ブラックコーヒーか紅茶
最初の食事：卵3個を使ったスクランブルエッグに野菜を添えたもの
**軽食**：栄養酵母《ニュートリショナル・イースト》を振った放牧豚の皮揚げ
**夕食**：大盛り「オイルがけ」サラダ、イワシの缶詰

## 日曜日

**朝**：水、ブラックコーヒーか紅茶
最初の食事：緑の葉物野菜の炒めものにポーチドエッグをのせてEVOOをかけたもの
**軽食**：塩を振ったアボカド1個、少量のナッツ類
**夕食**：抜く

## ナッツミルクを選ぶときの注意点

無糖のナッツミルクは、ジーニアス・プランでは承認している。ただし必ず、乳化剤として非常によく使われるポリソルベート80とカルボキシメチルセルロースを含まないものを選ぼう。こうした乳化剤は、加工食品の口当たりを滑らかにするために使われるが、動物モデルを使った実験では、腸を介して炎症と代謝の機能障害を誘発するという結果が出ている。そのため、脳に害が及ぶ可能性は捨てきれない。乳化剤の危険性については第7章を読んでほしい。

## オーガニックを選ぶ

できるかぎりオーガニックの食品を選ぼう。値段が高いから無理だと言うなら、「環境ワーキンググループ（EWG）」による最新の「ダーティ・ダズン」と「クリーン・フィフティーン」を見てほしい（EWGは毎年、新しいリストを公表している）。これは、従来の栽培法による作物のうち、残留農薬が非常に少ない作物（クリーン）と、非常に多い作物（ダーティ）をリストアップしたものだ。本書を執筆している時点のリストにならい、脳を最適化する食品を次ページにざっと分けてみた。

| ダーティ（必ずオーガニックのものを選ぶ） | クリーン（オーガニックでなくてもよい） |
|---|---|
| ケール | アスパラガス |
| コラードの若葉 | アボカド |
| ホウレンソウ | キャベツ |
| イチゴ | カリフラワー |
| キュウリ | タマネギ |
| ピーマン | ナス |
| チェリートマト | |

## あなたの皿を征服するのは？

野菜と動物性タンパク質の食事をとる場合、量という点では野菜が多くなり、カロリーという点では脂質が多くなるだろう。野菜を大量に食べたとしても、カロリーの摂取量はたいして増えないからだ。1日のカロリー摂取量のほとんどは脂質が占めるだろうが、皿の面積のほとんどは、カラフルで繊維質たっぷりの野菜が占めているはずだ。野菜をたくさん食べれば、調理の過程で発生する（たとえば肉のなかの）酸化を促すフリーラジカルが血液中に入りこむ前に中和される。

## 飼育の状態にこだわる

家畜にとって、現地の農場で自分の好きな食べ物を与えられて育つのは幸せなことであり、健康的でもある。生産者の多くは、その家畜にとって「悪い日は1日だけ」、つまり不幸なめに遭うのは食肉として解体されるその日だけになるように、愛情を注いで大切に育て、それを誇りにしている。これは現代の家畜のほとんどが狭いケージに押しこまれ、不健康な飼料を与えられ、屋外にはほとんど出してもらえず、仲間との交流さえない、といった惨めな一生を送る現実とはあまりに対照的だ。人類の進化という点では、動物を食べることは欠かせない要素だったかもしれないが、「人道的であること」も人間には欠かせない要素だ。そして都合がいいことに、人道的な選択は、あなたにとっても環境にとっても健康的な選択だ。

その動物にとって「悪い日は1日だけ」であることが保証されている肉を食べる――このルールを固守することを私は提案したい。

## 毎日食べる大盛り「オイルがけ」サラダ

あなたの食生活の基本の1つは、毎日1回、大盛りのサラダを食べ、それに加えて身体にいい脂質とタンパク質をたっぷり摂ることだ。健康のためにはサラダを食べろだなんて、ずいぶん大ざっぱな感じがするかもしれないが、**毎日大盛りのサラダを1回、必ずメニューに組み入れよう、と決めれば、脳は植物性のさまざまな栄養素と食物繊維によって強化される。**しかも、エクストラバージンオイルが口に入るための最適の乗り物は、サラダをおいてほかにない！

昼食であれ夕食であれ、どんなサラダも脳（と腸内細菌）を育てる新たな機会だ。特大のマイ・サラダボウルを決めたら（できるだけ大きいものを選ぼう。私は食べながらカラフルな色合いがよく見えるガラス製が好きだ)、街に出かけよう。ベースとなる野菜は、栄養価の高いものを選ぼう。色味の薄い玉レタスは栄養価が低く、水分がほとんどだ。それよりも濃い緑の葉物野菜を買い求めよう。お勧めは、ホウレンソウとケールだ。この2つを使ったサラダのレシピを紹介しよう。これをもとに、自由にアレンジしてほしい。

**▼ケール、キュウリ、薄くスライスしたハラペーニョ、生のブロッコリー、ヒマワリの種、アボカド、グリル焼きチキン、エクストラバージンオリーブオイル、バルサミコ酢、塩、コショウ、レモン**

**▼ホウレンソウ、ルッコラ、トマト、ピーマン、チアシード、アボカド、グリル焼きの子エビ、エクストラバージンオリーブオイル、バルサミコ酢、塩、コショウ、生のニンニクのみじん切り、レモン**

サラダづくりのいいところは、ルールがないことだ!　できるだけいろいろな種類を盛り合わせて、オリーブオイルをたっぷりかけよう。オイルを合わせることで、たくさんの栄養素(脳の処理スピードを上げるカロテノイドなど)が吸収されやすくなる。**ポイントは、毎日1回、大盛りのサラダを食べること。身体のためになるアレンジの幅は広い。**

## 乳製品をどうするか？

世界の成人の75パーセントは、乳糖不耐症だと考えられている。近年、ハーバード大学の公衆衛生大学院は、自ら提唱する「健康的な食事プレート」で乳製品を格下げした。では乳製品を控えると、どんな利点があるのか？

乳タンパク質は、インスリンの分泌を誘発するという点では、精白パンと同じだ。進化という観点では、新生児の体重を増やすのに役立っていると考えられる。だがウシの乳タンパク質は、体内で「カソモルフィン」というモルヒネに似た成分に代謝される。このカソモルフィンは、腸の炎症を誘発すると考えられている。また、神経伝達物質と影響し合い、頭痛や精神運動の発達の遅れ、自閉症、一型糖尿病と関わりがあるといわれている[3]。

**標準的な脳に牛乳が直接およぼす影響については、まだ科学的な裏づけがあるものはない。**だが、ある一連の研究について、ここで触れておきたい。牛乳は血中の「尿酸」という物質の濃度を下げる。この尿酸値がかなり上がると通風になるが、正常値の場合は脳に強力な抗酸化作用を発揮し、特にパーキンソン病の予防効果があるという。牛乳の摂取も、尿酸値の低下も、パーキンソン病の発症リスクの上昇と関係がある。そのため、尿酸値を上げればパーキンソン病の進行を抑えられるかどうか、研究が進められている。

こういった理由から、**私はバターとギー以外の乳製品を勧めない。だが、あなたが牛乳に敏感な体質でなく、ときどきは摂りたいなら全脂肪の製品を選ぼう。**

## 偽物のグルテンフリー食品を避ける

グルテンが含まれる食品の代わりに、加工度の高いグルテンフリーもどきの食品（ほとんどのグルテンフリーのクッキーやパン製品）を食べることにならないよう注意しよう。このような食品は、加工度の高い穀物の粉と精製糖でつくられていることが多い。そのため血糖値を大幅に上げてしまい、非セリアック病の人がグルテンフリーの食品を食べる利点を、すべてではないにせよ無効にしてしまう。しかも酸化しやすい多価不飽和脂肪酸が含まれていることが多く、動脈のフリーラジカルの連鎖反応につながる可能性もある。**必ずグルテンが含まれていない食品を選び、本物に似せてつくられた食品は避けよう。**

## 酒類は飲んでもいい？

研究によると、適度の飲酒（アメリカでは男性は1日2杯まで、女性は1杯まで）は、健康にいいという。**とはいえエタノール（これが「酔い」をもたらす）は神経毒で、脳の健康という観点でいうと、科学は楽観視していない。**30年にわたる研究によって、たとえ適度（週に5〜7回の飲酒）でも、まったく飲まない人と比べると海馬の萎縮のリスクが3倍になることがわかっている。[4]

人とのつき合いの潤滑油やストレス緩和といった面で、適度な飲酒の効果はあなどれない。

理想的な世界なら、誰もがストレスに対処する健康的なメカニズムを備えており、酒を飲むとしても、せいぜい週に1〜2杯たしなむ程度だろう。だが、私たちは陽気に森を駆けまわったり、日がな1日ベリーを摘んだりして、何のストレスもなく生きているわけではない。私としては、飲酒は控えることを勧める。だが、**あなたが酒を飲むことを選んだ場合のために、できるだけ脳に害がおよばないような飲み方のヒントをいくつか挙げておこう。**

▼ **必ず酔いを覚ましてから就寝する。**アルコールは睡眠の質をかなり低下させ、眠っているあいだに分泌されるさまざまなホルモン、特に成長ホルモンに影響をおよぼす[5]。

▼ **「1対1」ルールにしたがう。**グラス1杯の酒に対して、必ずグラス1杯の水を飲もう。アルコールは腸を刺激して炎症を誘発し、一旦ダメージを受けると水分の吸収が妨げられて下痢が起きる。

▼ **グラスの水に少し塩を振る。**アルコールには利尿作用があり、ナトリウムなどの電解質の排出を促す。失われた塩分を補うため、グラスの水にほんの少し塩を足そう。

▼ **酒は赤ワインや辛口の白ワイン、蒸留酒《スピリッツ》に限定する。**スピリッツを「オン・ザ・ロック」にしたり、炭酸水で割ったり、ライムを搾ったりして飲む。ジュースや炭酸飲料など、糖質が含まれる飲み物で割るのは絶対にやめよう。

▼ **空腹のときに飲む。**かなり物議をかもしそうなアドバイスだが、胃が空っぽの状態で酒

を飲むと、肝臓が消化のプロセスに邪魔されないので、より効率よくアルコールを処理できるようだ。アルコールはLDLのリサイクルを妨げ、食後のトリグリセリド（血中の脂質）を急上昇させる。酒は夕食の最中ではなく食前、あるいは食後に飲もう。ただし胃が空っぽだと酔いがまわりやすいので、注意してほしい。

▼**グルテンを含む飲み物は、ダブルパンチを食らう可能性があるので避ける**。グルテンは腸の透過性を高める場合がある。そのためグルテンを含むアルコール飲料は、腸のバリアの緩みを悪化させるかもしれない。**そこのビール好きさん、あなたのことですよ。**

## 薬のキャビネット

**いつまでも健康でいられるように、また、その時々の体調やパフォーマンスを万全に整えるには「細かいところまで十分に気を配る」必要がある。**となれば、洗面所のキャビネットには人体に安全なものを揃えておかなければならない。次のように、ちょっとしたことを変えるだけでも、大きな安心につながるだろう。

▼**アルミニウム不使用の制汗剤に変える**。多くのデオドラント剤にはアルミニウムが使われている。研究では、アルミニウムの過度の取り込みと、認知症の発症リスクの増加に

は強い関連性が見られるという。まだ明確な因果関係は示されていないものの、わざわざ危険を冒す必要はない。

**代替案：デオドラントは、アルミニウム不使用のものを買う。**あるいはココナッツオイル（選択的な殺菌作用がある）と重曹で自家製の制汗剤をつくる。

▼**痛みを鎮めるための非ステロイド性抗炎症薬（NSAID）を頻繁に使わない。**近年、イブプロフェンやナプロキセンなどのNSAIDの常用と、心血管イベント（心臓発作や脳卒中）の増加には関連性があるといわれている。こうした薬は疼痛《とうつう》や強い痛みを緩和するためによく使われるが、細胞のミトコンドリアを「攻撃」してエネルギーをつくる働きを低下させ、活性酸素種（フリーラジカル）の生成を促すともいわれている。そしてこの流れは、心臓の細胞で発生することがわかっている。また、こうした薬は血液脳関門を簡単に通過してしまう。

**代替案：クルクミンを摂る。**クルクミンには抗炎症作用があり、痛みを和らげる効果がある。またオメガ3系脂肪酸のEPAにも強い抗炎症作用があるため、こちらも役に立つ。

▼**アセトアミノフェンを長期的に服用しない。**アセトアミノフェンも市販されており、鎮痛剤としてよく使われる。この薬は、脳にとって大切な抗酸化物質であるグルタチオンの産生を減らす作用がある。

**代替案：クルクミンかEPAを摂る。**

**▼抗コリン薬の服用をやめる（詳しくは第8章を参照のこと）。** 通常、抗コリン薬はアレルギー症状の緩和や睡眠導入薬として使われるが、学習と記憶の神経伝達物質であるアセチルコリンの働きを阻害する。

**代替案：抗コリン薬を処方されている場合は、医師とよく相談する。**

**▼プロトンポンプ阻害薬（PPI）などの胃酸分泌抑制薬は捨てる。** こうした薬は胃酸の逆流を防ぐために使われることが多いが、本来の消化の働きに手を加えるため、ビタミンB12など必須の栄養素の吸収が妨げられて、結果的に認知障害や認知症のリスクが増す可能性がある。

**代替案：炭水化物の摂取量を減らせば、胃酸の逆流を軽減できるので薬も必要なくなる。**[6]

**▼必要がないかぎり広域抗生物質の使用を避ける。**

**代替案：狭域抗生物質を処方してもらえるよう医師に相談する。**

## 2週間で、キャッシュを空にする

さて、これでキッチンと薬棚から不要なものが一掃され、脳を強化する食品のストックも済んだ。それでは、ジーニアス・プランの最初の2週間を始めよう。

**最初の週は、あなたの食生活からジャンクフードを追放し、認知機能を高めて脂肪を燃焼させる食品を摂ることに的を絞る。**まず追放するものは、生物学的には人間にまったく必要のないものだ。つまり加工食品、精製した小麦や穀物を含む食品、種子や穀物のオイル、添加糖（が入っている飲み物も！）は、すべて断たなければならない。

こうしたものを食生活から遠ざけることにより、ほとんどの西洋人が過剰に摂っているカロリーを排除できる。こういったカロリーは、極悪な「超加工」食品に由来するカロリーだ。このような食品を食べると、すばやく消化されて血糖値が急上昇する。そして、それを下げるためにインスリンが大量に分泌され、今度は血糖値が急降下し、それによって疲労感が生じる。あなたは最初の1週間で、このような食品を永久追放しなくてはならない。

そして、その第1週目から超低炭水化物食を始め、それを2週目まで続ける。超低炭水化物食では、グルテンを含まない穀物、マメ科の植物、そのほか塊茎や甘い果物など糖質が豊富な植物をすべて断つ。これは代謝を「工場出荷時の設定」にリセットし、炭水化物を燃料として燃やしていた身体から、**脂肪を燃料として燃やす身体に変えて代謝の柔軟性を取り戻すための重要な段階だ。**この慣らし期間では、身体に必要な食物繊維が含まれている炭水化物や低糖の果物も断つことになる。この超低炭水化物の段階では、炭水化物の正味の摂取量（炭水化物の総重量から食物繊維の重量を引いたもの）を1日あたり20～40グラムになるように調整しながら、主に非デンプン質の緑の葉物野菜を摂取しなくてはならない。最初は炭水化物の量が少ないほどいい。だが、心配はいらない。3週目からは、活動レベルを維持するため、再び炭水化物を摂取できるようになる。

また、この2週間のあいだに、あなたのオメガ3系脂肪酸とオメガ6系脂肪酸の割合は均等になりはじめる。これは生物学的に適切な状態で、根気強さや集中力が改善し、精神的にも安定してくるだろう。食物繊維の摂取量が増えるため、**2週目が終わる頃には消化の機能が改善し、ぐっすり眠れるようになるはずだ。**近年の研究では、食物繊維の摂取は睡眠の質を向上させ、特に徐波睡眠の時間が増えることがわかっている。[7] 徐波睡眠のあいだに、成長ホルモンの分泌がピークに達し、脳はその日にたまった老廃物を掃除する。目覚めたときには、ぐっすり眠れたと感じ、頭もすっきりしているはずだ。

**この段階では、コーヒーを1日1〜2杯飲むのはかまわないが、それ以上はご法度だ。**コーヒーには脳を守るたくさんの成分が含まれており、近年の研究では好意的な評価を得ている。それでもやはり、コーヒーには中枢神経系を刺激する作用があり、交感神経（闘争か逃走か）と副交感神経（休息と消化）の自然なバランスを崩してしまう可能性がある。睡眠が妨げられないように、午後2時以降はコーヒーを飲むのを控えよう。カフェイン耐性をリセットする方法として、ひと月のうち、1週間だけノンカフェインのコーヒーに換えてみるのもいいだろう。たぶん、あなたはその違いに気づかないだろう。だが、変化は意識下で起きる。そのパワーを甘く見てはいけない！

## Column　低炭水化物食で起きる「風邪症状」の予防

初めて低炭水化物食を始めると、薬物依存から抜けだすときのような禁断症状が現れる人がいる。それまでは、血糖値が下がると炭水化物を補給することで「自己治療」していたかもしれない。だが、そんなことをしても、単に悪循環を助長するだけだ。実は、こんな対策がある。身体が脂肪燃焼メカニズムに適応してきたら、ココナッツオイルかMCTオイルを摂ると、脳がブドウ糖をエネルギー源として取り込まなくなるかもしれない。最初の2週間の低炭水化物食の段階で、ココナッツオイルかMCTオイルを1日あたり大さじ1〜2杯摂ることを勧める。ただし摂りすぎると胃の具合が悪くなることがあるので、少しの量から始めよう！

また、インスリンの分泌量が下がると（この時期に起きる）、腎臓がナトリウムを排出して、「風邪症状」がさらに悪化する。この場合は、塩分の摂取量を増やすといいだろう。これはよく見落とされがちな要素で、詳しい内容は第6章で解説している。基本的には、炭水化物の制限をスタートさせた1週目を快適に過ごすには、1日あたり最大2グラムのナトリウム（およそ小さじ1杯の塩）が必要かもしれない。2週目からは、1グラム（小さじ2分の1杯）に減らしてよい。

## 15日目からは、再び炭水化物を戦略的に組み入れる

この時点で、あなたは超低炭水化物、高食物繊維の食生活を2週間続けている。そして代謝は、脂肪を燃料として燃やす状態に適応しているだろう。ここで週に数日、高炭水化物・低脂肪食を「再供給」する（詳しくは「炭水化物をカスタマイズする」参照）。**炭水化物とインスリンはけっして悪者ではない。単に現代人が過剰かつ間違った炭水化物の摂り方をしているにすぎない。この炭水化物を戦略的に食事に組み入れることには、2つの目的がある。**1つは、筋肉にグリコーゲン（糖）を補給すること。もう1つは、低炭水化物食を続けたことで低下したホルモンの分泌量を上方制御することだ。これには、代謝の調整役のレプチンも含まれる。

### 炭水化物をカスタマイズする

体型や遺伝的な違いに幅があることをふまえ、次の大まかなガイドラインを使って、あなたの代謝に最適な炭水化物の摂取量を探ってほしい。

## 炭水化物の摂取（段階）

**①超低炭水化物／ケトン食（初日から14日間）**

▼1日あたりの炭水化物の摂取量は20～40グラムに抑える。

▼最初の10日から14日目までこの量を守り、グリコーゲン（貯蔵された糖）を使い果たして、脳を脂肪燃焼モードに適応させる。

▼もし減量のために、これまでずっとこのような食べ方をしているのなら、週1回の高炭水化物の再供給を始めよう。つまり週1回、筋肉のエネルギー源の貯蔵を補充するために、デンプン質が豊富な食品を食べてもいいということだ（低脂肪食を維持しながら）。決まった数字はないが、目安となる炭水化物の摂取量は100～150グラムだ。

**②（超）低炭水化物食（14日後）**

▼1日あたりの炭水化物の摂取量は、50～75グラム。

▼体重を維持しながら軽い運動を行う人は、このレベルを保持しよう。

**③オプション：炭水化物のサイクル**

▼ この段階では、高負荷のトレーニングをしたあとで炭水化物の摂取量を増やすことができる（無酸素運動については、第10章と次の項目を参照）。

▼ 1日あたりの炭水化物の摂取量は75〜150グラム。

▼ この量でも、平均的なアメリカ人の食事に比べれば少ない。低炭水化物食の日と高炭水化物食の日をミックスすることで、トレーニングや筋肉をつけるための燃料を補給し、体脂肪を落としながら筋肉量を維持することができる。

**高負荷のトレーニングの日には、運動後に100〜150グラムの炭水化物を摂取し、脂質の摂取量を減らす。** グリコーゲンを使い果たすトレーニングには、いろいろな動きを混ぜた、さまざまな高負荷の運動がある。具体的には、筋肉群ごとに40〜70の反復運動、トレーニング1回につき2〜3筋肉群で、バーベルスクワット、デッドリフト、プルアップ、プッシュアップ、ベンチプレス、ランジ、ディップなどを行う。ウエイトリフティングをするのが初めてなら、経験豊富なトレーナーと一緒に行うことを勧める。

**タンパク質の摂取**

▼ 体重0.5キロあたり0.5グラムから始める。体重を減らしたり増やしたりする場合、あるい

は高負荷のウエイトトレーニングをする場合は、0.5キロあたり0.8グラムまで増やせる。

## 食事のタイミングと回数

▼**トレーニング前には炭水化物は少なく摂り、トレーニング後はたくさん摂る。**
▼インスリンスパイクが長引くのを避けるため、炭水化物を1回の食事に集中させる。
▼1日に2～4回食事をとる。

## ファスティング

▼摂食の時間枠を選び（たとえば男性なら8時間、女性なら10時間）、朝食を抜くことを検討する。
▼さまざまな方法を試して、どれがいちばん効果的か確かめる（第6章と第10章でいくつか紹介している）。
▼断食の最中は必ず水分を十分に摂り、塩分などの電解質も摂る。

## 1週間のサンプル

| | エクササイズ | 炭水化物の摂取量 | 食事の回数 |
|---|---|---|---|
| 月曜日 | 筋力トレーニング | 150グラム（高炭水化物） | 3回 |
| 火曜日 | ヨガ、ウォーキング | 20〜40グラム（低炭水化物） | 3回 |
| 水曜日 | サイクリング | 20〜40グラム（低炭水化物） | 3回 |
| 木曜日 | 筋力トレーニング | 150グラム（高炭水化物） | 3回 |
| 金曜日 | ヨガ | 20〜40グラム（低炭水化物） | 3回 |
| 土曜日 | 公園で短距離走をする | 75グラム（低〜中炭水化物） | 2回 |
| 日曜日 | 長距離のハイキングかウォーキング | 20〜40グラム（低炭水化物） | 2回 |

## Column　炭水化物を補給する方法とタイミング

最初の2週間が過ぎたからといって、必ずしもデンプン質を摂りはじめる必要はない。あなたが肥満、もしくはインスリン抵抗性がある場合、まずは体重を落として代謝の柔軟性を取り戻すために、厳しい糖質制限（正味の炭水化物の摂取量は1日あたり20〜40グラム）を続けなくてはならないかもしれない。**この場合、インスリンの感受性を高めること（つまり空腹時のインスリン値と血糖値を下げること）が目標であり、実験的に高炭水化物の食品を再供給するのはそのあとだ。**

代謝が正常に働き、脂肪燃焼モードにも適応しているなら（脂肪燃焼モードと、それがどんな状態かについては第6章を参照）、運動のあとで、ときどき高炭水化物・低脂肪の食事をとるのは有益かもしれない。たとえば、高強度のエクササイズをしたあとで炭水化物を摂ると、パフォーマンスが向上する。通常、細胞はブドウ糖を細胞膜の表面まで運ばせるためにインスリンを必要とするが、高負荷のトレーニングをした直後は筋肉がブドウ糖を吸い込むスポンジと化し、インスリンを必要とせずにブドウ糖を血液から取り込める。このときの炭水化物は脂肪として貯蔵される可能性は低く、すぐに脂肪燃焼モードに戻ることができる。結果的に筋肉量が増え、代謝が全般的に上がり、カロリーの摂取量が増えても脂肪がつきにくくなる。

熟して斑点ができたバナナ、ベリー類、白米、玄米、デンプン質の野菜、低糖質の果物は、炭水化物の再供給に最適だ。正味の炭水化物の摂取量が75〜150グラムなら、脂肪燃焼モードを損なわずに同化作用を促せるかもしれない（これでも、1日300グラムを超えるアメリカ人の標準的な炭水化物の摂取量よりは、はるかに少ない）。個人個人でいろいろ試してみる必要はあると思う。だが、こうした炭水化物は、脂肪の貯蔵を最小限に抑えるため、運動を行う前後のタイミングで摂取するように心がけよう。高炭水化物の再供給は、トレーニングの進み具合によって週に1回〜数回行える。

注意点：炭水化物の再供給は科学的には議論の余地があるものの、たまにインスリンスパイクが起きても害はなく、むしろ同化作用の活性、テストステロンや甲状腺機能、筋肉の維持にとっては重要だと思われる。だが、一日に何度も炭水化物を摂ってインスリンの分泌を急激に増やし、そのたびにインスリンスパイクが起きるのは避けたい。

## この章のまとめ　FIELD NOTES

ここまでで、主な説明は終わり。映画業界ふうに言えば、「これでクランクアップです」。

あなたが本書を読んで、私が調べたことや書いたこと、実行に移したことをすべて学んでくれたら嬉しく思う。ポール先生との共同作業も、すばらしい経験だった。

忘れないでほしいのは、栄養学は絶え間なく進化する科学だということだ。そこに白か黒かの真実はめったにない。人生では、特にインターネット上では、人々の栄養学に対する信念は宗教的なレベルだ。だが、科学というものは冷静だ。疑問を抱き、その答えを探求するメソッドだ――たとえ、その答えが耳を塞ぎたくなるようなものでも。あなたには自分自身の真実を探してほしい。自分の思い込みに挑むことを習慣にして、権威を怖れず、あらゆるものを疑ってほしい――この本に書かれていることでさえも（これも含めて）。

私は、あなたが本書を読んでくれたことを光栄に思う（そして友だちや愛する人に本書を勧めてもらえたらと思う。それこそが究極の称賛だ）。私は楽しみながら、そして興味を持ちながらリサーチを進め本書を執筆したが、それもすべて私の母が以前の状態に戻るかもしれないという望みに突き動かされた結果だ。この本を書いたのは、みんなの気持ちを楽にし、苦しみを減らしたいという目的にほかならない。その意味で、無駄なことは何ひとつなかった。

さて、ここに記した発見の数々をあなたが受け取り、あなた自身の健康の物語を書いてくれることを願っている。

# 第12章　サプリメントとレシピ

## サプリメント

### 魚油《ぎょゆ》（EPA／DHA）

魚油よ、どれほどあなたを愛していることか――この思いはとても言い尽くせない。高品質の魚油のサプリメントには、オメガ3系脂肪酸のEPAとDHAが豊富に含まれている。そして食生活に魚油を加えることは、**脳の健康と正常な働きを得るための何より強力な第一歩になる。**私は旅行のときには必ず魚油のサプリメントも持って出かけ、脂質の多い魚を食べる日だけは摂らないようにしている。魚油のサプリメントを選ぶときの重要な目安は、オイルの総量ではなく、必ずEPAとDHAの量を見ること。たとえば、そのサプリメントの魚油の含有量が1000ミリグラムだとして、そのわりにEPAとDHAの量が少なければ品質は低い。

**摂取量の目安**　1日あたりDHAなら500ミリグラム前後、EPAなら1000ミリグラム前後を魚油か脂質の多い魚から摂る。魚油は新鮮さを保つために冷蔵庫で保管する。

## ビタミンD3

**近年のメタ分析によると、認知症の要因となる環境リスクのうち最もエビデンスが強かったのはビタミンDの欠乏だった。**ビタミンDが欠乏すると、トリプトファンからセロトニンをつくる働きが損なわれ、脳のセロトニンの濃度が低下する可能性がある。そしてセロトニン濃度の低下は、うつ病やブレインフォグにつながる。

ビタミンDは、日光のUVB波を浴びると体内で生成される。現代人のほとんどは室内で過ごす時間が多いため、皮膚が日光にさらされる時間が限られている。つまり体内のビタミンDの濃度は低いと考えられる。また、ビタミンDを合成する力には個人差がある。若者は、高齢者よりもビタミンDの合成量が多い。たとえば70歳の人が日光を浴びて合成されるビタミンDは、20歳の人の4分の1だ。肌の色素が濃い人もビタミンDの合成量が低くなる（肌の色を濃くするメラニンは、進化の過程で得た自然の日焼け止めだ）。となると、北の地域に住む有色人種は、ビタミンDの補給が必要かもしれない。

また肥満の人の場合、ビタミンDは脂溶性なので脂肪細胞に蓄えられ、利用しにくくなる。

ほかの脂溶性のビタミン（たとえばビタミンE）も同様だ。過体重や肥満の人が標準体重の人と同じくらい日光を浴びてもビタミンDが不足しがちなのは、このためかもしれない。アメリカでは肥満が蔓延しているが、10代の若者と成人の4分の3がビタミンD不足だと推定されていることと無関係ではないかもしれない。

サプリメントを摂るときには、血液中のビタミンDが過剰になる場合もあるので注意してほしい。ビタミンDは、カルシウムの吸収を促す。ビタミンDの有害な影響は「高カルシウム血症」、つまり血液中にカルシウムが過剰に存在してしまうことだ（後述するビタミンK2を参照）。これは、動脈の石灰化や腎臓結石につながる。その一方、日光を浴びてもビタミンDが過剰につくられることはない。ただし日光浴の際は、きちんと日焼け対策をして、肌を焼きすぎないように注意してほしい。

ビタミンDの理想的な濃度について一致した見解はないが、血中濃度を40〜60ng／mℓに保つことによって、事故以外の全死因死亡率が最も低くなるという。ビタミンDの濃度は、通常の血液検査で簡単に調べることができる。米国内分泌学会（ビタミンDは骨だけでなく、身体全体にとって重要な栄養素だと見なしている）によると、現代のアメリカ人のビタミンDの血中濃度は、30ng／mℓを下まわっているという。

**摂取量の目安**　ビタミンD3を1日あたり2000〜4000IU摂る。半年ごとに医師のもとで血液検査を受け、40〜60ng／mℓの範囲にあるかどうかチェックしてもらうことを勧める。

## 葉酸、ビタミンB12、ビタミンB6

ビタミンB9（葉酸）やビタミンB12（コバラミン）などがあるビタミンB群は、正常な神経機能や貧血（赤血球の減少）防止のためには欠かせない。そして緑の葉物野菜の利点のところで述べたように、葉酸は「メチル化」と呼ばれる反応に関わっている重要な栄養素だ。**葉酸（とB12）を適切に摂っていれば、ホモシステインという毒性のアミノ酸の血中濃度を低く保つことができる。**ホモシステイン値は血液検査で簡単に調べられるが、この数値が高い人は多く、世界の65歳を超える人口の30パーセントが高ホモシステイン血症を発症しているという。[1]ホモシステイン値が高いと、認知機能が低下するほか、認知症や心臓発作、脳卒中のリスクが2倍になるという。また脳が萎縮する確率も、正常値の人より10倍も高くなる。[2]だが葉酸やB12、B6などのビタミンB群を摂取すれば、正常で健康的なレベルを保てる。

実は、多くの人がそれと気づかずに葉酸を補給している。というのも、パンやマルチビタミンなど幅広い食品に、人工的につくられた葉酸が添加されているからだ。ところが残念なことに、多くの人にはMTHFR（メチレンテトラヒドロ葉酸還元酵素）遺伝子の変異があるため、この人工的な葉酸を「メチル葉酸塩」という活性化された葉酸に変換できない。この場合、さまざまな問題につながるが、そのなかにはホモシステイン値が上がるという問題も含まれている。

**ビタミンBを補給するなら、たくさん摂るのは避けよう。絶対というわけではないが、過剰摂取を避けることはサプリメントの常識だ。事実、B12が欠乏している人が葉酸を摂りすぎると、脳の老化を加速させる可能性がある。**だが、どちらも最適な量を摂れば望ましい保護効果が得られる。健康的なバランスを確保するために、葉酸が豊富な野菜と、B12が豊富な卵黄や牛肉、鶏肉、サケ、イワシを共に摂ろう。

**摂取量の目安　食品からビタミンB群を摂ることを心がけよう。**また、医師にホモシステイン値と葉酸値、B12値を調べてもらおう。Bのレベルが低い、あるいはホモシステインのレベルが高い場合は（9μmol／L未満が理想的で、一般的には低いほうがいい）、サプリメントを摂ることも検討しよう。その場合、1日あたりの摂取量は葉酸（メチル葉酸塩かメチルテトラヒドロ葉酸）が400マイクログラム、B12（メチルコバラミン）が500マイクログラム、B6が20ミリグラムだ。

## ビタミンK2

ビタミンK2は、必須の栄養素だ。これは骨の健康維持に関わっており、カルシウムが必要な場所（骨や歯など）に沈着させ、必要がない場所（動脈や腎臓など）には沈着させないようにしている。一部の医師も含め多くの人は、このK2と血液の凝固に関わるビタミンK1を混同している。だがK1が不足することは珍しい上、不足すると血が止まりにくかったり青痣ができやすかったりするために発見されやすいが、K2の不足は一般的で、残念ながら表面的には判断できない。ビタミンK2の摂取は、ガンの発症率の低下、インスリン感受性の向上、脳の正常な働きなどと関連している。

**摂取量の目安**　1日あたり50〜100マイクログラムのビタミンK2（MK-7）を摂る。

## ウコン

ウコンは、何千年にもわたってアーユルヴェーダ料理に使われてきた根茎だ。この植物には、注目すべき2つの成分が含まれている。1つは、抗炎症作用のあるポリフェノールのクルクミン。もう1つは芳香性ターメロンで、これは脳の幹細胞の増殖を促してくれる可能性がある。ウコンを料理で使い、傷みや炎症を抑えたいときにも摂ることを勧める。

**摂取量の目安：**必要に応じて500〜1000ミリグラムのウコンを摂る。**吸収率を高めるピペリン（黒コショウの成分）が含まれている製品を選ぶこと。**ウコンの根茎エキス（フィトサム）は、吸収率がより高いといわれている。

## アスタキサンチン

通常、アスタキサンチンはオキアミ油に含まれている。天然のサケやピンクフラミンゴが赤みがかっているのは、このアスタキサンチンによるものだ。アスタキサンチンの抗酸化作用の研究は限られているが、私は毎日の食事に取り入れるだけの見返りはあると断言する。**アスタキサンチンは、身体全体にさまざまな効果をもたらす。たとえば認知機能を高める、皮膚を日焼けによるダメージから守る、美肌をつくる、目を保護する、炎症を軽減する、血中脂質の数値を正常にして心血管疾患を予防する、強力な抗酸化作用を発揮してフリーラジカルを除去する、といったことだ。**こうした効果のいくつかは、DNAの損傷や老化ストレスから守るFOXO3のような遺伝子を上方制御することによって促されるという。私は毎日アスタキサンチンを摂っている。ほかのカロテノイドと同様、アスタキサンチンも脂溶性なので、必ず脂質を含む食品と一緒に摂ろう。

**摂取量の目安**　1日あたり12ミリグラムを、脂質を含む食事や軽食とともに摂る。

## プロバイオティクス

プロバイオティクスの研究分野はまだ新しく、日々進化している。私はプロバイオティクスを含む食品（キムチやコンブチャなど）を摂っているが、あなたがこういった食品を食べたくないのなら、プロバイオティクスのサプリメントを摂るというのも1つの選択肢になるだろう。

**摂取量の目安**　サプリメントを選ぶときは、菌株の種類が多く（腸には無数のさまざまな菌が住んでいる！）、コロニー形成単位（ＣＦＵ）が50億～１００億のものを探そう。またプロバイオティクスは、プレバイオティックファイバーを含む食品と一緒に摂ろう。それによって、微生物が腸内の厳しく競合的な環境に「根を下ろす」ことができる。

## Column　人間が知らなくてクジラが知っていること
### ——魚油ＶＳオキアミ油

体脂肪のほとんどは、脂肪酸が結合したトリグリセリドで形成されている。一方、神経細胞などの細胞膜を形成しているのは、トリグリセリドではなくリン脂質だ。たいていの魚油のサプリメントのDHAとEPA、つまりオメガ3系脂肪酸の型はトリグリセリドだが、オキアミ油のオメガ3系脂肪酸は、細胞膜と同じリン脂質だ（オキアミ油は、クジラの餌となる微小な無脊椎の甲殻類からつくられる）。

オメガ3系脂肪酸の補充によって脳の働きを改善できるかどうかを調べる研究では、たいてい魚油が使われる。だが最近の研究によれば、オキアミ油がより優れた、より吸収しやすいDHAを供給してくれるかもしれないという。つまり、神経細胞膜にすばやく取り込まれるのだ。またオキアミ油には、コリンやアスタキサンチンなど必須の栄養素もたくさん含まれている。コリンは、神経伝達物質であるアセチルコリンの前駆体だ。そしてアセチルコリンは、記憶機能の正常な働きに欠かせない物質だ。アスタキサンチンは脂溶性で、強力な抗酸化作用がある。

では、魚油ではなくオキアミ油を摂ったほうがいいのだろうか？　最も賢明な選択は、トリグリセリドとリン脂質両方のタイプのEPAとDHAが含まれる天然魚を食べることだ。また魚卵（キャビアや、寿司に使われる「いくら」や「とびこ」）も、リン脂質結合型のオメガ3系脂肪酸がたっぷり入ったごちそうだ。費用を気にせずにサプリメントを選ぶなら、トリグリセリド型の魚油に加えてオキアミ油も摂るのが万全だろう。費用や手間が問題なら、高品質のトリグリセリド型の魚油にするといいだろう。

## Column　ビタミンD3はアンチエイジングのビタミン？

私たちは太陽の下で進化してきた。そして、ビタミンDという化学物質に生物学的に依存するようになった。ビタミンDは、人体の約1000の遺伝子の発現を制御している。この数は、ヒトゲノムに含まれる遺伝子の約5パーセントにあたる。ビタミンDは驚異のビタミンであるかのように言われるが、じつのところ、これはビタミンではなく、日光の暴露に依存しているホルモンだ。

ビタミンDの数多い仕事のなかには、炎症による反応を軽減したり、細胞を老化による損傷から守ったりすることも含まれている。実際に、ビタミンDの血中濃度が40～60ng／mLの女性は、同年代の女性に比べて、かなり長いテロメアを持っているという。テロメアはDNAの損傷を防ぐ物質で、通常は年齢とともに短くなる。そして年齢に関わらず、長いほどいいとされている。

一卵性双生児の女性たちを対象にした研究によると、ビタミンDのレベルがかなり低い女性はテロメアが短く、生物学的な老化が5年早かった。これは「健康的な」老化が、特性（遺伝子）の問題なのか、育ち方（環境）の問題なのかを理解する鍵となる。つまり双子には同じ特性（同じ遺伝子）が備わっているが、ビタミンDのレベルが低いほうは、顕微鏡の下では生物学的に年老いていたのだ！

# Q&A
## みなさんからいただいた質問に答えます

**Q　キャノーラ油にはオメガ3系脂肪酸が含まれているので、健康にいいと思っていたのですが……？**

A　キャノーラ油は、加工の度合が高い油だ。ほかの油に比べると、オメガ3系脂肪酸の含有量はわりと高いが、オメガ3系はオメガ6系より〝さらに〟酸化しやすい。キャノーラ油の加工過程で、トランス脂肪酸を含む酸化性の副産物が同量、生成される。そしてトランス脂肪酸は、血管や脳細胞にダメージを与えるといわれている。[*11] それについては、第2章をもう一度読んでほしい。

【＊】参照文献は原注第2章の11となります。

## Q　玄米と白米のどちらを食べればいいのでしょうか？

**A**　一般的に、穀物を原料とする食品が「身体にいい」かどうかは**「グリセミック《G》・インデックス《I》」**という数値で示される。これは、その食品がどのくらいの速さで血糖を増やすかを表す指標だが、1食分の標準的な分量を反映しないため、あまり実用的とはいえない。また、糖質とデンプン質がほかの成分と混ざっていた場合、この数値は不正確になる。なぜなら脂肪とタンパク質、食物繊維は、ブドウ糖が血液に取り込まれるのを遅らせるからだ。脂肪やタンパク質、炭水化物が混ざり合った食事はインスリンの分泌を長引かせるので、身体にとっては糖質だけを扱うより負担になるかもしれない。そうなると、やがて大きな問題が引き起こされる（それについては第4章で述べている）。

一方**「グリセミック《G》・ロード《L》」**は1食分の量を考慮した数値なので、グリセミック・インデックスよりもわかりやすいだろう（もっと役に立つ指標として「インスリン・ロード」がある。これは測るのが難しいが、加工食品に含まれる炭水化物だけでなく脂質によって貯蔵脂肪が増えることを考慮している）。言うまでもないが、野菜や低糖質の果物（第3章で紹介している）、塊茎《かいけい》類、豆類、豆科の植物など、食物繊維が豊富な炭水化物の食品を積極的に摂ろう。こうしたものは、GI値とGL値のどちらも低い。

米については、あなたが好きなほうを選ぶといいだろう。玄米は、白米に比べれば食物繊維と微量栄養素が多いが、とりたててたくさん含まれているわけではない。また玄米をうまく消化できない人もいる。**玄米と白米のGI値とGL値は、実質的にはほぼ同じと考えていいだろう。**負荷の高い運動をしたあとで時たまスシバーに立ち寄るときに、私は玄米を選ぶが、ポール先生は白米を選ぶ。

**Q　私の好きな清涼飲料水は、高果糖コーンシロップではなく、オーガニックで遺伝子組み換えではない原料に由来する本物の砂糖が使われています。だから身体にいいのではないでしょうか？**

**A**　いや、違う！　砂糖（オーガニックであろうとなかろうと）と高果糖コーンシロップは、どちらも大ざっぱにいうと50パーセントのブドウ糖と50パーセントの果糖で構成されている。2つとも純粋な糖質で、同じ問題を引き起こす。つまり依存、脂肪の貯蔵、糖化の促進だ。

**Q** **要するに穀物やサツマイモ、バナナ、それに私の大好きな炭水化物の食品は、もう食べられないのでしょうか？**

**A** いや、そんなことはない。食事は基本的に、常に栄養価が高くブドウ糖の少ないものを食べるべきだが、インスリンシグナルはきわめて重要なので、インスリンの過度の分泌の慢性化とは別の理由で、インスリンの分泌が少ない状態が続くことは問題かもしれない。たまに高炭水化物の食事をとることは、いろいろなホルモンを最適化したり、運動のパフォーマンスを高めたりするのに役立つ。通常、運動のあとは炭水化物（サツマイモや米など）を食べるのに最も安全なタイミングだ。なぜ運動のあとなのか？　激しい運動をしたあとは、筋肉が実際に血液から糖を〝取りだす〟からだ。運動後の炭水化物については、第6章で説明している。

**Q** **コレステロールが脳にとってそんなにいいものなら、もっと摂るべきではありませんか？**

**A** コレステロールを含む食品を心置きなく楽しんでほしい。ただし、それを栄養素として積極的に摂ろうとする必要はない。なぜなら、脳は必要なコレステロールをすべて自分で合成しているからだ。大切なのは体内のコレステロールのシステムを正常に保つこと、そして自然な合成を妨げるかもしれない薬、たとえば、ある種のスタチンのような薬を（できるだけ）避けることだ。それについては、第5章で説明している。

**Q** **ケトン体のサプリメントやMCTオイルを摂れば、もっと脂肪を燃やせますか？**

**A** MCTオイルやケトン体サプリメントは、認知機能に大きな恩恵をもたらすかもしれない。だが、こうした製品は減量を目的として売られていることが多く、理想的とはいえない。体内でつくられるケトンは、脂肪が燃えるときにできる副産物だ。外因性のケトンは、燃やす必要のあるエネルギー形態なので、**身体が自分で脂肪を燃やす働きを妨げてしまう。**減量のためには外から摂るのではなく、自分の体内でケトンをつくることが望ましい。

**Q 全粒粉には繊維が含まれています。それなら、もっと食べたほうがいいのではないでしょうか？**

A 全粒粉に含まれるプレバイオティック・ファイバーはわずかだ。穀物の食物繊維は主に「不溶性」だ。そしてマイクロバイオームという観点では、繊維すべてが同じではない。不溶性の食物繊維は腸内細菌によって代謝されない（実質的には、おがくずだ）。穀物はデンプン質も多く、これは本質的に純粋なブドウ糖だ。プレバイオティック・ファイバーが少なくて、ブドウ糖がたくさん含まれていることを考えると、1日に必要な量の食物繊維を摂るには、全粒粉はおそらくベストな選択とはいえないだろう。

**Q 私は女性です。ウエイトリフティングをしたら、ずんぐりした体型になってしまうのではないでしょうか？　筋肉がつきやすいタイプなのです。**

A そもそも筋肉は、そう簡単にはつかない。つくまでには数年かかる。数週間では無理だ。「ムキムキになる」のを怖がってるのなら、大丈夫。無理にでもそうしないかぎり筋骨隆々にはならない。ポール先生と私はムキムキになるために、かれこれ20年も頑張っている。

それに、たいていの女性は、違法な成分でも投与しないかぎりホルモンの数値が「大幅に上がる」ことはない。

筋肉をつけて、食べすぎたり体重を極端に増やしたりしなければ、あなたの体組成は改善されるだろう。ウエストラインは絞られ、腕だって力がつくにもかかわらず引き締まってくる。定期的にウエイトリフティングをすると、炭水化物の誘惑に負けてもすぐに太らなくなる。今どきのスキニーは強いのだ。

**Q　私は、かなり活動的な生活をしています。それなら炭水化物をもっと食べてもいいのではないでしょうか？**

**A**　答えはイエスだ。負荷の高いエクササイズをすれば、さらに許容量が増える。具体的な数字については、「炭水化物をカスタマイズする」（第11章）を参考にしてほしい。だが、ほとんどの人はあまり身体を動かさない。自分が活動的だと思っている人でも、人類の祖先と比べれば、さほど活動的とはいえない。

### つくり方

1．ケールの葉を小さくちぎって、大きなサラダボウルに入れる。オイルとリンゴ酢を加え、葉がしんなりするまで混ぜるかもみ込む。ピーマンを加え、栄養酵母とガーリックパウダー、塩を入れて、よく混ぜ合わせる。

### 盛りつけ方

1．そのまま食べるかアンチョビを少し加える。グラスフェッド・パティを乗せてもいい！

## ブレイン・ブースティング・生チョコレート

近頃、たくさんの医学誌にダーク・チョコレートが認知機能を高めるという知見が掲載されている。糖質フリーのレシピを本書に載せるために、私は親友のテロ・イソカウッピラに協力を求めた。テロは「フォー・シグマティック」という薬用キノコ食品の会社の創設者だが、チョコレートの主原料であるカカオに関しても知識が豊富で、私は彼ほどカカオを知り尽くした人を知らない。

### 材料（3～4人分）

- カカオバターを細かく刻んだもの　1カップ
- エクストラバージンココナッツオイル　1カップ
- ノンシュガーの甘味料　大さじ2（お勧めは羅漢果、エリスリトール、ステビア）
- バニラパウダー　小さじ　1／2
- 海塩　1つかみ
- 「フォー・シグマティック」社のライオンズ・メイン・エリクシール（好みで加える）　3パック（またはヤマブシタケの粉末　山盛り小さじ1）
- 無糖の生カカオパウダー　1カップ　必要に応じて増量する

### つくり方

1．カカオバターを湯せん用の二重鍋に入れて湯せんにかける。または鍋にお湯を沸かし、その上に耐熱ボウルを重ねてもいい（耐熱ボウルが湯に触れないように注意し、弱火に保つ。これは酵素と脳にいいカカオの成分を保持するための重要なポイントだ）。かき混ぜながらカカオバターを完全に溶かす。ココナッツオイルを加え、泡立て器かミルクフローサーで脂肪分が乳化するまで混ぜ合わせる。甘味料、バニラパウダー、塩を加える。ヤマブシタケを入れる場合はここで加える。もう一度、よく混ぜ合わせる。
2．カカオパウダーを少しずつ加えながら、クリーム状になるまで混ぜ合わせる。必要に応じてカカオパウダーを追加する。
3．製氷皿に流し入れ、冷凍庫で30分～1時間ほど冷やし固める。固まったら冷凍庫から出し、5～10分ほど室温に置いて軟らかくしてから食べる。

「チーズ風味」ケールサラダと相性抜群だ。

## 緑の葉物野菜炒め

私はいつも、ありあわせの野菜を炒めている。野菜炒めは、この章で紹介したどの料理を乗せるにもぴったりのつけ合わせだ。鍋にケールなどの葉物野菜を隙間なく入れると、野菜から出る水分で蒸し野菜ができる。

### 材料(2～3人分)

- エクストラバージンオリーブオイル　大さじ2
- タマネギ　1個　みじん切り
- ニンニク4片　叩いて薄皮をはずす
- ケール　1束　葉から茎を取り除く。葉を小さくちぎるか切る
- 塩　小さじ1／4
- 挽きたての黒コショウ　小さじ1／4

### つくり方

1．大きめのフライパンにオイルを入れて中火にかける。タマネギを入れ、4～5分しんなりするまで炒める。ニンニクを加え、1～2分ほど香りが立つまで炒める。ケールを入れて塩、コショウを加え、少し火を弱めて蓋をし、ときどき混ぜながら、しんなりするまで蒸し焼きにする（およそ10分）。

### 盛りつけ方

1．私の場合は、グラスフェッドビーフ・パティ、天然のサケ、卵2～3個を使ったポーチドエッグや半熟目玉焼き、チキンレッグの定番のつけ合わせだ。

## ベター・ブレイン・ボウル

これは脳に一価不飽和脂肪酸やルテイン、ゼアキサンチン、オメガ3系脂肪酸、食物繊維によるとてつもない栄養補給ができる、限りなくシンプルなレシピ（これがレシピといえるなら）だ。

### 材料(1人分)

- オイルサーディンの缶詰　1缶

※私のお気に入りはワイルド・プラネット・フーズ社のレモン入りワイルドサーディン・エクストラバージンオリーブオイル漬けだ

- アボカド　1個
- レモン　くし切りにしたもの一片
- プライマル・キッチンのチポトレ・ライム・マヨネーズ　大さじ1（好みで加える）

### つくり方

1．オイルサーディンをサラダボウルに入れる。スライスしたアボカドを加えて、レモンを搾る。チポトレ・ライム・マヨネーズを加えてもいける！

## 「チーズ風味」ケールサラダ

これは簡単につくれて、サラダ嫌いの人も思わずにっこりの絶品サラダだ。

### 材料(2～3人分)

- ケール　1束　葉から茎を取り除く

※茎はジュースにしたり、あとで食べたりするために残しておく

- エクストラバージンオリーブオイル　大さじ2
- リンゴ酢　大さじ2
- ピーマン　1／2個　粗く刻む
- 栄養酵母　1／4カップ
- ガーリックパウダー　小さじ1
- 塩　小さじ3／4

イントだ！（注意：手羽は、この段階では未完成だ――食べるのはまだ早い！）

4．オーブンの温度を210度に上げ、さらに45分焼く。手羽の表面がこんがりときつね色に焼けて、身がかなり縮んできたら焼き上がりだ。オーブンから出して、5分間室温で放置しよう。

5．そのあいだにソースをつくろう。小ぶりのソースパンに、辛味ソースとバターを入れて（お好みでカイエンペッパーを追加する）とろ火にかけ、バターが溶けてソースが温まる程度に熱する。

6．ソースをかき混ぜ、大きめのボウルか広口の器に移す。そこにチキンを入れてソースをまぶす。さあ、召し上がれ！

### 盛りつけ方

**1．焼き野菜や、特大サラダをつけ合わせるのがとびきりのお勧めだ。**

## ターメリック・アーモンド・チキン・フィンガー

**チキンテンダーが嫌いな人なんているだろうか？　このレシピはリアナ・ワーナー・グレイ（『ジ・アース・ダイエット　The Earth Diet』［未邦訳］の著者）が考案したもので、衣にアーモンドプードルとターメリックを使っている。これなら穀物粉や従来のパン粉を使わないで済むし、アーモンドとターメリックの絶妙な味わいも楽しめる。チキンテンダーの代わりにチキンナゲットにするのもお勧めだ。この場合は、鶏肉を四角くナゲットの形に切るだけでいい。子どもたちは、いつだってナゲットが大好きだ！（私はこの料理を「フィンガー研究」にちなんで〝チキンフィンガー〟と名づけた。この研究については、もう一度第1章のColumnを読んでほしい）**

### 材料（2～3人分）

・エクストラバージンココナッツオイル　3／4カップ
・卵　1個
・オーガニックの放し飼いの鶏の胸肉（骨と皮を除いたもの）450g　スティック状に切る（急ぎの場合は鶏のささみでも可）。
・アーモンドプードル　1カップ
・ターメリックパウダー　大さじ1と1／2
・塩　小さじ1
・挽きたての黒コショウ　少々

### つくり方

1．大きめのフライパンにオイルを入れて、強めの中火にかける。

2．オイルを熱しているあいだ、大きめのボウルに卵を割りほぐし、鶏肉を入れて卵をまぶす。

3．小さめのボウルにアーモンドプードル、ターメリック、塩、コショウを入れて混ぜ合わせる。混ぜた粉をバットに広げる。

4．卵から出した鶏肉に粉を、まんべんなくつける。

5．1つまみのアーモンドプードルをオイルに落として温度を確かめる。ジュッという音がしたら適温だ。衣をつけた鶏肉を入れ、表面が黄金色になって十分に火が通るまで4～5分ほど揚げる。

6．揚がったら、ペーパータオルの上に置いて余分な油を吸わせる。

### 盛りつけ方

1．これは〝緑の葉物野菜炒め〟や、

- GHEE（ギー）オイル　カップ1／3
- ニンニク　6片　つぶしてみじん切りにする。
- ピーマン　大1個　小さめに切る。
- ハラペーニョ　1本　種を取りのぞいて、みじん切りにする。
- クミンパウダー　大さじ1
- シナモンパウダー　小さじ1／2
- ジンジャーパウダー　小さじ1／4
- クローブパウダー　小さじ1／4
- カルダモンパウダー　小さじ1／4
- ライム汁　1個分

**つくり方**

**1**．下ごしらえしたレバーを粗く刻む。塩をまぶして2～3分おく。
**2**．大きめのフライパンにギーを入れて強めの中火で熱し、そこにレバーを入れ、表面に焼き目をつける。ニンニク、ピーマン、ハラペーニョを加え、5分ほど野菜がしんなりするまで炒める。クミン、シナモン、ジンジャー、クローブ、カルダモンを加え、弱火にして蓋をし、さらに5～8分加熱する。ライム汁を加え、フライパンの底から汁気をすくい上げるようにしてよく混ぜ合わせる。火から下ろす。

**盛りつけ方**

**1**．GHEE（ギー）オイル（分量外）とライム汁を少量かけて、コリアンダーを散らす。

## グルテンフリーの超ぱりぱりバッファローチキンウィング

たいていのチキンウィングはかなり身体に悪い。フィードロットで肥育された鶏の肉に精製小麦粉をまぶし、身体によくない油で揚げている（うへーっ）。だが、ここで紹介するのは焼くタイプのチキンウィングで、しかも穀物フリー、栄養も満点だ。鶏の皮には、軟骨と同じようにコラーゲンがたっぷり含まれている。コラーゲンは重要なアミノ酸で組成されているが、これらは現代の食生活では不足しがちだ。市販のチキンウィング用のソースには、不要な原料が含まれていることもあるので注意してほしい。ソースを買い求めるときは、原料が赤トウガラシ、ビネガー、塩、ニンニクだけのものを選ぼう。

**材料（2～3人分）**

- 軟らかくした、または溶かしたココナッツオイル
- オーガニックの放し飼いの鶏の手羽　450g
- ガーリックソルト（レッドモンド社のリアルソルト・オーガニック・ガーリックソルトが私のお気に入りだ）
- 辛味ソース　カップ1／2（私は、フランク社のレッドホット・オリジナル・カイエンペッパーソースをよく使う）
- グラスフェッド・バター　大さじ2
- （好みで追加分の）カイエンペッパー　少々

**つくり方**

**1**．オーブンを120度に予熱し、クッキングシートにココナッツオイルを塗る。
**2**．クッキングシートの上に鶏の手羽を並べ、ガーリックソルトを振る。味が均一になるようにしよう（片面だけでいい）。
**3**．45分間焼く。なぜこんな低い温度かって？　低温のほうが皮の水分がよく抜け、余分な脂肪が溶けて、身も硬くならないからだ。ここは重要なポ

る。

## アラスカ産サーモンのターメリックとショウガ入りタヒニ味噌焼き

天然のサケがジーニアス・フードだということは、もうおわかりだと思う。ここでは、ごく普通のサーモンの切身を、ほんのちょっと手間をかけるだけで栄養満点のスーパーフードに変身させる方法を紹介する。このレシピは、私の大の仲良しで健康的な食事を追求する料理人、ミシャ・ハイマンが提供してくれたものだ。

### 材料（2～3人分）

**サーモン**

- 生か冷凍の天然のアラスカ産サーモン　切り身2～3切れ
- 塩（好みで）
- 粗びき黒コショウ（好みで）
- エクストラバージンオリーブオイル

**タヒニ味噌**

- タヒニ　1／4カップ
- 玄米味噌　1／2カップ
- 焙煎ゴマ油　1／4カップ
- すりおろしショウガ（好みで）
- すりおろしニンニク（好みで）
- すりおろしたてのウコン（好みで）
- 搾りたてのレモン汁

薬味：

- 小ネギのみじん切り　1つかみ
- コリアンダーのみじん切り　小さじ1
- 黒ゴマ　1つかみ

### つくり方

**1**．サーモンの下ごしらえをする。調理を始める1時間前に、生のサーモンを冷蔵庫から出し、室温に戻しておく。これは、火通りを均一にするための重要なポイントだ。冷凍のサーモンを使う場合は、完全に解凍してから室温に戻す。サーモンに塩とコショウを振る。豪快にいこう。

**2**．オーブンを200度に予熱する。

**3**．タヒニ味噌をつくる。ミキサーにすべての材料を入れ、滑らかになるまで混ぜ合わせる。サーモンが焼き上がるまで、そのままにしておく。

**4**．サーモンを焼く。フライパンを中火にかけオイルを入れる。オイルが熱くなったら、サーモンの皮目を下にして入れる。3～4分焼いてからオーブンに移し、6～8分ほど好みの焼き加減になるまで焼く。

**5**．焼き上がったら、すぐにタヒニ味噌を刷毛でサーモンの表面に薄く伸ばす。ネギ、コリアンダー、黒ゴマを散らす。

### 盛りつけ方

**1**．つけ合わせの野菜は、アスパラガスをニンニク、ターメリックと一緒にグラスフェッドバターで炒め、ホウレンソウを加えてしんなりさせ、ヘンプシードをまぶしたものがお勧めだ。このサーモンと最高に相性がいい。

## 絶品レバー炒め

これは、インスタグラムで@PaleoChefというユーザー名で情報を発信している友人のメアリー・シェヌーダのレシピだ。私は鶏のレバーを一度も食べたことがなかったが、メアリーのレシピを試して、たちまち虜になった。おいしいのはもちろん、コリンやビタミンB12、葉酸、ビタミンAなどの栄養がたっぷりの絶品料理だ。

### 材料（2～3人分）

- オーガニックの鶏レバー約450g
- 塩　小さじ3／4

・グラスフェッドビーフのひき肉 450g
・塩　小さじ1
・クミンパウダー　大さじ1
・ターメリックパウダー　小さじ1と1／2
・コリアンダーパウダー　小さじ1／2
・オールスパイスパウダー　小さじ1／2
・カルダモンパウダー　小さじ1／2
・挽きたての黒コショウ　小さじ1／4
・栄養酵母　1／4カップ（好みで加えるのがお勧めだ。

**つくり方**

1．中くらいのフライパンにギーを入れて中火にかける。タマネギを入れ、4、5分しんなりするまで炒める。そこに潰したニンニクを入れ、1分ほど香りが立つまで炒める。牛ひき肉を入れ、塩とスパイス類を全部加えて、よく混ぜながら茶色に色づくまで10分ほど炒める。栄養酵母を加える場合は、ここで振り入れる。

**盛りつけ方**

1．緑の葉物野菜炒め（レシピ6ページ）を脇に添える。または下に敷く。私のお気に入りはケールだ。

## グラスフェッド・ピカディージョ

カレッジの頃は4年間マイアミに住んでいたが、キューバ料理——とりわけピカディージョはいくら食べても食べ飽きることがなかった。ここで紹介するのは、この伝統料理をヘルシーにアレンジしたもので、私の定番料理だ。

**材料（2〜3人分）**

・エクストラバージンオリーブオイル　大さじ1
・タマネギ　大1個　細かいみじん切りにする
・ニンニク　4片　叩いて薄皮をはずす
・グラスフェッドビーフのひき肉 450g
・塩　小さじ1
・挽きたての黒コショウ　小さじ1と1／2
・赤トウガラシ（フレーク）　小さじ1／4　これは好みで入れる
・無糖のオーガニックのトマトソース 350gの瓶入りのもの1／3（トマトソースにはトマト由来の天然の糖分が少し含まれている）
・種なしのオリーブ（ピメントを詰めてあるものがよい）　1／2カップ　薄切りにする

**つくり方**

1．大きめのフライパンにオリーブオイルを入れて中火にかける。タマネギを入れ、4〜5分ほどしんなりするまで炒める。叩いたニンニクを入れ、香りが立つまで1分ほど炒める。ひき肉を加え、塩、黒コショウを加える。赤トウガラシを入れる場合は、ここで入れる。よく混ぜながら、茶色く色づくまで10分ほど炒め合わせる。トマトソースとオリーブを加え、ひと煮立ちさせてからとろ火にして、10分ほど煮込む。

**盛りつけ方**

1．緑の葉物野菜炒め（レシピ6ページ）か、カリフラワーライス（ニンニクと一緒にエクストラバージンオリーブオイルで炒め、塩で味つけしたもの）を脇に添える。または、その上にかけ

# 付録
# ジーニアス・レシピ

**身体のためになる食材を使ったおいしい料理の作り方を知るのは、自分に素敵な贈り物をするのと同じだ。友だちを家に招いたり、ディナーパーティーを催したりする口実にもなる。こういった催しは、とても楽しいだけでなく、あなた自身のためにもなる。この章では、私が考えたレシピや、才気あふれる友人が教えてくれたレシピをいくつか紹介しよう。**

## チーズ風味スクランブルエッグ

これは毎日でも食べられるほどの絶品だ。ほっぺたが落ちるほどおいしいものをつくる最高のコツを教えよう。火は弱ければ弱いほど、そして、じっくり時間をかけて加熱するほど、おいしくてクリーミーな舌触りになる。それから必ず、好みの火の通り具合になる前に火から下ろそう（卵は、火から下ろしたあとも余熱で固まっていくためだ）。

### 材料（1人分）

- アボカドオイルかエクストラバージンオリーブオイル　大さじ1と小さじ1
- 放牧卵かオメガ3系脂肪酸を強化した卵　3個（泡立て器などで溶きほぐす）
- 栄養酵母　小さじ1と1／2
- 塩　3つまみ

### つくり方

1．大きめのフライパンに大さじ1のオイルを入れ、とろ火にかける。卵を流し込み、耐熱性のヘラで、ゆっくりとかき混ぜる。栄養酵母を卵の上からふるい入れて混ぜ込む。塩を2つまみ加える。

2．好みの固さになる直前に火から下ろす。

### 盛りつけ方

1．残りの小さじ1のオイルを振りかけ、1つまみの塩をふってでき上がり。私は、よくアボカドをスライスして卵に添える。スクランブルエッグの応用として、最初に角切りのタマネギとピーマン、または薄切りにしたマッシュルームをフライパンで炒め、そこに卵を流し込むというやり方もできる。

## ジャマイカン・ミー・スマーター

ニューヨークで暮らしていた子どもの頃、放課後の大のお気に入りのおやつは、地元のピッツァ屋さんで買うジャマイカン・ビーフ・パティ［ジャマイカのミートパイ］だった。おいしかったが、たぶんトランス脂肪酸と加工油がどっさり使われていたと思う。そこで、あのパイの具として入っていたビーフの味わいを再現してみた。私はよく炒め野菜の上に乗せて食べるが、これは栄養満点のひと皿になる。

### 材料（2〜3人分）

- GHEE（ギー）オイル　小さじ

※アメリカで「最も身体に良い油脂ベスト5」の第1位に選ばれ、米国『TIME』誌が選ぶ世界でもっとも健康にいい食品50に選定されたこともあるオイル。

- タマネギ　1／2個　みじん切りにする
- ニンニク5片　叩いて薄皮をはずす

# 謝辞

## マックス

本書を書きあげるのに、たくさんの人たちが時間や知性、才能、技術を貸してくれた。誰よりもまず、世界中の研究者全員に謝意を表したい。彼らは認知機能や脳をいつまでも正常に働かせるには、私たちの選択こそが重要だということを、科学の力で証明してくれている。特に私と電話で話し、研究室に招き、スカイプを通じて会い、電子メールで疑問に答えてくれた数えきれないほどの専門家たちにお礼を伝えたい。ロバート・クリコリアン、ミーア・キヴィペルト、アグネス・フレール、スザンヌ・デ・ラ・モンテ、アレッシオ・ファサーノ、リサ・モスコーニ、メアリー・ニューポート、メリッサ・シリング、ニーナ・タイショーツ、ジェームズ・ディニコラントニオ、フェリス・ジャッカたちには特に感謝している。また、私を招き入れてくれた研究施設――ニューヨーク大学ランゴーン医療センター、ハーバード大学、ブラウン大学、ニューヨーク長老派病院・ワイルコーネル医療センターのアルツハイマー予防クリニック、カロリンスカ研究所、シャリテ大学病院にも謝意を表す。

私の指導者で仲間、友人でもあるリチャード・アイザックソンに格別の感謝を。あなたからは科学について多くを学んだ。あなたの研究に協力するときは、いつも感謝の気持ちでいっぱいになった。この先も一緒に奮闘するのを心待ちにしている。

著作権代理人のジャイルズ・アンダーソンにも謝意を伝えたい。執筆するなかで、あなたの助言は、いつでも計り知れないほどの価値があった。

ハーパー・ウェイブ社の皆さん、あなたたちは本当に、最高にすばらしいチームだ。皆さんと一緒にこの本をつくることができて、とても幸せに思う。カレン、あなたは非常に聡明な人だ。サラ、校正をしてくれてありがとう。

ポール・グレワル、この本のために、かけがえのない時間と知識を分けてくれてありがとう。あなたほどすばらしい協力者は選べなかったに違いない。メフメト・オズ、アリ・ペリー、そして『ドクター・オズ・ショー』のチームの皆さん。この番組の「コア・エキスパート」になれたのは最高にクールで、とても名誉なことだと思っている。

クレイグ・クレメンスとサラ・クレメンス、あなたたちを心から愛している！　クレイグ、私のベビー（本書）に名前をつけてくれてありがとう。あなたが才能を分けてくれたおかげで、すばらしい本が完成した。クリスティン・ロバーグ、執筆中に鋭い切り口のフィードバックをたくさんくれてありがとう。

そして、番組に何度も出演させてくれる『ザ・ドクターズ』のプロデューサー。私が一風変わった健康情報を司会者たちに伝えるのを許してくれてありがとう。

健康ではつらつとした友人たちへ。あなたたちのコミュニティに招き入れ、支援とひらめきを授けてくれてありがとう。デイビッド・パールマターとリーズ・パールマター、マーク・ハイマン、ウィリアム・デイビス、テリー・ワールス、エミリー・フレッチャー、ケリー・ルヴェケ、マイク・ムトツェル、エリン・マトロック、ジェームズ・マスケル、アレックス・ドーマン、マーク・シソン、ペドラム・ショジャイ、スティーブン・ガンドリー、マリア・シュライバー、そしてデジタル・ネイティブズのチーム。

本を一冊書きあげるには、とてつもない量の仕事と支えが必要になる。貴重な洞察、フィードバック、提案、意見をくれた友人たち、また疑念を持ちながらも応援してくれた人たちにも感謝している。リアナ・ワーナー・グレイ、テロ・イソカウッピラ、ミケーレ・プロマウライコ、クロスビー・テイラー、メアリー・シェヌーダ、アマンダ・コール、ケンドール・ダバギ、ノア・バーマン、ミシャ・ハイマン、マイク・バーマン、アレックス・キップ、クリス・ガーティン、ライアン・スター、ヒラ・メダリア、レイチェル・バイダー、ジェームズ・スワンウィック、アレクサンドラ・カルマ、ショーン・キャリー、ドゥル・プロヒト、アンドリュー・ルアー、ナリマン・ハメド、マット・ビリンスキー。もし私が名前を忘れている人がいたら申し訳ない――ぜひ連絡してほしい。フェイスブック、ツイッター、インスタグラムで私をフォローしてくれている皆さんに、とびきりの感謝を。最後に弟のアンドリューとベニー、父のブルース、母のキャシー、そしてデリラ、本当にありがとう。

## ポール

まず、祖母のジャスパル・カウルに感謝を伝えたいと思います。彼女は、持ち前の並はずれた脳と精神の力に逆らうアルツハイマー病との長い闘いの中にいます。マカオで孤児だった時代から、地域初の男女共学の小学校を独力で始めたインドの時代に至るまで、祖母はずっと先駆者であり開拓者でした。この本によって、祖母に起きたことが別の誰かに起きるのを防げるのなら、私たちの取り組みはこの上なく意義あるものになるでしょう。父さん、母さん、たぐいまれな才能を私たちに与えてくれてありがとう。アレックス、リッキ、ショーン、ジム、ウプカル、あなたたちのフィードバックと友情に感謝します。

マックス、あなたと知り合い、ふたりでこの作品に取り組めたことを光栄に思います。こんな機会はそうそうあるものではありません。この私を信じて、あなたの献身的な取り組みに参加させてくれた勇気を簡単に忘れることはないでしょう。

【著者紹介】

## マックス・ルガヴェア（Max Lugavere）

◉——健康・科学専門のジャーナリスト。映画製作者。「メドスケープ」「ヴァイス」「ファスト・カンパニー」「デイリー・ビースト」などのメディアに寄稿し、「ＮＢＣナイトリーニュース」や「ドクター・オズ・ショー」「ザ・ドクターズ」などのテレビ番組に出演、「ウォールストリートジャーナル」紙で紹介されるなど幅広く活動している。講演者としても人気を博し、ニューヨーク科学アカデミーや、ワイルコーネル医療センターなど権威ある学術機関に講師として招かれた。また、スウェーデンのストックホルムで開催されたバイオハッカーサミットでも講演を行った。2005年から2011年まで、アル・ゴアの「カレントＴＶ」のジャーナリストを務める。主にニューヨークとロサンゼルスを拠点に活動を続けている。

www.maxlugavere.com

【アドバイザー】

## 医師　ポール・グレワル（Paul Grewal, M.D.）

◉——食生活とライフスタイルという視点から減量や代謝機能、不老長寿のための医療を実践し、講演も行っている内科医。彼自身45キロ近い減量に成功し、その体重を維持している。大きな誇りと情熱を持ちながら、患者が健康に生きるために楽しく続けられる、万人に適用できる療法を探る。ジョンズ・ホプキンズ大学で細胞・分子神経科学の学士号を取得。ラトガース大学メディカル・スクールで医学を学び、ノース・ショア・ロング・アイランド・ジューイッシュ・ホスピタルで研修課程を修了。ＭｙＭＤメディカルグループを創設し、ニューヨークシティで開業、金融会社や健康管理会社のメディカルアドバイザーを務めている。

www.mymd.nyc

＊　「情報リソース」「原注」はウェブサイト https://kanki-pub.co.jp/pages/genius_foods/ に掲載しています。

【訳者紹介】
**御船 由美子**（みふね・ゆみこ）
◉——神奈川県生まれ。訳書に『運動脳』（サンマーク出版）、『島を救ったキッチン シェフの災害支援日記inハリケーン被災地・プエルトリコ』(双葉社)、『なぜあなたは自分の「偏見」に気づけないのか:逃れられないバイアスとの「共存」のために』(原書房)などがある。

**脳《のう》が強《つよ》くなる食事《しょくじ》 ～GENIUS FOODS～**

2023年 2 月20日　第 1 刷発行
2024年 4 月23日　第 3 刷発行

著　者——マックス・ルガヴェア、ポール・グレワル
訳　者——御船　由美子
発行者——齊藤　龍男
発行所——株式会社かんき出版
東京都千代田区麴町4-1-4 西脇ビル　〒102-0083
電話　営業部：03(3262)8011㈹　編集部：03(3262)8012㈹
FAX　03(3234)4421　振替　00100-2-62304
https://kanki-pub.co.jp/

印刷所——図書印刷株式会社

　ISBN978-4-7612-7656-0 C0030